国家卫生健康委员会住院医师规范化培训规划教材

医患沟通技能训练

Physician-Patient Communication Training

第 2 版

主　编　郑　哲　左秀丽

副主编　王　颖　王建东　曹素艳　乔　虹

人民卫生出版社

图书在版编目（CIP）数据

医患沟通技能训练/郑哲，左秀丽主编. —2 版
. —北京：人民卫生出版社，2020
国家卫生健康委员会住院医师规范化培训规划教材
ISBN 978-7-117-29558-1

Ⅰ. ①医…　Ⅱ. ①郑…②左…　Ⅲ. ①医药卫生人员
－人际关系学－职业培训－教材　Ⅳ. ①R192

中国版本图书馆 CIP 数据核字（2020）第 082607 号

| 人卫智网 | www.ipmph.com | 医学教育、学术、考试、健康，购书智慧智能综合服务平台 |
| 人卫官网 | www.pmph.com | 人卫官方资讯发布平台 |

医患沟通技能训练
第 2 版

主　　编：郑　哲　左秀丽
出版发行：人民卫生出版社（中继线 010-59780011）
地　　址：北京市朝阳区潘家园南里 19 号
邮　　编：100021
E － mail：pmph @ pmph.com
购书热线：010-59787592　010-59787584　010-65264830
印　　刷：人卫印务（北京）有限公司
经　　销：新华书店
开　　本：850 × 1168　1/16　　印张：13
字　　数：440 千字
版　　次：2015 年 1 月第 1 版　2020 年 7 月第 2 版
　　　　　2024 年 3 月第 2 版第 5 次印刷（总第 10 次印刷）
标准书号：ISBN 978-7-117-29558-1
定　　价：48.00 元
打击盗版举报电话：010-59787491　E-mail：WQ @ pmph.com
质量问题联系电话：010-59787234　E-mail：zhiliang @ pmph.com

编 者 名 单

编　委（按姓氏笔画排序）

王　珩（安徽医科大学第一附属医院）

王　颖（北京大学第一医院）

王建东（首都医科大学附属北京妇产医院）

王惠玲（武汉大学人民医院）

左秀丽（山东大学齐鲁医院）

乔　虹（哈尔滨医科大学附属第二医院）

李婷婷（山东大学齐鲁医院）

杨国胜（中国医学科学院阜外医院）

郑　哲（中国医学科学院阜外医院）

曹素艳（北京医院）

谢贤和（福建医科大学附属第一医院）

编写秘书　寇冠军

数字编委（按姓氏笔画排序）

王卫东（中国医学科学院阜外医院）

寇冠军（山东大学齐鲁医院）

出版说明

为配合 2013 年 12 月 31 日国家卫生计生委等 7 部门颁布的《关于建立住院医师规范化培训制度的指导意见》，人民卫生出版社推出了住院医师规范化培训规划教材第 1 版，在建立院校教育、毕业后教育、继续教育三阶段有机衔接的具有中国特色的标准化、规范化临床医学人才培养体系中起到了重要作用。在全国各住院医师规范化培训基地四年多的使用期间，人民卫生出版社对教材使用情况开展了深入调研，全面征求基地带教老师和学员的意见与建议，有针对性地进行了研究与论证，并在此基础上全面启动第二轮修订。

第二轮教材依然秉承以下编写原则。①坚持"三个对接"：与 5 年制的院校教育对接，与执业医师考试和住培考核对接，与专科医师培养与准入对接；②强调"三个转化"：在院校教育强调"三基"的基础上，本阶段强调把基本理论转化为临床实践、基本知识转化为临床思维、基本技能转化为临床能力；③培养"三种素质"：职业素质、人文素质、综合素质；④实现"三医目标"：即医病、医身、医心；不仅要诊治单个疾病，而且要关注患者整体，更要关爱患者心理。最终全面提升我国住院医师"六大核心能力"，即职业素养、知识技能、患者照护、沟通合作、教学科研和终身学习的能力。

本轮教材的修订和编写特点如下：

1. 本轮教材共 46 种，包含临床学科的 26 个专业，并且经评审委员会审核，新增公共课程、交叉学科以及紧缺专业教材 6 种：模拟医学、老年医学、临床思维、睡眠医学、叙事医学及智能医学。各专业教材围绕国家卫生健康委员会颁布的《住院医师规范化培训内容与标准（试行）》及住院医师规范化培训结业考核大纲，充分考虑各学科内亚专科的培训特点，能够符合不同地区、不同层次的培训需求。

2. 强调"规范化"和"普适性"，实现培训过程与内容的统一标准和规范化。其中临床流程、思维与诊治均按照各学科临床诊疗指南、临床路径、专家共识及编写专家组一致认可的诊疗规范进行编写。在编写过程中反复征集带教老师和学员意见并不断完善，实现"从临床中来，到临床中去"。

3. 本轮教材不同于本科院校教材的传统模式，注重体现基于问题的学习（PBL）和基于案例的学习（CBL）的教学方法，符合毕业后教育特点，并为下一阶段专科医师培养打下坚实的基础。

4. 充分发挥富媒体的优势，配以数字内容，包括手术操作视频、住培实践考核模拟、病例拓展、习题等。通过随文或章节二维码形式与纸质内容紧密结合，打造优质适用的融合教材。

本轮教材是在全面实施以"5+3"为主体的临床医学人才培养体系，深化医学教育改革，培养和建设一支适应人民群众健康保障需要的临床医师队伍的背景下组织编写的，希望全国各住院医师规范化培训基地和广大师生在使用过程中提供宝贵意见。

融合教材使用说明

本套教材以融合教材形式出版,即融合纸书内容与数字服务的教材,读者阅读纸书的同时可以通过扫描书中二维码阅读线上数字内容。

如何获取本书配套数字服务?

第一步:安装 APP 并登录　　**第二步:扫描封底二维码**　　**第三步:输入激活码,获取服务**

扫描下方二维码,下载安装"人卫图书增值"APP,注册或使用已有人卫账号登录

使用 APP 中"扫码"功能,扫描教材封底圆标二维码

刮开书后圆标二维码下方灰色涂层,获得激活码,输入即可获取服务

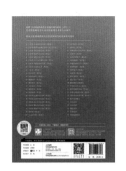

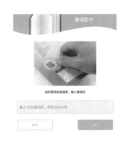

配 套 资 源

➤ **电子书:《医患沟通技能训练》(第 2 版)**　下载"人卫 APP",搜索本书,购买后即可在 APP中畅享阅读。

➤ **住院医师规范化培训题库**　中国医学教育题库——住院医师规范化培训题库以本套教材为蓝本,以住院医师规范化培训结业理论考核大纲为依据,知识点覆盖全面、试题优质、平台功能强大、使用便捷,服务于规培教学及测评,可有效提高基地考核管理效率。题库网址:tk.ipmph.com。

主编简介

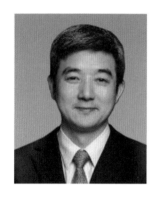

郑　哲

国家心血管病中心党委书记、副主任，中国医学科学院阜外医院党委书记、副院长，北京协和医学院长聘教授，心血管外科主任医师，博士生导师。"万人计划"领军人才、科技部中青年领军人才、国家百千万人才工程有突出贡献中青年专家。中华医学会胸心血管外科学分会第十届委员会副主任委员。

致力于心血管外科临床、科研与教学工作。承担国家重点研发计划、国家自然科学基金重点项目等，研究成果发表于 *N Engl J Med*、*JACC*、*Circulation* 等国际权威期刊。获得国家科学技术进步二等奖两次，省部级科技进步奖五次。开设教育部医药学研究生国家精品课程"心血管外科学"，积极探索心血管外科专科医师规范化培训制度，开展国家级基地继续医学教育项目与心血管外科微创技术高级培训，参与编写《胸心外科学》《阜外心血管外科学手册》，主译《成人心脏外科学》与《心脏外科解剖学》等学科权威教材。

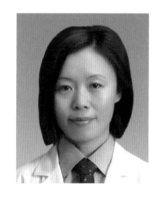

左秀丽

山东大学齐鲁医院消化内科主任、教授，博士生导师，泰山学者。中华医学会消化病学分会胃肠功能性疾病协作组副组长、中华医学会消化内镜学分会小肠镜与胶囊镜学组副组长、中华医学会消化病学分会消化系统肿瘤协作组组员。

致力于消化疾病临床、教学、科研工作。主持国家重点研发计划、国家自然科学基金重点项目等科研工作。研究成果发表在 *The Journal of Clinical Investigation*、*GUT*、*Endoscopy* 等杂志。获得山东省科技进步二等奖 1 项，主持国家自然科学基金 3 项，完成并参与国家及省部级课题多项，主编英文著作一部，中文著作两部。任 *Scientific Report*、*World Journal of Gastroenterology*、《中华消化杂志》及《山东大学学报（医学版）》等多个杂志审稿人及编委，国家自然科学基金评审专家。

副主编简介

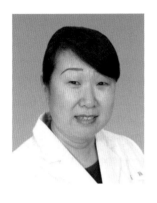

王　颖

医学硕士，研究员，副教授，北京大学第一医院教育处处长、教学核心工作组成员和教师发展中心负责人；北京大学第一医院医学生和住院医师"临床沟通和职业精神情景教学"负责人。

作为主要负责人承担北京市"临床沟通"师资培训项目；北京医学教育协会第六届理事会常务理事；教育部临床医学专业认证专家；国家卫生健康委员会住院医师规范化培训基地评审专家；《中华医学教育杂志》和《中国毕业后教育杂志》审稿专家。承担国家住院医师培训回顾性研究、北京市住院医师培训质量提高项目和北京大学医学部教学研究重点课题等 9 项，主编及副主编住院医师规范化培训教材 5 部，发表教学文章十余篇。

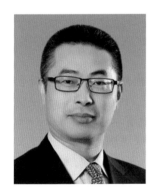

王建东

医学博士，主任医师，教授，博士生导师，首都医科大学附属北京妇产医院副院长。

多年来从事医政管理和妇产科临床工作，任中国抗癌协会妇科肿瘤专业委员会委员，中国医疗保健国际交流促进会妇产科专业委员会常委，中国优生科学协会阴道镜和宫颈病理学分会常委，中国医院协会妇产医院管理分会副主任委员，中国妇幼保健协会青年工作委员会主任委员，中国老年医学学会妇科分会名誉会长。

副主编简介

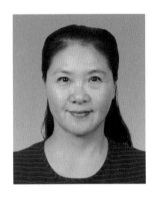

曹素艳

医学硕士,主任医师,硕士研究生导师,北京医院全科医学科 / 特需医疗部主任。曾任北京医院急诊科副主任,为国家健康科普专家库第一批成员。

多年从事急诊医学临床教学,任中国医师协会全科医师分会委员,吴阶平医学基金会家庭医学部委员会委员,海峡两岸医药卫生交流协会全科医学专业委员会委员,中国老年保健医学研究会老龄健康服务与标准化分会常委,中国老年保健协会全科医学与老年保健专业委员会常委。中国研究型医院学会急救医学专业委员会常委,中华医学会急诊医学分会心脑血管病学组委员等。

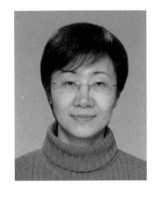

乔　虹

医学博士,主任医师,教授,博士研究生导师,哈尔滨医科大学附属第二医院内分泌代谢科主任。

兼任中华医学会内分泌学分会委员、中国医师协会内分泌代谢科医师分会委员、中华医学会内分泌学分会免疫内分泌学组副组长、中华医学会内分泌学分会糖尿病学组委员、中华医学会糖尿病学分会糖尿病营养学学组委员。

主持国家自然科学基金面上项目 4 项,以第一作者或通讯作者发表 SCI 文章 37 篇,获得黑龙江省科技进步二等奖 1 项,参编全国高等学校教材 8 部。

前　言

医患关系不仅是一种人际关系，更是一种社会关系。本书定义的医患沟通是医患双方在医疗活动中，围绕患者的健康问题进行的不断深化的信息交流，是医疗活动中必不可少且举足轻重的环节。

众所周知，近年来我国的医患关系出现了不和谐的现象，医患矛盾在一定时期和一定层面上有愈演愈烈的趋势。究其原因，除了医疗体制、医疗运行机制及社会发展阶段的因素外，医患沟通中存在的形形色色的问题也是我们不能忽视的。良好的医患沟通对建立和谐医疗秩序的重要性不言而喻，并已引起相关医学教育部门的极大关注。住院医师规范化培训的目的不仅是规范和提高住院医师的专业技能，还要培养住院医师的人文素养，提高其沟通能力。

本书的编写从医患沟通的实际出发，精选了许多案例，指出医患沟通中存在的实际问题，通过解析让住院医师知晓医患沟通中应遵循的原则、学习的技巧及要达到的目的，涉及法律规定的内容还专门列出了相关法规的具体条文，强调依法执业。

书中案例选自医患双方接触最多的门诊、急诊、内科、外科、妇产科、儿科，依正常的医学过程安排编写，紧密结合住院医师的实际工作；同时对特殊疾病、特殊检查、特殊治疗及特殊状态下的医患沟通也进行了解析，还选取了医院内部不同科室、人员之间的沟通案例，旨在训练住院医师全方位的沟通视角和能力。另外，本书特别安排了情景训练的章节，通过情景模拟训练帮助住院医师更好地接受沟通训练。

本书适用于住院医师规范化培训中医患沟通的技能训练，也可供各级医师提高医患沟通能力时参考使用。

本书在编写过程中得到了作者所在单位的关心和大力支持，尤其是阜外医院医务处同仁的热心帮助，在此致以最诚挚的谢意。

虽已尽力，但水平有限，疏漏之处在所难免，书中不妥之处还请各位读者不吝赐教。

郑　哲　左秀丽
2020 年 5 月

目　录

第一章 总 论

第一节 医患关系

一、概述

医患关系是指在医学实践活动中产生的人际关系。这种关系分为狭义和广义两种，其中狭义的医患关系特指医生与患者在诊疗过程中产生的特定相互关系。著名医史学家西格里斯曾经说过："医学的目的是社会的，不仅是治疗疾病，使某个机体康复；还包括使人康复后得以适应环境，成为一个有用的社会成员。每一种医学行动始终涉及两类当事人：医生和患者，或者更广泛地说，是医学团体和社会，医学无非是这两群人之间多方面的关系。"现代医学显著扩展了这一概念，广义的医患关系是指以医生为主体的医务群体（包括医生、护士、医技人员、医疗行政和后勤人员等）和以患者为核心的防治群体（包括患者、亲属、监护人及单位组织等）在诊疗过程中所建立的相互关系。可见医患关系不仅是一种人际关系，更是一种社会关系。

二、医患关系的历史和内涵

（一）我国医患关系的历史发展进程

我国古代存在着两类医生群体，其中一类是官医，另一类是民间医生。官医由国家政府供养，医患是仆主关系，"君饮臣药先尝之。"民间医生属于自由行医的状态，医生和患者属于直接或者间接的亲友、邻里关系。这种"医"与"患"近似"和谐"的关系，缺乏对医疗行为的管理。在这种背景下，医患关系的管理主要依靠自身道德观念及乡规民约来调整，是掺杂着熟知因素的无形管理。

西医通过多种渠道传入中国，打破了我国古代医患关系的平衡。医院组织初步形成，医疗体系的中心位置占有者由中医变为西医，就医场所由家庭变为医院，我国医患关系由以中医为主的传统医患关系逐步向中西医并存的现代医患关系发展。

从新中国成立到 20 世纪 70 年代初期，是中国现代医患关系平稳发展的时期，当时国家以全面卫生保健为核心建立了初级医疗保障体系。虽然居民实际享受到的医疗服务水平并不高，但与新中国成立前相比，当时的医疗服务水平已经有了很大的进步，医患关系保持着相对和谐的状态。

20 世纪 70 年代末的改革开放及 20 世纪 90 年代的市场经济改革，促进了我国医院现代化的发展。医院从少到多，医学模式由生物医学模式向现代生物 - 心理 - 社会医学模式转变，诊断治疗仪器和设备被引进，医患关系出现了技术化倾向。改革后的国家医疗卫生体系并没有为绝大多数人群提供充分的医疗保障，医患之间出现了利益冲突，医患关系略显不和谐，不过总体上仍然较为简单。

20 世纪 90 年代中后期，现代医学研究领域更加拓宽，社会生活的医学化趋势导致医学诊治对象增多，卫生资源分配的公平与公益的矛盾加速了医患关系的复杂化。医疗信息不对称促使医患关系博弈化。医患关系日益复杂紧张，冲突频发。越来越多的患者要求参与治疗，人们对医患关系属性的认识发生了巨大变化；患者要求维护权利，于是我国医院出现了针对医患关系的投诉管理办法。医疗机构纷纷成立专门部门或者安排专门人员专职负责投诉管理，然而这种投诉管理只是医患关系专门化管理的初级阶段，还存在很多不足。

进入 21 世纪，各项医学相关的法律法规也相继出台，医疗卫生事业呈现出新的生机与活力，但医患关系中的矛盾在和谐的社会背景下愈加突显。医疗纠纷、医患冲突频频见诸媒体，恶性伤医事件不断发生。

在此背景下,医院管理者试图通过医患关系标准化管理的方式来解决备受困扰的医患矛盾难题。2002年国务院颁布了《医疗事故处理条例》,2018年国务院颁布了《医疗纠纷预防和处理条例》,2019年国家卫生健康委员会颁布了《医疗机构投诉管理办法》,在此基础上,医院管理者要求医务人员遵守制度,规范流程,对医患矛盾实施标准化管理,有计划地化解医患纠纷,使医患关系管理工作体系化。

(二)医患关系的内涵

人类为了生存和种族延续,仅有生活资料是远远不够的,还必须解决疾病与健康问题。在人类发展的历史过程中,随着社会生产力水平的提高和医学科技的进步,部分人逐渐从一般的社会生产中分离出来,利用自己所掌握的医疗技术和所拥有的医疗手段专门从事医疗活动,解决人们的疾病与健康问题,形成了特定的医学职业,由此医务人员的独特角色也得以确立。进而在物缘性交往的基础上,逐渐形成了医-患交往的医患关系。这种关系以医疗职业为基础,以道德为核心。

医患关系是医疗实践活动的基础,它反映了医患双方满足其需要的心理状态。也就是说,如果医患双方在交往过程中都能够获得各自需要的心理满足,那么相互之间就会产生并保持一种亲近的心理关系;如果医患双方都感到难以满足其各自的需要,那么双方的关系就会疏远或中止;如果医患中的一方在交往过程中对另一方不真诚或不友好、不尊重,那么就会使另一方产生不安或发生冲突,并产生敌对情绪。因此,在医患交往中不论是亲近的心理关系,还是疏远、敌对、冲突的心理关系,都反映了医患双方的心理需求和互动,都属于医患关系。

但是,我们不能因此就认为医患关系是主观的,它并不是完全取决于医患双方的心理动机。其实,心理需求仅仅是对客观现实的主观反映,医患关系具有不以人的意志为转移的客观性。首先,一个人必须承认并接受医患关系的客观事实,不可能凭主观愿望随意选择医患关系。人生活在多变的自然环境和社会环境之中,疾病和死亡无时无刻不威胁着人类的生命与健康,这不仅决定了医、患双方角色的产生,也从根本上决定了医患关系发生的必然性。尽管一个人可以选择与什么样的医方发生关系,但生存的本能决定了这种关系的最终发生,而且,无论现实的医患关系多么复杂,甚至令人不满意,但它毕竟是客观事实,怨天尤人不能改变客观存在的医患关系大局;其次,人们对医患关系的调整与改造,既要符合社会现实的客观需要,又要在客观活动中实现,不能凭空想象或构建理想化的乌托邦,否则改造就会失败。因此,我们既要努力适应现实的医患关系,又要能动地改造不适合医疗需要和社会发展要求的医患关系。

三、医患关系的影响因素

医生和患者对疾病的认识不同。医生根据专业知识看待患者的需要,希望决定服务内容和形式;而患者通过日常生活认识疾病,希望医生接受自己的看法。医生作为治疗者,不仅是科学家,也是医患关系中的合作者。医生和患者存在利益冲突的原因有多种。

(一)患方因素

1. 患方本身不具备专业的医学知识,容易对某些医疗行为产生误解。
2. 患方对医疗效果期望值过高。
3. 患方对医院方面的不信任。
4. 患方的非理性和不当要求。
5. 患方受经济基础限制。

(二)医方因素

1. 工作强度大,工作压力大,导致医务人员失去热情和耐心。
2. 医生沟通能力欠缺,职业素养缺失,职业兴奋性低。
3. 医疗技术的局限性和治疗缺陷引发医疗纠纷。
4. 医疗管理不完善、处理不得当使纠纷愈演愈烈。

(三)政府因素

1. 对医疗卫生事业的资金投入不足,导致了医院的超负荷运转,陷入以药养医的怪圈,令患者不堪重负。
2. 优质资源过分集中在大医院,形成医疗资源配置的绝对不平衡。
3. 医疗保障水平低,覆盖面窄,给患者造成较大的经济和心理压力,使得他们对医疗机构和医务人员产生抵触情绪。

四、国内外医患关系的现状

（一）欧美国家医患关系现状分析

20 世纪后半叶以来，医学职业及医疗保健服务将经济上的考虑变成其行为首要动机的迹象越来越明显。各个国家，无论其医疗卫生的保障制度如何，都不同程度地存在着医疗费用快速增长的现状，并对各国卫生保障能力的极限提出挑战。人们接受医疗服务的成本不断提高的现实，对医疗服务质量的满意度却在不断降低，公众对整个医学界的怀疑态度越来越强烈。在这种情况下，政府对医疗活动的干预不断加大，医学协会组织和患者组织对维护患者权利的推动也在一定程度上削弱了医生的权威，改变了原有医患关系中的某些特质。

从目前的情况看，由于欧美绝大多数国家为发达国家，经济发展水平比较高，医疗卫生体制相对完善，人们已经习惯于通过税收或其他形式以第三方付费的方式承担医疗服务的成本，这在一定程度上降低了医患发生直接利益冲突的可能性。因此，在许多欧美国家，虽然医患关系不似从前那样融洽，但社会和患者对医学科学和医生个人仍然保持着相当的信赖和理解，医患之间的利益冲突并不十分明显。

由于职业的特殊性，医护人员在行医过程中要承担很大风险，若让他们对医疗结果承担全部责任，显然是不公平不合理的。因此，很多发达国家在建立医疗制度和法规时，除了注重规范医生行为、保护患者利益外，也为分担医护人员的风险提供了保障。目前世界上大多数国家都建立起了不同形式的医疗风险分担机制，目的就是为医生创造出一个宽松和谐的行医环境。其中，医师责任保险是较为有效的一种。

发达国家普遍拥有健全完善的医疗保障制度和相对充裕、分配合理的医疗资源。与发展中国家相比，医生更受人尊重，社会地位和待遇都很高；同样，医生也认真负责地为患者服务，以报答社会对他们的肯定。同时，医生在得到社会和患者尊重、信任的前提下，医患平等协作，积极参与诊治活动，双方不同层次的需要都能在医疗活动中得到某种程度的满足，这种模式有利于建立良好的协作关系，医患关系比较和谐。

（二）国内医患关系的现状分析

1. 我国医患关系的现状　近几年，我国的医患关系呈恶化趋势。导致这种现象和差别的原因非常复杂，有宏观、体制和机制的原因，也有微观、管理制度和医患双方的原因，是不同社会政治、经济、文化等因素的综合体现。

我国医患关系紧张的问题不容乐观，"医闹"、医患冲突等事件时有发生。国家卫生健康委员会医政医管局公布的最新数据显示，近年来，中国医生的医疗服务数量持续增长。2011 年，全国诊疗人次为 62.7 亿人次，2016 年的诊疗人次则达到 79.3 亿人次；2017 年超过 80 亿人次。住院量也持续上升，2011 年的住院人数为 15 298 万人，2016 则达到 22 728 万人。

2000 年以来，医疗纠纷呈现数量连续递增的态势，2002 年至 2012 年的十年间，全国医疗纠纷数量增长了 10 倍，2013 年达到 12.6 万件。2014 年起，医疗纠纷开始呈现逐年下降的态势，至 2017 年底已累计下降 20.1%。

据统计，80% 的医院都发生过患者及患者家属殴打、威胁、辱骂医务人员的情况，76.67% 的医院发生过患者及家属在诊疗结束后拒绝出院且不缴纳住院费的情况。

这些结果表明，医患关系现状令人担忧。

2. 医患关系不和谐的主要表现

（1）医患冲突频繁发生：近年来，因医疗费用不断上涨、诊疗失当、疗效不理想、服务不到位等引发的医患冲突频繁发生。完全杜绝医疗事故和医疗纠纷是不现实的，但是医疗纠纷如此频繁发生，也从侧面说明医患关系发生了显著的变化。

（2）医患信任缺失：医患之间的信任缺失，患者对医生所开列的检查项目和治疗方案戒备心理加强；而一些患者使用非法手段处理纠纷，也使医生惧怕纠纷缠身，有意识地规避医疗风险，进行防御式医疗。由此，本该一致对抗疾病的医患关系由信任、协作逐渐演变为戒备、防范，严重者甚至走向对立。

（3）医患冲突引发其他问题：医患矛盾渐成社会焦点，一些医患冲突因难以达成一致意见而不断升级，因此还会引发其他问题，甚而发展成治安问题乃至刑事案件。这种状况严重干扰了医院的正常秩序，威胁着医护人员的人身安全，同时也影响了其他患者就医。

3. 医患关系不和谐的原因　医患关系不和谐，表面上是医生和患者不和谐，但实质上有着体制、医疗保障和社会变革等多方面的原因。

（1）医疗保障体系不健全：医疗体制改革之后，相应的医疗保障体制没有跟上，医疗保障体系不健全。医疗保障体系的覆盖面有限，也没有能够发挥社会统筹的作用。部分中低收入群体还没有纳入医疗保障的范围，医疗保障制度的公平性不足，补偿模式与补偿机制设计不合理。医疗保障制度主要是保大病，对门诊的报销较少，难以减轻中低收入群体的医疗负担。由于医疗保障不健全，个人看病的负担较重，还加剧了贫困地区的贫困状况，致使因病返贫、贫者愈贫。

（2）国家医疗卫生经费投入不足：我国在利益机制分配方面长期存在着医务人员高投入、高风险、高奉献和低回报的问题。在市场经济条件下，要求一个行业长期高奉献、低回报，这无疑是对医务人员通过高技术含量劳动获得相应收益这一正当权益的一种剥夺。中国医务人员的社会地位低和报酬低的状况与其他国家形成了鲜明的对比。这个问题的严重后果是大量医疗人才外流，医生在繁重的工作压力下，往往疲于应付，无暇与患者耐心沟通，甚至将厌倦情绪带入工作中，导致医患关系紧张。

（3）患者方面：受社会舆论的负面影响和媒体的片面报道，患者的维权意识被误导，对医方信任度降低，致使医患矛盾激化。另外，患者方面对医疗技术的认知不足也是医患矛盾激化的原因之一。患者对疾病的认知水平较低，加上一些虚假宣传的不良影响，主观期望值比较高。部分患者医疗消费意识比较强，认为消费了就一定能有好的治疗效果。

（4）社会转型时期引发的社会矛盾在医院的泛化：社会转型是社会结构的历史性转变。发达国家的社会变革、社会转型时期引发的社会矛盾在医院的泛化是"渐进"的过程，而发展中国家的社会变革是一个矛盾聚集的过程。我国作为一个发展中国家，计划体制和市场体制在转轨、过渡、并存的过程中不可避免地要有冲突和摩擦。此外，在向市场经济体制转轨过程中，相当一部分人错误地把市场经济的原则"平移"到社会生活领域，导致思想观念及道德取向出现混乱与失衡。由社会深层次变革而带来的人们生活、心理上的种种不适应和混乱，又极易在医院这个特殊环境下，以各种矛盾因素为导火索，以医患冲突的方式集中、激烈地表现出来。

（5）医患沟通不到位：近年来，医学技术的进步和医疗设备的更新换代，在提高了诊疗水平的同时，也使医生的诊断更多地依赖于仪器，造成了医患关系的"物化"与"疏远"。医院服务的对象淡化了患者，突出了疾病，忽视了患者的整体和心理需求。研究表明，仅有20%的医患纠纷与医疗技术和质量有关，另外80%则是医患沟通不到位所致，所以及早开展针对医患沟通的培训非常重要。良好的医患沟通是医疗工作的基础，可以缩小医患间的心理距离。优秀的医护人员除了有责任心和娴熟技术之外，还需要掌握与患者进行有效沟通的技能。

总之，医患关系不和谐的原因比较复杂，其中既有国家发展过程中政治、经济、社会的因素，又有医院、医护人员的因素，还有患者自身的因素。既然构成医患关系不和谐的因素是复杂多样的，那么，构建和谐医患关系也必须从多个方面来考虑。

五、如何构建和谐的医患关系

构建和谐的医患关系是一个系统、全面的工程，需要各方面共同努力。

（一）卫生政策、体制层面

在规范构建和谐医患关系所需的医疗卫生大环境方面，原卫生部党组书记高强指出：今后一段时期卫生事业发展要"深化医药卫生体制改革，加强制度建设，统筹城乡、区域卫生协调发展，统筹公共卫生和医疗服务协调发展"；"坚持以政府为主导，强化政府责任，改革公立医疗卫生机构管理体制和运行机制，坚持公益性质，扭转盲目追求经济利益的倾向，减轻群众负担。"我们认为，要坚持政府的主导作用，按属地化原则实施区域卫生规划，完善分类管理，加强政府的总体调控和行业监管，有效解决医疗卫生事业资源配置不合理、不协调的问题。一个健全的医疗卫生体系，应该包括医疗卫生服务体系、基本医疗保障体系、药品和医用器材供销体系、医药费用价格管理体系、财政经费保障体系及卫生监督管理体系等，是一项比较复杂的系统工程。而医患关系的改善有赖于国家卫生行政管理部门加快医疗改革、加大财政合理补偿、完善法律法规、普及提高医学教育、规范媒体传播、提升社会大众道德水平等全方位的努力。建立与经济水平相适应的覆盖全体社会成员的社会化基本医疗保险制度，可以有效分散单个患者的医疗费用负担。同时将医患的直接经济关系转移为保险公司与医院的经济关系，淡化医患之间的经济关系，有助于形成相互配合且高质量的医患互信。

（二）患方层面

1. 关于患者修养 患者是建立良好医患关系的重要方面，拥有就医的自主权。患者需理解医学的高风险性和探索性。但有些患者不遵循医学科学规律，对医疗工作缺乏必要的理解和宽容，甚至个别人试图将医疗纠纷作为获取不正当经济利益的工具，导致医患关系不和谐。当诊疗出现意外时，患者应通过法律程序来解决，要尊重医务人员，遵守医院规章制度，积极配合治疗、恢复和维护患者健康。

2. 关于患者价值观 患者要形成科学的医疗保健消费观念，合理分配消费比例，主动为健康投入；重视疾病预防，增加保险性消费，追求生命质量。患者需要转变价值观念，加强道德修养，具备就医道德。

（三）医方层面

医方层面主要包括医院管理、医疗服务质量和医院文化三个方面。

1. 关于医院管理 要严格整治卫生行风，卫生行风对构建和谐医患关系至关重要。对卫生行风的整治不能仅停留在道德层面上，还要正确运用法律手段整治行风。医院要以人性化管理、人性化服务为载体，一切以患者为中心，视患者如亲人，提供优质服务。要关心、爱护、尊重患者，提供热情、周到、细致的服务，坚决杜绝"生、冷、硬、顶、推"现象。要坚持以社会效益为准则，打造诚信医院，坚持合理检查、合理用药、合理收费，建立医疗费用阳光制度。要建立医护人员的沟通技能培训制度，提高医患沟通水平。

2. 关于医疗服务质量 要坚持质量第一，加强质量控制；要重视过程控制，注重环节管理，建立健全的医疗安全防范措施，重视医疗质量。

3. 关于医院文化 坚持医德医风教育要与医院文化建设相结合。医院文化的核心是价值观，而医德医风教育与医院文化建设是相互作用、相互促进的，两者共同引导大家树立正确的价值观、利益观、荣辱观，使大家明白应该坚持什么、反对什么、提倡什么、抵制什么，分清是非荣辱，明辨善恶美丑。医治患者不仅需要较好的技术水平，还需要严谨的工作作风和充满爱心的人文关怀。加强医疗活动中的人文关怀有助于提升医院的竞争力。

（四）舆论监督层面

舆论监督要坚持正确的导向，要使医患双方都明白：由于医疗行业的特殊性，医疗风险的分担机制中应包括患方、医方、社会保险机构等多种力量，将全部风险强加给任何一方都是不公平的，也是不切实际的。出现医患纠纷时，媒体应坚持客观、公正、科学、求实的立场，消除双方的对立情绪，增强理性思维，避免火上浇油。媒体作为公众了解真相的途径，必须有高度的社会责任感，不能利用公众对其的信任胡编乱造，愚弄公众。作为有社会责任感的媒体，应该客观公正地报道，而不能为了某些利益有失偏颇，甚至误导公众。

第二节 医患沟通

一、医患沟通概述

（一）医患沟通的定义

医患沟通（doctor-patient communication）是指医患双方在医疗活动中围绕患者健康问题进行的不断深化的信息交流，所交流的信息既包括与疾病诊治直接有关的内容，又包括医患双方的思想、情感、愿望、要求等方面的表达，其方式有言语沟通和非言语沟通。沟通的核心问题是关于疾病、治疗、健康及相关问题的观点和看法，对疾病的解释、理解等认知方式的相近或相背，直接决定了医患双方信息沟通的效果，影响医患关系走向，最终影响诊疗效果。从这一概念中我们可以看出，医患沟通存在着双向性，一是患者向医务人员陈述病情和身体不适的症状情况，针对医护人员的询问回答相关的问题，以保障医务人员在诊疗过程中的知情权；二是医务人员根据病情诊断、检查和治疗的情况向患者做出解释和说明，以保障患者享有对自身健康的知情权和对治疗方案的选择权。因此，一个优秀的医务人员不仅要具备较好的专业技能，还应当具备良好的沟通能力。目前，医患沟通对和谐医疗秩序建立的重要性已逐渐引起医疗机构和医学教育部门的极大关注。

（二）医患沟通的内涵

医患沟通有四个特点：①有特定的沟通主体，既指医院，也指医务工作者，而更多的是指医师；②有特定的沟通对象，即以生理上有病痛、存在着"应当得到关心照顾"心理的患者或患者家属为沟通对象；③有特定的沟通内容,即以疾病和健康为主要沟通内容;④有多方面的交流,它不仅是传递诊疗信息的知性谈话,也包括分享内心感受,卸下心中重担,润滑人际关系的感性谈话,还包括通过语言接触和闲聊,分享感觉的社交谈话。

医患沟通的关键在于沟通对象是否接受和理解了信息,而不在于沟通者是否发出了信息。医患沟通是沟通者将沟通内容借助一定载体传递给沟通对象,并接收沟通对象反馈的过程。医患沟通的目的是使"共同目标"或"协作意愿"得以实现。具体表现为了解、掌握患者的心理阶段和心理反应,尽量缩短患者情感震荡期、求索和退缩期的心理反应过程,使患者平稳地进入第三个阶段,即平静期。医患沟通还可以正确、有效地向患者传递必要的医学知识,保障患者的疾病认识和知情同意等医疗权利。

二、国内外医患沟通现状

1. **国外医患沟通的现状** 从宏观上看,英国、美国、法国、德国、日本等世界各主要发达国家的医患关系都体现出相同的特征:尽管都存在医疗纠纷、医疗诉讼、医疗伤害,但医患关系却较为和谐、平稳,并未成为突出的社会问题。国外很多医院都较为重视医患沟通并积累了许多经验,如美国除了在学校开展医患沟通技能教育外,还专门建立了患者交流中心,向患者有针对性地提供医疗服务。在英国,一般医院设立了专门从事医患沟通工作的人员,即社会工作者。这些人具有相当的专业医疗经验和沟通技巧,他们与主任、教授一起查房,如发现患者对医疗过程产生了疑惑或不理解,社会工作者会马上与之沟通或通知其相关亲属进行解释。此外,精英化的医学教育制度和较高的法制化程度也都在一定程度上保障了医患关系的良性发展。日本、西欧的一些国家甚至还将医患沟通作为处理医患关系的首要措施。

在日本已有的法庭解决、医师会解决和当事者之间解决这几种方式中,当事者通过对话解决问题是最基本的医疗纠纷解决方式。研究表明医生的解释沟通水平已经成为影响日本患者就医选择的最主要因素;与此同时,另一项研究表明日本医生比美国医生在行动上能更自觉地注意和患者的交流沟通。这两点共同促成了医患沟通在日本医疗行业的普遍性和重要作用。除了主动沟通,提供优质服务也尤为重要。为了监督医院向患者提供优质服务,日本成立了医疗评估机构。该机构定期将各医院综合评价结果公布于网络,以便患者进行选择,从而有效地增加了患者对医生的信赖。

选择怎样的沟通模式及如何有效地沟通,除了受医生和患者的情况影响外,还取决于不同国家的文化特征及人们对健康和健康行为规范及价值观念的认知。法国医生为患者看病的特点就是对话多、病历短,重视沟通过程和作用。国内患者发热感冒,多数情况医生诊断时间很短,可病历有时能写满一整页。例如,法国医生会很耐心地询问患者"哪里不舒服",待患者叙述了全部症状后,医生才会给出结论及治疗方案,这样的对话可以持续约30分钟。等患者听明白以后,医生才开始低头写病历。

而在英国,患者沟通显得更为重要。就医诊断的业务技能对于英国医生来说并不是考核的唯一标准,如何与患者沟通更为重要。良好的沟通能力是成为一名医生不可缺少的条件。根据患者自身情况的不同,医生会有针对性地对病情、年龄、体重等状况差异给出详细的用药说明,并不断询问患者是否有过敏史,叮嘱遵守用药注意事项等。如果患者病情严重或者患有糖尿病、心脏病、风湿性疾病等与生活方式有关的疾病,医生还会给患者和家属列出一些关键词,如在病历上写心脏病研究学会或糖尿病研究中心等,方便患者和家属到网上查询相关信息,对病情和治疗进行更详细的了解。此外,医生在向患者解释病情时,会尽量避免使用一些敏感名词,使患者更容易接受。

北美普遍实行家庭医生制度。家庭医生在与患者沟通的过程中,非常重视了解对方的家族病史及个人之前的就诊情况。若家庭医生发现病情超出自己的能力范围,会为患者提供转诊至医院、预约等后续服务,患者对自己的家庭医生十分信任,医患沟通良好。

2. **我国医患沟通的现状** 与国外大多良好的医患沟通现状相比,我国的医患沟通存在比较严重的问题。医患沟通时间明显少于国外一些国家,整个治疗、诊断、检查等的过程中,与患者有意识的交流少之又少,而且交流仅仅集中于诊疗目的,语言过于简单,甚至存在态度不佳等问题,较易引起患者的不满与误解;加之国内患者非常珍惜每次就诊时与医生面对面交流的机会,但有时因为时间紧或医生埋头写病历,总觉得交流不太充分。有些医生尚且能注意鼓励和安慰患者,但极少能做到共情。大多医生基本都能做到有选择地倾听患者叙述病情,但只有部分人能做到专注地听,共情地听,大部分人基本停留在技术至上的层面上,尚未将患者作为一个完整的个体来看待,导致患者的诉求不能得到圆满解决。

患者对于医患沟通方面的投诉主要集中在3个方面：

（1）说得太少：医师不愿意回答患者提出的问题，也不主动解说与疾病相关的问题。

（2）问得太少：一些患者反映，现在看病没有安全感，一大早挂号，排队2小时，终于可以与医师"面对面"了，但不到10分钟，病情还没说完，医师的处方已开好。"问"作为医师最基本的掌握病情的手段，却没能得到很好的使用，导致了患者对医师信任度的降低，医师更无法全面掌握患者的病情，容易引发医疗安全隐患。

（3）听得太少：医师不认真、不仔细倾听患者陈述，忽略了一些重要的信息，可能出现误诊，导致医患纠纷。

三、有效医患沟通的基本技能

（一）言语沟通

语言是交流的工具，是思想观点和情感的载体，是医患沟通的首要媒介。亲切和蔼的语言能够营造和谐的人际氛围，冰冷讥讽的语言可能招致一场人际大战。医学之父希波克拉底曾经说，医师的法宝有三样：语言、药物和手术刀。这意味着医师的语言如同他的手术刀一样，运用恰当可以成为治病救人的工具。

1. 对医师这个职业而言，有效的言语沟通应该遵循以下原则。

（1）从积极的角度说话。

（2）多用征询的口吻，少用命令和强制的口气。

（3）用心说话。

（4）保持对话的开放性，减少自我防御。

（5）提供建设性的反馈。

（6）注重使用鼓励性语言，少用恐吓和指责性语言。

（7）多利用支持性的非语言线索。

在日常工作中，如果医师违背了这些言语沟通的基本原则，就可能导致患者的不满。以下列出了一些患者最不喜欢的表达，包括："跟你说了你也不懂。""你想不想治？想治就回去准备钱吧。""我推荐的药你不吃，后果自负。""我是医生还是你是医生？""你早干什么去了？"等。

2. 言语沟通的技巧应用 医务人员在与患者会谈时，正确运用语言技巧会使整个会谈轻松融洽，不但有助于医患之间良好关系的建立，而且对于医生的诊治和患者的康复都有很大帮助。

（1）运用得体的称呼语：得体的称呼会给患者良好的第一印象，会使患者得到心理上的满足，感觉到医护人员的亲近。医务人员要根据患者的身份、职业、年龄等具体情况因人而异，力求恰当地使用称呼语。

（2）语言表达简洁明了：医师进行医患言语沟通时要表达清楚、准确、简洁，条理清晰、措辞得当、重点突出地解释病情及治疗方案。解释要因人而异，少用专业术语，多打比方。

（3）讲究提问技巧：与患者交往时，要尽量避免审问式提问，而应多采取开放式和封闭式的谈话方式。

（4）恰当使用幽默：幽默在人际交往中的作用不可低估，要针对不同场合、不同对象，选择使用内容高雅、适度的幽默，增进医患双方的亲近感，增加患者战胜疾病的信心。

（5）使用保护性语言：在整个医疗过程中，医务人员要注意有技巧地使用保护性语言，避免因语言不当引起不良的心理刺激。保护性语言包括安慰性、鼓励性、劝说性和指令性语言。

（6）多用称赞的语言：使用赞美性语言，可以改善患者患病后的消极心理，使其重新树立自我对社会及家庭的信心。

（7）语速、语调：医务人员在谈话时的语速不宜过快，应根据实际需要合理地运用语调，增强口语的表达效果。

（8）双向交流：医务人员和患者谈话时，不能只说，还要学会听。首次谈话应把大多数的时间让给患者，要全神贯注地倾听对方的表述，并在谈话时善于收集患者的反馈信息，及时调整自己的谈话方式和言辞导向。

（9）采用模糊语言：所谓模糊语言，并不是指说话含糊其辞，表达模糊不清，而是医务人员根据实际需要，运用宽泛含蓄的语言表达意见，给自己留下一定的回旋余地，保持言语沟通的有利性和灵活性。

（10）不随便评价他人的治疗：由于每个医院的条件不同，医务人员的技术水平不同，对同一疾病的认识会有所不同，故对同一疾病的处理方法也有可能不同，更何况疾病诊断和治疗是一个复杂的连续过程。因此,医务人员不能随便评价他人的治疗,否则会导致患者对其他医务工作者产生不信任感,甚至引发医疗纠纷。

（二）非言语沟通

非言语沟通是沟通双方利用非言语的肢体表达方式进行沟通,如语调、眼神、手势、面部表情、身体姿势和空间位置等都在不知不觉中传递着信息。在医患交流中,非言语沟通的作用是非常重要的。医务人员微小的行为变化,都会对患者的心理和情绪产生微妙的影响。站立的姿势、温暖自信的笑容、眼睛投射出的光芒,都在自觉或不自觉中向对方传递着特定的信息,即使是沉默也是在传递一定的信息（如不赞成、感觉乏味或者值得思考）。因此,医务人员在诊疗过程中必须掌握一定的非言语沟通技巧。

1. 面部表情　面部表情是指通过眼部肌肉、颜面肌肉和口部肌肉的变化来表现各种情绪状态。表情是医患交流中使用最为频繁的体态语言,其中表现力最丰富、使用最广泛的是微笑和目光。

（1）微笑:微笑是最美好的语言和快乐的源泉,也是亲近和尊重患者的重要体现。有了微笑就便于医患沟通与交流;有了微笑,也就少了许多矛盾和障碍。就医时患者的生理和心理都处于最脆弱的时刻,最需要关爱。此时医务人员自然、真诚的微笑,表达着对患者的安慰与鼓励,有助于增强医患间的情感共鸣,帮助患者减轻病痛带来的恐惧与焦虑,同时也为优质、高效的医疗服务打下良好的基础。

（2）目光:医护人员在服务患者时,应该用目光接触来感染、鼓励和关爱对方,促进双方的良好交往和密切合作,并从与患者的目光对视中检验和判断其心理状态。不论医务人员在什么岗位、什么场合,有什么心情,就诊患者的心理状态及身份如何,目光的表达都应是专注、凝重、友善和亲和的。交流中使用目光语时,应神情专注,目光温和关切,向患者传递和暗示你真挚的情感、真诚的态度和平等的心态。

2. 身体姿势　身体姿势可以反映出一个人的情绪状态、健康情况及其自我定位。符合职业规范的端庄文雅、自然舒展的坐立姿态,不仅展现了医务人员沉着稳重、自信练达、尊重他人的气质与风范,也给患者留下了精力充沛、热爱岗位、积极热情的美好形象。在实际工作中医务人员的形体动作非常重要,如果一个手术患者在手术开始的时候看到医务人员诚恳友善的点头鼓励,会给患者带来无尽的温暖和安全感;与患者交谈时,身体保持略微前倾的坐姿,则体现出对患者的礼貌和恭敬。

3. 倾听　国际倾听协会（International Listening Association）将倾听定义为接收言语及非言语信息、确定其含义和对此作出反应的过程。积极倾听是在沟通中增进理解的互动过程。良好的倾听需要听者付出努力,全神贯注于对方的陈述并给出恰当的回应,是亲密联系的核心。当我们能留心倾听时对方会感到被认可而增强信心。所有的研究都证明,无效的倾听是相互关系成功的最大障碍。

在人际沟通中倾听是准确获取信息的行为方式,是促进对话的重要因素,也是向说话者表达尊敬的行为方式,因而是听者赢得对方欢迎的途径,然而倾听并不是轻而易举能够做好的。

有效的倾听,能够帮助医生达到以下目标。

（1）建立良好的医患关系。

（2）能从整体上全面地对患者进行了解。

（3）能帮助获得对疾病诊断有用的信息及患者对疾病心理感受方面的信息,从而有助于为患者提供最有效的治疗。

（4）能有助于在诊疗方面与患者达成一致。

美国巴尔的摩的COMSORT机构列出了10条倾听技巧。

（1）不要轻易把患者的话打断,让他把话说完。

（2）注意跟踪并探索患者在谈话中流露出的一些可能很有意义的线索。

（3）在患者说话时给予支持性的反馈信号,如"嗯""请讲下去"等。

（4）对患者发问采用开放式问题。

（5）运用反映式回答。

（6）检查自己的理解准确与否。

（7）确定患者的治疗期望。

（8）对于患者的感受给予肯定。

（9）善用目光与患者沟通。

（10）在谈话结束时,问问患者是否还有别的事要说。

4. 提问　提问是沟通过程中的必要环节。当倾听者对谈话者所讲内容有不理解、不明白或者想确认某些事实或意义、想知道更加具体的内容或者需要谈话者给出必要的解释时，需要通过提问达到目的。提问应该注意以下事项。

（1）如果提问是为了澄清不理解或没有听明白的信息，使用的句式最好是"您能再说一遍吗？"或者"请您再具体说明一下""请您举个例子"。

（2）如果提问是为了确认某些事实或意义，可以使用下列句式："您这句话的意思是……吗？""你刚才说你以前去过好几家医院，是哪几家呢？"通过重述来访者刚刚说过的话，使双方表达的信息相互呼应，沟通即成为一个连贯而流畅的过程。

（3）如果医生对患者的情况了解很少，则尽可能使用开放式提问。比如"你现在感觉怎么样？"这是一种开放性的提问，不限定回答者的回答方向，回答者可以根据自己的情况自由回答。如果问"你现在感觉哪里不舒服？"则是一个开放性较低的问题，患者必须告知特定的部位才是正确答案。如果问"你下腹部是不是感觉不舒服？"则是一个完全封闭的问题，回答者只能做"是"或"否"的选择。这样的问题就限定了回答空间。

（4）提问中要尊重对方，不要使用诘问或责备的语气。"你怎么不早点来看，非要等病到这种程度才来？"这类明显带有责备意味的语句实际上等于告诉患者他或他的家属要对病情负有直接的、全部的责任，进而会提高患者的内疚感和恐惧感，并使患者害怕面对医生。

5. 反馈　反馈是信息沟通环路的枢纽，只有通过反馈，沟通才称得上是双向互动的过程。人们所提供的反馈既包括对对方信息的应答反应，也包括由对方谈话引发的个人思考和感受，还包括是非对错等评价性的信息。在有效的沟通过程中，反馈具有以下特征。

（1）反馈是积极而有建设性的，如认同与赞赏、修改意见、补充条款、重点提示等。

（2）反馈中如果包含否定性的信息，就一定要做到对事不对人。比如，"你漏掉了一个检查项目……"这是针对事情的反馈；"你太马虎了……"或"你怎么这么不负责任，老是丢三落四的……"这是针对人的反馈。前者指出了错误内容，明确了修改方向，听者会带着抱歉、自责和感激的态度马上填补漏掉的项目；后者则会导致沟通对象产生自我防御、抵触或者对抗，以证明自己不是个马虎的人或者不是个不负责任的人。

（3）反馈要针对谈话者内容中的相关信息，而不要扯得太远。

6. 共情　共情原是心理咨询要求的技能，后来被看作是所有良好沟通的必备技能。心理学家罗杰斯（Rogers CR）将其解释为能体验他人精神世界，就好像是自己的精神世界一样。它与我们平常所说的同情有所区别，同情更多的是情感反应，而"共情"包含了更多的理智成分，是一种能够理解并分担对方精神世界的负荷的能力。

（1）共情的方法

1）学会换位思考：指的是能从患者角度出发为其行为寻找合理性，最大限度地理解患者。

2）学会体验患者情感：医生可以通过直接联想，感同身受；也可以通过代表性联想，了解患者的信件、照片和故事等间接信息，进而引发医生的共情。

3）学会倾听：倾听不仅指听取患者语言表达的内容，还包括观察患者非语言的行为，如动作、面部表情、声音、语音和语调（音量的大小、语音的高低、音速的快慢、是否口吃等）。除此之外，还需要医生有适当的反应，表示听到并且听懂了。学会倾听包括全神贯注，不打断对方讲话，不做价值判断，努力体验对方的感受，及时给予言语和非言语反馈。

4）表达对患者的尊重：尊重包括尊重患者的个性及能力，而不是凭医生的感情用事；接纳患者的信念和所作出的选择或决定，而不是评论或试图替其做决定；善意理解患者的观点及行为，而不是简单采取排斥的态度；以尊重并且恭敬的态度表达自己与对方不同的观点；尽可能不做价值判断，尊重患者的选择。

（2）共情的过程与步骤

1）医生站在患者的角度，设身处地体验患者的内心世界。

2）用言语准确地表达对患者内心体验的理解。

3）引导患者对其内心体验作进一步思考。

共情的过程实际上是人与人沟通的过程，理解共情的过程有助于我们认识共情，并采取措施提高共情能力或技能。

（3）表达共情需要理解和掌握的要点

1）医师的视角需要转变，务必要从患者的角度而不是自己的角度看待患者及其存在的问题。

2）共情的基础不是有与患者相似的经历和感受，而是要设身处地地理解患者及其问题。

3）表达共情不能一视同仁，而是因人、因事而异，视情而定。

4）表达共情应把握时机，共情应该适度，才能恰到好处。

5）表达共情要善于实现医师 - 患者之间的角色转换。

6）表达共情还应善于使用躯体语言，注重姿势、目光、声音、语调等表达。

7）表达共情应考虑患者性别、年龄、文化习俗等特征。

8）医师应不断验证是否共情，得到反馈后要及时修正。

四、影响医患沟通效果的主要因素

医患沟通存在于整个医疗服务的全过程，受到就医环境、医患双方认知水平、医患双方交流方式等诸多因素的影响。现将影响医患沟通的主要因素归纳如下。

1. 医患双方的心理状态 医疗行业属于高难度、高强度和高风险的行业，在医患关系中，医生既担负着救死扶伤的神圣职责，又承受着可能因医治不当而失职的心理压力、紧张的医患关系和社会舆论的压力。高应激状态的人群在工作和生活中意外事故的发生率高于低应激状态的人群，长期的工作压力容易引发高应激状态，不仅影响医生的身心健康，同时也会影响医生的工作热情及工作效率。在就诊过程中，患者渴望得到医生悉心的关照，以消除心理负担，而医生在负性情绪的引导下很难体会到患者的心理需求，必然会对医患沟通产生负面影响。

对于患者来说，情绪影响着人的认知和行为，消极的情绪会对认知的加工产生负面影响，同时使人对事物的消极面更敏感，行为倾向于消极，有时甚至产生攻击行为。患者进入医院这种陌生的环境，对自身健康的关注和对疾病认知的缺乏使其处在担心、焦虑、害怕等情绪的包围中，在强烈的应激情绪影响下，患者会选择性地注意与疾病相关且负面的信息。特别是在急诊治疗过程中，面对治疗无效的结果，许多家属会感到强烈的挫折感，强烈的情绪应激使其处于非理性状态，把治疗的失败归咎于医务人员，进而倍感激愤，对医务人员产生报复心理和行为，以补偿内心的失衡。

2. 患者对医生的信任程度 医患的接触过程，就是人与人之间的交流和沟通的过程。它既是情感的沟通、知识的交流，也是文化的交融，是让患者理解医疗服务的唯一途径。在医患的接触过程中，患者将对病情治愈的希望寄托在医生身上，在接受治疗过程中如果对医生的信任程度不够，就会造成医患沟通的障碍。对医生持怀疑的态度，在半信半疑中进行疾病诊治很难达到有效的治疗效果。

3. 医患双方的信息不对称 信息不对称指信息在相互对应的经济个体之间呈不均匀、不对称的分布状态，即有些人对关于某些事情的信息比另外一些人掌握得多一些。产生信息不对称的原因，主要是人们的知识水平和分工专业不同。现实社会中信息不对称是客观存在的，而在医患关系中表现得尤为突出。在医患沟通中患者对医疗信息的匮乏及对医学专业用语的不了解与医生形成鲜明的对比，这种医患信息的不对称势必会影响医患沟通的效果。

4. 医生的知识水平及素质 患者在看病就医的过程中不可避免地要与医生打交道，然而并不是所有医生都具备同样的医学知识和素质。精湛的专业知识是医患沟通的基础，是医患信任的前提，是医生在与病患交流中自信的来源。因此，医生首先要进行足够的专业知识储备，才能在临床工作中厚积薄发。

五、有效医患沟通的基本原则与策略

（一）基本原则

1. 以健康为本 随着现代社会的发展，以人为核心，以满足人的需求为价值取向，以人与人、人与自然和谐发展为核心的发展理论成为全社会的共识。如今，人们不仅需要优质的医疗技术服务，还需要从心理上得到关怀与尊重。"以人为本"的核心内容之一是人的身心健康，应对了现代医学模式的转变，同时对医疗服务提出了更深层次的要求。在医疗卫生服务中要尽可能满足患者治愈身体疾病的需求，要对方心理给予尊重、平等、关爱、同情等精神慰藉。医患沟通的重要目的就是给患方更多的人文关怀，促进其身心健康与和谐。

2. 维护患方权益 医患沟通在维护患者权益方面发挥着其他具体医疗行为不可替代的作用。医方通过传递疾病相关的正确信息能够直接保障患方的平等医疗权、疾病认知权、知情同意权、个人隐私权、诉讼权、求偿权及免除一定社会责任权等。因此，医务人员必须将维护患方合法权益作为重要的职业操守，并通过医患沟通这个有效的途径加以实现。

3. 注重诚信行医 诚信是一个人或组织在社会中赖以生存和发展的基石，也是医患沟通的基础和前提。只有注重诚信，才能建立良好的医患关系。作为医者需特别注意：首先要主动去赢得患者的信任，医务人员只有在医疗服务的各环节中显示出诚信才能获得患者的信任，使患者保持必要的依从性，从而积极地配合医务人员进行诊断和治疗。医患沟通中的诚信，不仅是话语的真实，更是医务人员恪守医德、遵章守法的行为和优良医疗能力等的综合体现。

4. 尊重医学科学 医患沟通是医患双方在医疗专业服务中的信息传递。医疗信息是由不断涌现的医药科学与高科技手段构成的，是当代科学进步的重要标志，医患沟通的核心内容都与之相关。医务人员应把握好尊重医学科学与实施人文关怀的尺度，将医学科学作为沟通的基础，将人文关怀作为沟通的目标，客观真实地反映诊断、治疗、风险及预后的事实，理性传达医学科学信息，使患方全面正确地认知医疗相关的信息。

（二）基本策略

1. 倾注医学人文善意 患方在医院里最关注医务人员对他们的负责态度，而表现医方负责态度的标准，关键在两个方面：第一，是否有及时有效的医疗措施；第二，是否有亲和善意的人文言行。临床医患沟通中，医疗措施和人文言行两者缺一不可。医疗本身是技术性的，但如何给予则是由人文态度决定的，医方的人文言行更应该主动显示善意，体现人道与仁爱的医学人文精神。

2. 规范医生职业语言 医生的语言必须具有明显的职业性。医生职业语言的特征是以医学专业、医疗相关知识、医院制度及卫生政策法规为基础。医患沟通要按专业规范进行，通俗易懂且不能随意化。医方向患方交代诊疗方案、病情判断及预后时，要恰当地说明医疗服务的风险性和不确定性，让患者及亲属获得医疗风险心理承受力是相当重要的医患沟通目标。

3. 增进医患真挚友情 人与人的情感产生意味着信任的建立。正当的医患友情有益于提高诊疗效果，有益于妥善处理医患矛盾。"中国小儿外科之父"张金哲院士在谈医患关系时说："先交朋友，再做手术。"因此，医务人员应主动地多接触患者及亲属，如适时的闲聊，多一些"分外"的帮助，通过言行关切表达爱心，催化医患产生真挚的友情。但是，医务人员也要防止与患方过度的友情交往，保持理性和冷静是实施正确医疗方案的前提条件，也可以避免不恰当的医疗行为。

4. 重视患方的利益人 一般而言，患者的亲属是患者的直接利益人，患者对亲人的忠诚信任度和影响力最高。如果医务人员能注意指导患者亲属密切合作，对提高诊疗效果会起到事半功倍的效果。

5. 关注患方文化背景 患者来自四面八方，社会背景各不相同，如果医务人员无针对性地仅采用医患沟通的一般方法和服务模式，将无法满足他们由于文化差异性和丰富个性化导致的不同需求，难以达到医患沟通的目的。因此，医方需要高度注重患方的文化背景，尽可能多地熟悉和了解各种地域、民族及宗教等文化表现与内涵，掌握应对不同文化背景患者及亲属的方法和技巧，可以说，研究并探索个性化的医疗服务是医患沟通今后的趋势所在。

6. 积极友善地沟通媒体 从沟通效益看，现代媒体的作用最大。近些年来，一些媒体特别关注医院消息，但限于专业知识的不足，未能客观全面地反映医务人员的状况，常使医院和医务人员社会形象受损。其中，医院与媒体的沟通主动性不够、重视程度不高也是原因之一。因此，医院应该在观念、人员、信息等方面积极应对，主动与媒体沟通，引导他们经常报道医院的良性信息，树立医院的正面形象，客观报道医患纠纷。此外，医院还应通过媒体积极进行医学知识普及与健康教育，积极培养"学习型的患者"，可以收到最广泛的医患沟通效果。

六、开展有效医患沟通的意义

（一）医患沟通是医患之间不可缺少的交流

我们生活在一个人与人交往、沟通的社会中，没有沟通，我们将无法生存。医患沟通是医疗机构的医务人员在诊疗活动中与患者及其家属在信息、情感方面的交流，是医患之间构筑的一座双向交流的桥梁。在医疗活动中医患双方的角色是不对称的,它主要体现在文化、职业、知识、环境、目的、需求、心理、生理等方面,在对医学的理解和相关知识的拥有上优劣势更加明显。而且,社会文化背景不同的患者,对医疗活动的理解和医疗服务的需求也存在着差异,这些优劣势和差异要求更加突显了医患沟通的必要性。医疗机构是治病救人的场所,在这里,有许多的医务人员,有许多的患者和家属。医患沟通,无时不在,无处不有。

(二)医患沟通有助于患者疾病的诊断和治疗

医方通过与患者的沟通,了解与疾病有关的全部信息,才能够作出正确的诊断和治疗,医患之间良好的沟通,还可以减少不当医疗行为的发生。

医患沟通是医学诊断的需要。疾病诊断的前提是对患者疾病的起因、发展过程的了解,病史采集和体格检查就是与患者沟通和交流的过程,这一过程的质量决定了病史采集的可靠程度和体格检查的可信度,在一定意义上也决定了疾病诊断正确与否。患者体质上的特殊情况,只有患者自己最清楚,而有些特殊情况医务人员可能检查不出来。例如,如果医务人员在询问病史时没有了解到患者的药物过敏情况而使用了不应该使用的药物,则极有可能导致过敏反应。

医患沟通是临床治疗的需要。医疗活动必须由医患双方共同参与,服务的有效和高质量必须建立在良好医患沟通的基础上。医务人员在进行医疗服务时,带有鲜明的个人医学体验和认识,他/她有义务将自己对疾病的看法及治疗的要求,通过语言的形式传递给患者,患者将对这种医疗信号的理解、治疗过程中的心理感受和生理反应反馈给医生,这种传输与反馈循环贯穿于整个医疗活动中。

(三)医患沟通能够满足患者对医疗信息的需要

医患双方在诊疗过程中的地位和作用有一定的不平等性,医务人员掌握医学知识和技能,在医患关系中处于主导地位。患者相对于医务人员来讲,缺少医学知识,主要在医务人员的安排下接受治疗,解除自身的病痛,所以处于一定的被动和服从地位。因此,医务人员应加强与患者的沟通,才能满足患者对医疗信息的需要。

(四)医患沟通能够密切医患关系

医患沟通是双向交流的需要。患者为了身体健康而寻求医疗帮助,来到一个陌生的医疗机构,需要了解许多有关疾病和治疗的信息。医患之间如果没有沟通,缺乏相互信赖,与患者及其家属之间发生误解和纠纷就不可避免。医患之间进行有效的沟通,能促进医患关系的和谐。

(五)医患沟通能够减少医疗纠纷

相当一部分的医疗纠纷,并非医疗技术服务引起,而往往是医患之间的沟通不畅或是交流质量不高造成的。由于医患交流不足和沟通不够,患者对医疗服务内容和方式的理解与医务人员不一致,进而信任感下降,导致医疗纠纷。有效的医患沟通既能有效地了解患者的需求,又是心理疏导的一种有效手段。通过医患沟通解惑释疑,可以使患者忧郁的情绪得以宣泄,减少医患间不必要的误会。在医疗活动中,医务人员如果把即将进行的医疗行为的效果、可能发生的并发症、医疗措施的局限性、疾病转归和可能出现的危险性等,在实施医疗行为以前与患者或其家属进行沟通,让他们在了解正确的医疗信息后,再作出关系到治疗成效和回避风险的医疗决定,将有助于患方提前做好心理准备,避免出现不良结果时产生医疗纠纷。

(郑 哲)

推荐阅读资料

[1] 刘惠军. 医学人文素质与医患沟通技能. 北京:北京大学医学出版社,2013.

[2] 王锦帆,尹梅. 医患沟通. 北京:人民卫生出版社,2013.

[3] 尹秀云. 从历史演变看医患关系恶化的症结. 中国医学伦理学,2007,20(4):54-59.

[4] 马金辉. 影响医患关系的因素及应对策略. 中外医疗,2012,(6):145.

[5] 顾康乐. 如何进行有效的医患沟通. 临床合理用药,2011,4(10A):126-127.

[6] 唐雪梅. 医患沟通中语言与非语言技巧的应用. 中国医学伦理学,2013,26(4):462-463.

第二章　门诊医患沟通

门诊是医院的窗口，工作量大，环境嘈杂，病种复杂，加之门诊患者流动性大，就诊患者心情急切，很难在短时间内与医生建立有效的信任。所以，一直以来门诊都是医疗争议的易发地。有研究显示，70%～80%的医患纠纷是由于沟通不良或障碍导致的。作为一名医生，经常面对身心失衡、求医心切患者的某些冲动性言行，如果医生不能调整好自己的情绪，或感到身心疲惫而对工作失去信心，或将情绪转嫁于患者，从而激化医患矛盾。因此，医生要学会正确调整、控制自己的情绪，并学会自我释放压力的方法，从而在门诊工作中保持饱满的精神状态、乐观的工作情绪，形成一个良性循环。

第一节　接诊环节沟通

门诊接诊过程，宏观讲是一所医疗机构整体管理水平高低的体现，微观讲是一名临床医师整体医学人文素质高低的体现。良好的医患沟通往往是从接诊的第一刻起建立起来的。

案例一

患者赵某，因胸闷、憋气，在当地多次诊治后治疗效果不满意，遂于某日上午带着所有的检查报告赴北京某医院就诊，挂号后发现门诊候诊患者众多，在门诊等候大约 2.5 小时。候诊期间赵某坐立不安，神情焦急。好不容易挤进诊室时，坐诊医生正在埋头苦干，希望能早些把门诊看完。在就诊过程中赵某向医生陈述其在当地就诊经过，并将检查结果拿出。赵某担心大夫没有听清楚，多次强调自己的情况，但是接诊医生似乎没有认真倾听，也没有仔细查看检查结果，只是按了一下他的胳膊，说了一句"好的"，便自顾自地写起了病历，开了化验单和新的检查单及处方后，大手一挥就让患者去交费了。这样的情形让患者很不舒服，就问医生："您没有认真听我的诉说，必要的查体也没有做，检查也没有仔细看，就能给我开检查开药？"医生不耐烦地说："你是医生，还是我是医生？你这种患者我不知道一天要看多少个，听个大概我就知道情况了，知道怎么开检查怎么开药。你要是不信我，就上别人那儿看去。"患者听完更火了："每个人的病还有不同呢，你不注意听我的诉说，检查也不看，你是什么医生啊？"患者投诉：医生看病不认真，不仅不看他，也不说话，什么都不问就开了化验单、检查单和处方，对接诊医生的态度极为不满意，且反映在门诊候诊时等候时间过长。

【问题】
1. 上述案例反映门诊的哪些特点？
2. 接诊医生与患者沟通中存在什么问题？
3. 临床实际工作中应如何避免类似情况的发生？

ER-2-1-1
接诊环节沟通
（视频）

【解析】
门诊工作涉及临床及非临床、医学与药学、医院管理学、卫生经济学等多学科领域，需要多部门通力合作。参与门诊的人员组成有医、药、技、护、工程、财会等不同专业的人员。

门诊工作要求医生在单位时间内接诊数量众多的患者，诊疗工作十分繁重。在大型医院，一名临床医生仅上午往往就要接诊数十名患者，一名患者的诊疗时间甚至不足 5 分钟。在有限的时间内，要完成每一名患者从询问病史到体格检查，从查阅既往诊治资料、分析病情到提出处置意见、解答患者问题的诊治过程，是每一名坐诊医生所面临的挑战。接诊时间短暂，候诊患者众多，都会与医疗服务质量形成尖锐的矛盾。

　　门诊患者诊疗时间短是各大医院门诊所面临的突出问题，在此环境下，如何避免医患矛盾的发生尤为重要。门诊患者的就诊时间、数量有着很强的随机性，患者就诊时间往往取决于其主观意向，如有时在短时间内来诊患者数量较多，来诊时间也比较集中，上午就常常出现就诊高峰的现象。一旦形成就诊高峰，则候诊时间必将延长，就诊时间相对缩短，部分患者便会出现各种抵触心理，会给门诊纠纷埋下隐患。

　　门诊患者存在被尊重和被重视的心理需求。本案例中，门诊医师接诊患者较多，身心俱疲，但是每一个患者都有被尊重和被重视的心理需要，患者认为自己生病了，能力下降，情感脆弱，应该受到医务人员的重视和关怀，因此对不紧不慢、态度随便的医护人员非常不满。本例中医生在接诊中对疾病的诊治过于自信，对接诊环节沟通方面处理不当，且未能够使用最基本的言语沟通方法，仅仅一句"好的"是明显不够的。

　　建议医生面对求医患者，无论其疾病轻重程度如何，都应当耐心细致地进行言语及肢体上的沟通，让患者感受到被重视，被关怀，被关心。对于患者的诊疗方案，应当尽可能使用患者能够听懂的语言告知。本例中可能由于患者的疾病诊断不明确，外院检查因间隔时间长等问题需要进一步检查，医生应当这样解释："您的病情是这样的……现在诊断不明确，因疾病变化的原因，有的检查需要重新做，才能够确诊，请您去做些检查，然后拿到结果再挂我的号或其他专家的号就诊即可。"

> **知识点**
>
> 　　1. 患者的就医心理　患者（patient）是指患有疾病、忍受疾病痛苦的人，是社会人群中那些与医疗系统发生关系、正在寻求医疗帮助的人。
>
> 　　由于门诊诊疗全过程涉及环节较多，患者对门诊环境的生疏，加之疾病的痛楚，常使患者产生复杂的心理活动。
>
> 　　患者在候诊时焦虑、烦躁的心理最为明显，特别是病情较重、自我诊断不清时，更是迫切希望尽快就诊，以明确诊断，及时治疗。患者常坐立不安、来回踱步、不断询问，喜欢围观医师的诊疗过程，遇到和自己疾病类似的患者又急于知道其诊断结果，往往喜欢偷听、偷看诊疗结果，并探听医师的医术是否高明。
>
> 　　2. 反馈的技能　反馈是信息沟通环路的枢纽，只有收到反馈，沟通才称得上是双向互动的过程。人们所提供的反馈既包括对对方信息的应答反应，也包括由对方谈话引发的个人思考和感受，还包括对、错等评价性的信息。

【相关法律法规】

《医疗纠纷预防和处理条例》第十七条：

　　医疗机构应当建立健全医患沟通机制，对患者在诊疗过程中提出的咨询、意见和建议，应当耐心解释、说明，并按照规定进行处理；对患者就诊疗行为提出的疑问，应当及时予以核实、自查，并指定有关人员与患者或者其亲属沟通，如实说明情况。

> **案例二**
>
> 　　患者钱某，男性，27岁，父母离异，无工作，焦虑症多年，因怀疑自己患心脏病，担心猝死，反复在某市各大医院心内科、神内科、精神科就诊，并多次在某医院急诊就诊。就诊过程中多次与医务人员发生争执，对医务人员存在过激行为。后自认为病情进展，故前往某大型综合医院就诊。接诊医生宋大夫在详细询问患者病史、症状及查阅相关检查结果后，认为客观检查并未发现明显的心脏方面疾病，但宋大夫发现钱某因自幼父母离异，家庭关怀欠缺，自我保护欲望强烈，安全感极低。存在一定的精神焦虑问题。宋大夫随即对患者进行耐心的沟通和劝导，并联系医院相关部门为患者组织多学科专家会诊。通过多学科会诊，明确了钱某的身体状况，排除了心脏疾病的问题，并针对其精神方面问题制订了治疗方案。通过一段时间的治疗和跟踪，多年困扰他的问题最终得以解决。事后钱某给宋大夫送了一面大大的锦旗。

【问题】

　　1. 接诊医生在沟通方面有哪些值得学习的地方？

2. 门诊工作中遇到此类患者应如何处理？

【解析】

精神卫生既是全球性的重大公共卫生问题，也是较为严重的社会问题。精神卫生问题在中国十分突出。精神疾病在中国疾病总负担中排名居首位，约占疾病总负担的20%，全国严重精神障碍患者约1 600万人。

《中华人民共和国精神卫生法》明确精神障碍患者的人格尊严、人身安全等宪法规定的公民基本权利不受侵犯，其享有的受教育、劳动、医疗、隐私、从国家和社会获得物质帮助等合法权益受法律保护；全社会应当尊重、理解、关爱精神障碍患者，任何组织或者个人不得歧视、侮辱、虐待精神障碍患者，不得非法限制精神障碍患者的人身自由。

目前门诊多是按照专科、专病进行划分的，一旦涉及多学科或者就诊患者存在精神方面疾病时，个别接诊医生就由于患者多、工作量大而不认真倾听患者诉说病情，或者以多学科疾病或精神疾病为由搪塞患者，让其去看其他门诊。虽然可能对患者的诊断和治疗没有多大影响，但是如果忽视患者主观感受，就容易刺激患者，影响其相关治疗。

本案例中，宋医生在接诊过程中，言语沟通上，询问病史、查看患者基本状态，不是草草地让患者去其他专科就诊，而是主动发现问题，耐心沟通，寻找切入点，使患者充分信任自己。诊疗服务上，主动联系上级管理部门，通过医院层面为患者进行多学科专家会诊，最终完美地解决了该患者遇到的问题。

医患沟通中与患者交谈要认真，如果医生心不在焉地似听非听，或者随便中断患者的谈话、随意插话，这些都是不礼貌的。倾听患者谈话时，医生应集中注意力，倾听对方所谈内容，甚至要听出谈话的弦外音。对患者诉说的内容和表达方式要保持敏锐的观察力，交谈时与患者保持目光接触，对患者的表述要及时给予回应，以鼓励患者进一步诉说自己的病情，要避免只埋头记录而不顾患者情绪的情况。

综上所述，医生不仅要将自己精湛的医术展现给患者，也要意识到言语交流和倾听、反馈等技能也是问诊的重要组成部分。医患沟通也是临床诊疗的技能之一，不能因为工作繁忙就忽略了这项工作内容。此外，个别医生仍然存在以自我为中心的想法，缺乏医患平等、互动合作的意识，这也是造成各类医疗投诉的众多原因之一。

知识点

1. 问诊 问诊是医生通过与患者及相关人员的询问及交谈，经过分析、推理、综合，作出结论的临床诊断方法，也是医患交往的最初环节。医生的服务对象是人，医生要会诊治疾病，更要会交流，和平待人。如果不能顺畅、有效地与患者交流，即便是诊断治疗完全正确，也会因为沟通上的不畅导致医患矛盾的发生。恰当地给患者以鼓励，拉近医患关系，构建起医患间信任的桥梁尤为重要。

问诊中要注意患者的个性和心理，根据患者的心理和个性决定问诊的方式和方法。问诊的方法要因人而异，如对少言寡语者，要有耐心、循序渐进地询问；对滔滔不绝者，要规范其言路，巧妙转问，既不浪费时间也不让患者感到不受重视。

2. 非言语沟通 非言语沟通是指通过面部表情、身体姿势、声音、手势、抚摸、眼神交流等与患者沟通。非言语信息是一种不清楚的信息，但它往往比言语信息更真实，因为它更趋向于自发。医务人员的表情、眼神，甚至是否抬头正视患者，都会对患者心理产生巨大的影响。

3. 医学模式 医学模式是人们关于健康和疾病的基本观点，是医学临床实践活动和医学科学研究的指导思想和理论框架。医学模式来源于医学实践，是对医学实践的反映和理论概括。

生物-心理-社会医学模式是20世纪70年代以后建立起来的一种全新的医学模式。这种医学模式从生物、心理、社会全面综合的水平上认识人的健康和疾病。生物-心理-社会医学模式取代生物医学模式不仅反映了医学技术的进步，而且标志着医学道德的进步，在更高层次上实现了对人的尊重。生物医学模式重视的是人的生物生存状态，患者只要活着，只要有呼吸、有心跳，即使是低质量地活着，医务人员也应该救治。生物-心理-社会医学模式不仅重视人的生物生存状态，而且更加重视人的社会生存状态。人之所以区别于狭义的动物，就在于能够以社会的方式生存，只有具有社会价值的生命才是真正的人的生命。生物-心理-社会医学模式从生物和社会结合的方式理解人的生命，理解人的健康和疾病，寻找疾病现象的机制和诊断治疗方法，是对人的尊重。

【相关法律法规】

《中华人民共和国精神卫生法》第十七条：

医务人员开展疾病诊疗服务，应当按照诊断标准和治疗规范的要求，对就诊者进行心理健康指导；发现就诊者可能患有精神障碍的，应当建议其到符合本法规定的医疗机构就诊。

《中华人民共和国精神卫生法》第四十八条：

医疗机构不得因就诊者是精神障碍患者，推诿或者拒绝为其治疗属于本医疗机构诊疗范围的其他疾病。

案例三

王先生带着生病的妻子丁某来某医院就诊。待患者坐下后，医生看了看，大声问："哪里不舒服啊？"患者患有癔症，听接诊医生这么大声说话，吓得直哆嗦，更不敢说话了。王先生忙安抚妻子，并小声对接诊医生说："我妻子她患有癔症，麻烦您说话能小声点吗？谢谢。"接诊大夫眉毛一挑，说道："怎么那么多事儿？精神病人也变成特权阶层了？"由于接诊医生的声音很大，其他候诊的患者听到他说话的内容后，纷纷把惊诧的目光投向患者丁某。王先生看到自己妻子受到别人的歧视，一时气急，就动手与接诊医生厮打起来，致使接诊医生鼻梁骨折。王先生还去找院长讨说法，表示不给合理答复绝不罢休！

【问题】

1. 上述案例中，接诊医生在沟通中存在哪些问题？侵犯了患者的哪些权利？

2. 门诊工作中应如何避免此类情况发生？

【解析】

患者在就诊进程中除了需要得到医生认真、细心的诊治外，还希望与医生交流，了解自己的病情及诊治情况，医生的言行会对患者的情绪产生极大的影响。我国著名的泌尿外科专家吴阶平院士曾经说过，一名合格的医师要具备的素质是：高尚的医德，高超的医术和艺术的服务。因此，医患沟通绝非简单意义上的医患对话，医患沟通是艺术，是医生的品德、修养、知识、技术、能力、经验等的高度浓缩。医生应使医患沟通达到最佳效果，使双方都能准确地表达自己并正确理解对方，才会使接诊达到最佳效果。

本案例中，接诊医生平时性格开朗说话大声，对患者的状态不够体谅，导致患方反感并引起冲突。在医患沟通中，该医生不注重语言的正确使用，在接诊过程中大声表述患者所患的疾病"精神病"，使得周围的人们都听到，导致患方颜面尽失，侵犯了患者的名誉权、隐私权，最终导致了纠纷的产生。

建议医生在得知患者患有癔症后应尽量尊重患者的隐私，可以将声音放低，语气平和，必要时要主动向患者致歉，取得患者的理解，避免恶性事件的发生。

良好的医患沟通可以消除医患之间的误解和隔阂，是患者安全的重要保障，从患者的感受出发，与患者建立良好的沟通，可增进人文关怀。

知识点

1. 门诊医患沟通中建议使用的语言

第一个是安慰性语言。医务人员对患者在病痛之中的安慰是温暖的、沁人肺腑的，所以医护人员应当学会讲安慰性语言。如在面对一个较长时间无人来看望的老年患者时，医生一方面应通知家属、亲友来看望，一方面可以对患者说："您住进医院有医护人员的帮助，您的家人们就会放心。现在社会竞争压力很大，他们的工作也很忙，过两天就会来看您了。"

第二个是鼓励性语言。医务人员对患者的鼓励实际上是对患者的心理支持，对调动患者与疾病做斗争的积极性是非常重要的，所以医护人员应当学会对不同的患者说不同的鼓励性语言。例如，对即将入院的患者说："我们这里经常治您这种病，比您重得多的都治好了，您这病一定能很快治好的。"对病程中期的患者则说："治病总得有个过程，贵在坚持。"对即将出院的患者可以说："出院后要稍加休息，您肯定能恢复的。"

第三种是劝说性语言。患者对应当做而一时不愿意做的事，往往在医务人员劝说后患者会顺从去做。例如，有一位52岁的男性早期胃癌患者，因害怕不肯接受手术，家人再三劝说无效，而医生一席话，却让患者愉快地接受了手术。医生说："做手术只是临时几天的痛苦，过四五天就没什么大问题了，我虽然参加工作才三年，但在这个病房里处理过几十位像您这样的患者，他们恢复得都很好，有很多身体条件不如您的，都顺利做完了手术。刚刚张老师还来做术后复查呢。他现在都恢复正常工作了。我把他叫过来跟您聊聊。"榜样的力量是无穷的，最后当然结果颇佳。

第四种是积极的暗示性语言。如看到患者精神比较好，医生可以暗示说，您的气色越来越好，这说明治疗很有效，只要您坚持，病肯定会好的。这种积极的暗示性语言，可以使患者有意无意地在心理活动中受到良好的刺激。

2. 侵犯患者隐私权的典型表现

（1）泄露患者隐私既包括医疗机构及其医务人员将患者在诊疗活动中掌握的患者个人隐私信息向外公布、披露的行为，如对外散布患者患有性病、艾滋病的事实，导致患者隐私暴露，精神遭受巨大痛苦；也包括未经患者同意而将患者的身体暴露给与诊疗活动无关人员的行为。

（2）侵害患者隐私的表现形式是未经患者同意就公开其医学文书及有关资料。患者在就诊过程中，一般均会配合医务人员的问询，告知自己的病情、病史、症状等一系列私人信息，以配合医务人员的诊疗。同时，医务人员会根据患者的陈述，将该部分信息形成患者的病历资料等医学文书。这部分记载有患者隐私内容的医学文书及相关资料，一旦被披露，不但会引起患者内心的精神痛苦，还往往会导致患者社会评价的降低，比如患者的某种身体缺陷等。

【相关法律法规】

《中华人民共和国侵权责任法》第六十二条：

医疗机构及其医务人员应当对患者的隐私保密。泄露患者隐私或者未经患者同意公开其病历资料，造成患者损害的，应当承担侵权责任。

《中华人民共和国执业医师法》第二十二条：

医师在执业活动中履行下列义务：关心、爱护、尊重患者，保护患者隐私。

案例四

张先生，81岁，因身体不适，在当地医院多次就诊未能有所缓解，前往某市大型医院就诊，因就诊患者多，未能挂上号，便前往诊室希望大夫可以为其加号看病。张先生："我们慕名从外地来您这里看病，但没有挂上号，能否给加个号看病。"门诊大夫："还有从国外来看病的呢，从外地来看病的人多了，你居然要求走绿色通道。"由此发生争吵，最终导致患者写信投诉至卫生行政部门。

【问题】

1. 上述案例中，接诊医生在问诊过程中方面存在哪些不足？

2. 门诊工作中应如何处理此类情况？

【解析】

本案例中，表面看是由于患者没挂上号，在请求医生加号的过程中，因言语沟通的问题，导致了医疗争议的发生。剖析整个过程，医生在沟通过程中还存在着一定的不足。大医院由于规模大，技术集中，专家力量充足等因素，慕名就医的患者众多。但受限于医疗资源分配，出现了在大型医院挂不上号的问题。这是在社会经济发展的同时，人民群众的就医需求与现有的医疗资源分布不均之间的矛盾，反映出优质医疗资源供不应求的局面。

建议医生遇到未挂上号要求加号的情况，接诊医师可以耐心向患者解释，避免在正常接诊过程中与此类患者发生争执，影响正常诊疗秩序。

言语沟通示例："您好，我现在无法给您加号，等我把正常挂号的患者看完后，如果时间尚早我再给您看，请您在门外等候或者问问其他大夫能否帮您解决问题。"

知识点

1. 言语沟通　医学之父希波克拉底曾经说过，医生有三宝，即语言、药物和手术刀。这说明希波克拉底认为，语言、药物和手术刀在治疗中具有相等的效力。语言是交流的工具，是建立良好医患关系的重要载体。医护人员必须善于应用语言艺术，达到有效沟通，使患者积极配合治疗。因此，医护人员一定要重视语言在医患沟通中的重要作用。应在细心聆听患者陈述的基础上，评价患者提供的各种资料的相关关系和重要性，询问出完整的疾病资料，抓住重点，深入询问，尽量引证、核实，观察患者的面容表情、言谈举止，领会患者关注的问题，对疾病的看法，对诊断和治疗的期望。在问诊方法上要因人而异，如对少言寡语者要耐心有序、循序渐进地询问，对滔滔不绝者要规范言语、巧妙转问、化整为零。在临床实践中，医护人员应熟练运用安慰性语言、鼓励性语言、劝说性语言和积极的暗示性语言。

2. 提问的技巧　在与患者的沟通中，要注意提问的技巧，合理运用"开放式"和"封闭式"提问。例如，患者诉胸闷，如果患者语言表述过多，但是有用的信息不多时，医生可以提出封闭式问题："您哪个位置不舒服？""您每次难受持续多长时间？"等，引导患者回答关键问题；而如果患者语言表述过少，医生得不到足够的诊疗信息时，医生可以提出开放式问题："您怎么难受？""您什么情况下不舒服"等，引导患者尽可能多地表述病情。

案例五

农民刘某因3岁的女儿持续发热3天且咽部红肿，到该县人民医院就诊，县人民医院接诊医生根据刘某陈述的病史及检查后的症状和体征初步诊断为"疑诊川崎病"。医生开具抗生素进行静脉输液治疗。(川崎病即"皮肤黏膜淋巴结综合征"，是以全身小血管炎为主要病理改变的发热性疾病，病因不明。早期很像感冒，即急性上呼吸道感染，主要表现为发热和咽部充血，也很容易误诊为感冒。如果误认为感冒，应用抗生素治疗，患儿往往发热超过5天仍持续不退，并伴有皮疹、淋巴结肿大等症状。)刘某和其妻子由于不知道"川崎病"是一种什么病，询问医生，得到的答复是："川崎病就是川崎病，跟你说你也不懂。"于是感到非常恐慌，当即租车带女儿赶往省人民医院治疗。经省人民医院检查后，以发热待查，予以输液治疗，后确诊为上呼吸道感染，3天后治愈好转。刘某遂以县人民医院误诊给其造成经济损失为由向法院起诉，要求县人民医院赔偿其女儿赴省人民医院期间的医疗费、交通费、住宿费及因陪护导致的误工费。

【问题】

1. 本例中接诊医生有哪些不足之处？患者为何不满意？

2. 门诊工作中应如何避免此类情况发生，请根据所学知识列举出案例中涉及的沟通要点。

【解析】

县人民医院的医生虽然在初诊中将刘某女儿的病诊断为"川崎病"，客观上讲存在初诊失误，但"川崎病"起病初期类似于上呼吸道感染，该院在初诊后的用药基本对症，并未造成副作用或其他不良后果，因此不应承担责任。

但是，县人民医院的医生存在未履行告知病情义务的过错。如实告知病情是医院和医务人员的法定义务。"川崎病"对缺乏医学知识的患者家属来讲，必然非常陌生，作为医务人员有义务进行如实告知和耐心解释。

门诊医师通过询问病史、体格检查并做相关检查后，对患者的病情有了一定的了解，对于不太复杂的疾病，医生会作出初步诊断。此时，很重要的一步就是向患者进行解释，分析其病情，将医学专业术语使用通俗易懂的语言传达给患者，使患者更能够了解自身疾病的情况，便于配合医务人员进一步治疗。本案中的刘某如果不以县人民医院初诊误诊造成经济损失为由提起诉讼，而是以未履行告知病情义务造成经济损失为由提起诉讼，其诉讼请求有法律依据，县人民医院将有可能承担因其过错给刘某造成的损失。

本案例的应对策略：

1. 尊重患者知情同意权，医务人员在为患者的治疗过程中，有义务详尽告知患者的病情和治疗方案，以消除患者及家属的焦虑与误解。

2. 应注意以适当的形式保存履行患者知情同意权的证据。如果当事医生已经将患者的详细病情进行了告知,应当在病历中如实记录。

知识点

告知义务

根据《侵权责任法》规定,医务人员未尽到告知义务,造成患者损害的,医疗机构应当承担赔偿责任。以往一旦出现医疗损害纠纷,医疗机构都会申请医疗事故鉴定,鉴定结论即作为证据使用,而病历、风险告知书等其他相关书面材料则不能作为证据直接使用。现在一旦医院拿不出由患者或其近亲属签署的书面同意书,则需要承担赔偿责任。因此,医疗机构试图通过鉴定的方式规避责任的行为已失去意义。

当然,告知义务也有例外情形,《侵权责任法》第五十六条规定:因抢救生命垂危的患者等紧急情况,不能取得患者或者其近亲属意见的,经医疗机构负责人或者授权的负责人批准,可以立即实施相应的医疗措施。这一规定不仅体现了医疗机构告知义务的例外情形,其本身的价值和意义也非比寻常,这条规定是在人道主义的精神下赋予医疗机构的救助权。以前的法律并没有规定紧急情况下医院便宜行事的权利,导致医院在法律规定和道德约束的冲突下不知所措的尴尬局面。此条规定充分体现了生命权的重要性,体现了法律人性的一面,具有先进的意义。

【相关法律法规】

《侵权责任法》第五十五条:

医务人员在诊疗活动中应当向患者说明病情和医疗措施。需要实施手术、特殊检查、特殊治疗的,医务人员应当及时向患者说明医疗风险、替代医疗方案等情况,并取得其书面同意;不宜向患者说明的,应当向患者的近亲属说明,并取得其书面同意。

第二节 检查环节沟通

案例一

一对青年男女到当地卫生院进行婚前体检。接诊的妇科医生唐突地问:"你以前怀过孕吗?"女青年十分纳闷,立即回答说没有。该医生又冒出了一句:"没怀过孕怎么有妊娠纹呢?"女青年急忙解释自己原来比较胖。由于卫生院的条件所限,诊室与待诊区只是用屏风相隔,不料医生的这些话被等在屏风外面的男青年听到了,此时的男青年顿起疑心,好像五雷轰顶,不仅认为这是奇耻大辱,而且坚决退婚。蒙受不白之冤的女青年,为了自己的声誉,为了还自己一个清白,拿起了法律的武器进行维权。

经过法院审理,最后判决医疗机构赔偿原告2 400元,并由卫生院和责任医生向原告赔礼道歉。法院认为医生的问话超过婚检的范围,存在过错。

【问题】

1. 上述案例中,接诊医生在对患者检查的过程中侵犯了患者的哪些权益?

2. 门诊工作中应如何避免此类情况发生?

【解析】

医患沟通中要善于综合运用语言和非语言交流技巧,俗话说,"好言一句三冬暖,恶语伤人六月寒",充分说明了语言艺术的魅力和作用。美好的语言不仅能使人听了心情舒畅,感觉到亲切平和,而且还富有治疗性。将高雅脱俗的言谈、诚挚温馨的笑容、亲切谦逊的态度、庄重稳健的举止相结合,构成语言和非语言交流系统,是提高医疗质量的重要方法。

要抓住时机,善于利用机会,根据病情轻重和患者情绪选择合适的谈话时机。例如,急性期患者要绝对卧床休息,这时只需要把关心恰到好处地传递给患者,待病情好转或稳定后,再与其谈论疾病的诱发因素及心理感受。边交谈边工作比较放松,而且也使患者感到很自然。沟通与交流应贯穿在整个医疗护理过程中,但是必须结合实际情况,随时随地有目的地进行沟通。在本案例中,由于医生在沟通中语言使用不当,过于随意,客观上造成了患者的名誉损害。在这种情况下,必须采用非常正式的道歉方式,如此也许还有挽回局面的一线机会。

【相关法律法规】

《民法》第一百零一条:

公民、法人享有名誉权,公民的人格尊严受法律保护,禁止用侮辱、诽谤等方式损害公民、法人的名誉。

《刑法》第二百四十六条:

以暴力或者其他方法公然侮辱他人或者捏造事实诽谤他人,情节严重的,处三年以下有期徒刑、拘役、管制或者剥夺政治权利。

案例二

患者刘某,因心脏不适就诊于某大型综合医院,坐诊医师在询问病史并翻阅相关检查资料后,认为应当给予手术治疗,但手术前需要做一个心脏增强 CT 检查。患者在 CT 室签字后做心脏增强 CT 检查。因使用造影剂,2 小时后产生过敏反应,全身出血和丘疹,经专科检查出现血尿、蛋白尿,通过对症治疗后好转。由于此次过敏反应,产生了后续的医疗费,并推迟了外科手术日期。患者表示:“如果做检查时能告知过敏反应的相关情况,我就选择不去做了。这次检查对我的身心有非常严重的损伤,希望医院承担此次的医疗费和检查费,并承担一定的赔偿责任。”

经调查,在患者签署知情同意书时,医生未做详细解释,只是要求患者签字而已。

【问题】

1. 上述案例中,接诊医生在对患者检查的过程中侵犯了患者哪些权益?

2. 临床工作中应如何避免此类情况发生,并请根据所学知识列举出案例中涉及的沟通要点。

【解析】

过敏反应是指已产生免疫的机体在再次接受相同抗原刺激时所发生的组织损伤或功能紊乱的反应。其特点是发作迅速、反应强烈、消退较快;一般不会破坏组织细胞,也不会引起组织损伤,有明显的遗传倾向和个体差异。过敏反应的临床表现包括过敏性休克、血液病样反应、血清病样反应及其他全身反应(皮疹)等。

临床实践中,影像学检查经常需要进行血管穿刺或者注射显影药剂,有可能出现过敏反应及副作用,会对患者的身体产生损害。

本案例中,医生在要求患者签署知情同意书的过程中,未尽到“完全告知”的义务。如果患者对所做的检查可能出现的不良反应有全面的了解,他有选择做与不做的权利。同时本案例中患者的“选择权”未能够完全实现。

为避免此类情况的发生,建议医务人员在为患者行有创检查时,应当向患者说明病情和医疗措施。需要实施存在一定危险性、可能产生不良后果的特殊检查、特殊治疗的,医务人员应当及时向患者说明医疗风险、替代医疗方案等情况,并取得其书面同意;医务人员要详细告知患者此类检查可能存在的风险以及补救措施,使患者及其家属充分了解风险,避免发生争议。

知识点

1. 患者的消费心理　每个患者经济收入、消费观念、文化素质不同,对医疗服务质量要求也各不相同,如有的患者排斥排队挂号,有的对候诊时间长有意见,有的不愿意花钱做详细检查等。

2. 知情同意书　知情同意书(informed consent form)是患者表示自愿进行医疗治疗的文件证明。但现阶段,患者对知情同意书存在许多不满,感觉像签“生死状”。知情同意书必须符合“完全告知”的原则,采用接受治疗或试验的患者或受试者能够理解的文字和语言,使接受治疗或试验的患者或受试者能够“充分理解”和“自主选择”。知情同意书不应包含要求或暗示接受治疗或试验的患者或受试者放弃他们获得赔偿权利的文字，或必须举证治疗或研究者的疏忽或技术缺陷才能索取免费医疗或赔偿的说明。

按《合同法》规定，合同中有关造成对方人身伤害的免责条款无效。因此，医院知情同意书中"医院概不负责"或"医院不承担任何责任"部分因违反了法律禁止性规定而归于无效。如果医务人员在为患者手术过程中存在医疗过错并造成了患者人身损害的后果，医疗机构仍应承担民事责任。手术同意书不具有"免除因医务人员医疗过错而给患者造成损害后果应承担的民事责任"的法律效力。

案例三

患者苏某，女，26岁，诉因身体不适至医院就诊。接诊医生为患者开具了心脏彩超检查单。患者至超声检查诊室检查时，检查医师没有关门，仅将检查帘拉上。在检查过程中一名男性患者想提前做检查，见大门敞开，故直接进入诊室询问是否可以通融，导致正在检查的苏某在半裸情况下被陌生男性看见。患者因此与超声检查医师争执，认为检查医师不让关门是导致其他患者闯入的直接原因。遂投诉至医院医患办。

经调查，该超声医师因检查诊室没有窗户，空气不流通，故未让患者将门关闭，仅将检查位遮挡帘拉上，导致其他不知情患者闯入造成患者隐私泄露。

【问题】

1. 门诊患者在检查过程中享有什么权利？
2. 检查工作人员应当如何避免类似情况的发生？

ER-2-2-1
检查环节沟通
（视频）

【解析】

随着科学技术的迅速发展，各种新技术、新设备、新手段在临床上大量应用，医务人员过分注重检查结果，往往忽视了对患者的直接身体检查，致使医疗检查过程中，医患之间的沟通不充分。

本案例检查医师存在以下问题：①对于此类需要暴露检查部位的患者，接诊医师没有按照相关法律规定做到保护患者的隐私。再加上遇到其他求医心切的患者"破门而入"，直接导致了此事件的发生。②接诊医师在患者进入检查室后，应当注意将门关上，并告知门外其他等候患者，无论什么原因，都应待前一名患者检查完毕后方可进入。

本案例的应对策略：

1. 首先医疗机构要建立健全完善的检查制度，无论是门诊、急诊还是住院，都应当有严格的规章制度。让每一位等待检查的患者了解相关流程并遵守相关规定。

2. 接诊医师遇到此类患者，应当先完成正在进行的工作，在不影响检查的情况下，可以进一步与其他患者进行沟通，以避免侵犯其他患者的权利。

【相关法律法规】

《中华人民共和国执业医师法》第二十二条第（三）项规定：

医生在执业活动中应关心、爱护、尊重患者，保护患者的隐私。

《中华人民共和国护士管理办法》第二十四条：

护士在执业中得悉就医者的隐私，不得泄露，但法律另有规定的除外。

《侵权责任法》第六十二条规定：

医疗机构及其医务人员应当对患者的隐私保密。泄露患者隐私或者未经患者同意公开其病历资料，造成患者损害的，应当承担侵权责任。

第三节 治疗环节沟通

在门诊治疗中，与患者沟通时应该注意的沟通要点有以下几个方面。

1. 告知患者病情的风险程度 有些疾病发展变化急剧，患者家属难以接受，如肾病综合征的患者，初期高度水肿，治疗中尿量明显增多，由于此时脱水、高凝，易发生栓塞，如脑梗死、心肌梗死等，病情有可能再次转危。因此，让家属、患者了解所患疾病的风险，使之有足够的心理准备，以配合进一步的治疗。

2. 征求患者对治疗方案的认同 有些疾病的治疗方案要依据患者本身的病情、病理类型来确定，同时由于目前同类药品的药效、费用的差别，医生要综合考虑并反复向患者及其家属做解释和交代。例如，对于急进性肾炎的患者，应根据病理类型选择最佳治疗方案，如为抗肾小球基底膜肾炎，除需血液透析外，还需要进行血浆置换，减轻体内抗原抗体反应，费用极为高昂。但由于该病病情凶险，预后差，死亡率高，而肾脏生存率低，患者所付费用与预后并不一定呈正比，所以医生要与患者及其家属积极沟通，提出可行的若干治疗方案，并对这些方案产生的效果给予科学的预测。要尊重患者和家属对治疗方案的选择权，提出合理建议，以确定最终的治疗方案。

3. 引导患者配合治疗 医生需以扎实的医疗专业知识为基础，通过通俗易懂的语言，向患者讲解其治疗方案的科学依据，使患者可以安心接受治疗。例如，中末期肾脏病患者进行血液透析或腹膜透析治疗时，医生需要实事求是地向患者和其家属交代病情，包括疾病的严重程度、治疗的必要性，并列举治疗效果好的病例，增强患者的信心；告诉患者及家属，进行透析或移植虽然需要雄厚的经济基础，但毕竟技术比较成熟，可以挽救生命。同时医生要充分认识患者的身心痛苦和经济负担，给予同情和安慰，鼓励患者积极面对现实，保持最佳的生存状态。

案例一

某年6月，患者王某向法院起诉，控告曾为她治好重症肌无力（眼睑不能上翻）的刘医生。因刘医生在给某科技报撰文介绍治疗此病时，给报社提供了十几张典型病例照片，编辑从中选登了王某的两张（治愈前后各1张）。王某偶然看到登出的文章及照片，认为侵犯了她的肖像权，与报社及刘医生交涉，可刘医生认为他是为科研使用，有这个权利。王某遂诉讼到法院。一审判决原告胜诉，医生侵权成立；二审（终审）判决医生侵权不成立，原告败诉，但今后使用患者照片，须经患者同意。

【问题】

1. 你如何评价案例中医生的表现？
2. 临床工作中应如何避免此类情况发生？

【解析】

这是一例患者诉讼医生侵犯肖像权的案件。从伦理道德的角度看，这反映了人们在医患关系认识上的冲突。在一些医生看来，自己有恩于患者，用几张照片不算什么。

在一定意义上，疾病也是一种隐私。刘医生和报社在未与王某协商的情况下，将她的照片在报纸上刊登，使其疾病公之于世，这显然超出了医生的权利，违背了医患关系平等的道德原则。尽管从法律意义上来看，刘医生没有侵权，因为他不是为"营利目的"而是为科学研究才使用患者照片的，但从道德的角度看，他却超出了自己的权利。

医护人员不应把这一案例看成是个别事件，而应把它看成是法律对新型医患关系的保护和支持。为避免此类情况发生：①医生有为患者保密的义务，患者亦有保守个人隐私的权利。患者在治病过程中，允许医生拍摄、使用自己的病症相片，但不是无条件的，这只能限定在医生留作资料保存或不公开前提下的研究使用范围内。②关系到患者权益时，医务人员应事先与之商定，必要时应履行相关手续。此外，还应正确认识肖像权：①公民有权拥有自己的肖像，拥有对肖像的制作专有权和使用专有权。②公民有权禁止他人非法使用自己的肖像权或对肖像进行损害、玷污。

【相关法律法规】

《民法》第一百条：

公民享有肖像权，未经本人同意，不得以营利为目的使用公民的肖像。

《侵权责任法》第六十二条：

医疗机构及其医务人员应当对患者的隐私保密。泄露患者隐私或者未经患者同意公开其病历资料，造成患者损害的，应当承担侵权责任。

案例二

患者李某，男，40岁，2015年1月因身体不适就诊于甲医院心内科门诊，接诊医师根据检查结果明确诊断为：左心房血栓、心房颤动，接诊医师为其开具华法林（抗凝药物）、盐酸咪达普利（达爽）等口服药物。2月15日患者复查时，接诊医生在看到患者当天国际标准化比值（INR）已达到5.85（抗凝效果评价指标INR应控制在1.8～2.3）后，口头嘱咐患者停止用药或减量服药，但未在门诊病历中记录。2月17日患者INR降至3.10，但未至医院就诊。5月14日、5月23日患者李某继续到该医院复查，INR为1.41，所服药物没有变化，接诊医生按照历次处方继续为其开具药品。2015年7月14日，患者李某突发头疼、头晕等症状，前往乙医院急诊就诊，被诊断为小脑出血、蛛网膜下腔出血、呼吸衰竭、凝血功能障碍等疾病，终因抢救无效于8月5日死亡。患方认为患者的死亡是长期服用甲医院开具的药物直接导致的。

处理结果如下。

1．当地医学会鉴定不构成医疗事故，后家属申请进行司法鉴定。

2．司法鉴定结果：医院承担轻微责任。

3．法院判决：医院赔偿17万元。

此案例医学会鉴定结果：病历中缺少华法林的使用注意事项，因此患方提出进一步进行司法鉴定。患者2015年2月15日来医院复诊化验INR异常增高时，医方对患者随诊复查的交代上没有文字记录；医方本应写明密切随诊等，因此，医方存在不足；另外，医方在门诊病历中对患者使用华法林的注意事项及一个月复查等缺少病历记载，使患者缺乏对出血倾向等症状的重视，医方存在不足。因患者死亡后未行尸检，准确死因无法确定，根据影像学结果，支持患者脑出血死亡的结论。医院使用华法林存在不足，为可能导致患者脑出血死亡的原因之一，故建议医方承担轻微责任。

法院推定医院承担20%的责任，依据《最高人民法院关于民事诉讼证据的若干规定》《最高人民法院关于确定民事侵权精神损害责任若干问题的解释》，法院判决被告院方担负治疗费、护理费、误工费、丧葬费、抚养费、精神损害等共计17万余元。

【问题】

1．上述案例中，接诊医生存在哪些工作不足？

2．临床工作中应如何避免此类情况发生？

【解析】

020301

ER-2-3-1
治疗环节沟通
（视频）

在临床实践工作中，病历记录是非常重要的，其中最主要的医患沟通证据是与诊断和治疗相关的记录和知情同意书，这部分材料必须按照规定及时完成，并详细记录，以保证病历的完整性。另外，本案例中医生的沟通方式也是有缺陷的。

心房颤动患者为预防出现血栓性并发症，建议服用抗凝药物华法林，但此类抗凝药物必须严格控制用量，否则有可能出现脑出血等致命性副作用。服用华法林的脑出血发生率为1.7/万（每治疗年），而此副作用有时是致命性的。医生在开具抗凝药物华法林之前，首先应该告知患者服用此药的重要性及是否必须，在患者选择同意使用的情况下，才能够开具药物，同时应该告知患者服用该药物期间有可能出现的副作用，并做好病历记录。

本案例中，自初诊大夫开具抗凝药物后，在接下来的诊疗中，第一次复诊时医师虽发现了患者INR异常情况，并口头告知患者停药、减药的处理措施，但没有在病历中记录。此后的接诊医师在患者INR正常范围的情况下开药并无不妥，但病历记录仍存在不足。

在临床工作中，医生"应当"根据化验结果为患者调整药物剂量。实际情况中有两种可能：①医生看到了化验结果，也根据结果调整了药物剂量，不过未及时做病历记录；②患者根据化验结果自行调整了药物剂量，同时仅仅在门诊开具了药物。对于第一种情况，如果医生当时能够完整地记录调整药物的措施及后续处理意见，则能够表明医生的诊疗工作是完全符合规定的，也可以间接证明医生与患者进行了"沟通"。对于第二种情况，如果医生能够在接诊记录内记录对患者的定期复查建议，也可以间接提供"沟通"的证据。

本案例的应对策略：

1. 对于临床药物治疗中有可能出现的致命性副作用,必须严格履行告知义务;在患者充分知情并选择使用的前提下,如实记录后再开具药物最为稳妥。

2. 建立医患沟通谈话记录是比较可行的方式之一,具体做法建议:医生在与患者就疾病的诊治进行了充分的言语沟通后,做简要的谈话记录,必要时可以让患者签字确认。

知识点

1. **患者的知情权和选择权**　知情权是患者在选择和接受诊断与治疗的过程中获得必要信息的权利,包括对相关医生的了解权,对诊断、手术方案及治疗方案的知晓权,对病历的复制权,对各种检测结果的知晓权,对治疗费用的知晓权,以及直接与患者的病症和治疗相关的其他具体信息的知情与获悉权。

患者的选择权,即患者在接受手术、特殊检查及特殊治疗的过程中,以知悉自己的病情和医疗风险为基础,有自主选择检查手段、治疗措施、同意或不同意手术、检查或治疗方案的权利。

2. **药物治疗**　药物治疗是指用一切有治疗或预防作用的物质作用于机体疾病,使疾病好转或痊愈,保持身体健康。

几乎所有的药物都可能引起不良反应,只是反应的程度和发生率不同。随着药品种类日益增多,药物不良反应的发生率也逐年增加。

3. **病历**　病历(case history)是医务人员对患者疾病的发生、发展、转归,进行检查、诊断、治疗等医疗活动过程的记录,也是对采集到的资料加以归纳、整理、综合分析,按规定的格式和要求书写的患者医疗健康档案。病历既是临床实践工作的总结,又是探索疾病规律及处理医疗纠纷的依据。

【相关法律法规】

《侵权责任法》第五十五条:

医务人员在诊疗活动中应当向患者说明病情和医疗措施。需要实施手术、特殊检查、特殊治疗的,医务人员应当及时向患者说明医疗风险、替代医疗方案等情况,并取得其书面同意;不宜向患者说明的,应当向患者的近亲属说明,并取得其书面同意。

《病历书写基本规范》第二条:

病历书写是指医务人员通过问诊、查体、辅助检查、诊断、治疗、护理等医疗活动获得有关资料,并进行归纳、分析、整理形成医疗活动记录的行为。

《病历书写基本规范》第三条:病历书写应当客观、真实、准确、及时、完整、规范。

案例三

患者杨某,女,20岁,因"痤疮"由其母亲朱某陪同到某医院美容中心就诊。接诊医生为其做了皮肤护理,护理过程中,由于杨某的"痤疮"比较严重,需要为其行针刺放血疗法,杨某由于无法忍受针刺的痛苦,大声地喊:"好疼啊,好疼。"朱某听见后极其心疼,对接诊医生说:"医生,我孩子还小,怕疼,麻烦您轻一点。"医生听见后回答:"我会轻点的,您也让您的女儿忍耐点,挑痘都是有点疼的。"说话间,朱某发现医生挑了好几个痘,而且每个痘还都使劲地挤出液体直至出血,杨某则痛得眼泪直往下掉。朱某对医生说:"医生,麻烦您再轻一点。我孩子脸上的痘你都挤那么深,以后会不会留下瘢痕?"医生很不耐烦地说:"我已经很轻了,你要是不愿意的话,可以去外院治疗。如果决定在这治疗,请您现在就出去,我这里是治疗区,您打扰了我的治疗。"朱某听后很不高兴,等杨某治疗结束后立即将该医生投诉到美容中心主任处,中心主任让该医生以后为杨某耐心治疗。主任走后,医生对朱某说:"你还向我们主任告状啊,你这样做对你女儿有好处吗?"朱某听后立即不说话出去了。一年后,由于杨某脸上的痘印始终无法消除,朱某投诉至该院医患办公室,认为该医生态度恶劣,而且怀疑存在报复治疗,要求医院免费为其女儿治疗痘印,并让该医生赔礼道歉。

【问题】

1. 上述案例中,接诊医生在与患者的沟通方面存在哪些问题?

2.临床工作中应如何避免此类情况发生？请根据所学知识列举出案例中涉及的沟通要点。

【解析】

多数门诊就医患者都希望尽快明确诊断，采取最佳的治疗方案。由于担心医务人员的技术贻误病情或带来伤害，患者及家属对医务人员的一言一行都很关注。医务人员稍有不符合他们想象的言谈举止，就会引发患者心理的强烈变化，这样不仅会影响治疗效果，而且会引起医疗纠纷。

近些年来，由于某些原因，患者对医务人员的信任度有所下降，对医生、护士的治疗及护理服务心存疑虑。

本案例中医生在与患者沟通中存在以下问题。

1.对疾病的解释不到位　在治疗过程中，医生首先应该解释病情、治疗方案、治疗中可能出现的并发症等，在确保患者对治疗有明确的认识后再实施治疗，避免患者或其家属在治疗过程中对治疗本身导致的并发症或不良反应不理解，甚至为此引起冲突。

2.医生欠缺共情能力　患者家属对子女的关爱是人的本性，有时可能表现为"溺爱"。医生在适当的情况下，应站在对方的角度思考问题，在语言上适当加以安慰，即可得到患方的理解。

3.医生对患方的语言表达反馈不当　患者限于医学知识的不足，在诊疗过程中，必然会从自身角度出发看待问题，所以可能对诊疗过程中出现的不良反应表现出不理解。此时，要注意倾听患方的语言表述，理解其心理，有针对性地解释病情，以得到患方的理解和接受。

知识点

临床工作中沟通的重要性：在临床中，医务人员常常需要应用适当的沟通技巧去收集患者各方面情况，以制订诊疗、护理计划。在多数情况下，医务人员都会把重点放在言语沟通上，但如果忽略了非言语沟通的技巧，医患沟通的有效性就会大打折扣。因此，医务人员有必要掌握一些言语沟通的技巧，以增加沟通的有效性，从而提高医疗护理的整体水平，协调医患关系。言语沟通的技巧其实并不深奥，组成沟通的两要素就是"说"和"听"。说的时候要先想清楚自己要表达什么，简明扼要地把自己的意图说出来，不要啰唆；听的时候应该做一个积极的听众，实时鼓励对方，用"你说得好""这是一个好问题"等应答推进对方的谈话。

倾听是指用心去听、去理解、去感受对方，并作出积极的回应。在实际临床接诊过程中，倾听尤为重要。倾听者需要将信息发出者所传递的所有信息进行分类、整理、评价及证实，以更好地了解信息发出者的真正含义。

成为一个好的倾听者，必须注意以下方面。

1.专心、耐心地倾听　出于尊重对方，在交谈中，必须给予良好的视觉接触，还应点头或以"对""是的""好"等来表示专心和认同；此外，还应表现出足够的耐心，不能东张西望，也不能抢过话头，不顾对方大加发挥。

2.要感受性地听，不要评判性地听　听者应当去感受对方的话语中表现出来的情绪情感，站在对方的立场去体会、思考，与之进行情感交流，然后才能进行分析评判。很多时候，对方并不需要你去评判他所讲述的东西，而只需要有人倾听、有人表现出对他的感受的理解和体会，也就是说希望得到共鸣。

3.积极反馈，适当提问　积极反馈，对于不明白的地方，应该适时提出疑问，以利于沟通的有效进行，帮助对方清楚表达自己的意思，传达准确的信息；但需要避免干涉性和盘问式的提问，不要探问隐私；对于自己明白的地方，也可以给出适当的反馈。

4.不要随意打断对方　在对方表述的过程中，不应该随意打断对方，更不能在此时长篇大论，因为这会使对方觉得很扫兴，也会感到没有得到尊重和理解。一般而言，交流应该按一定的节奏进行，应该彼此传达信息、发表立场，而不是随意打断对方。如果节奏由对方掌握，听者应该在适当的时机，简单明白地表示理解，切忌长篇大论。

5.要抓住言外之意　要听出"弦外之音""言外之意"，这一点很重要，但切忌误解他人的意思。一般而言，除了听对方讲话以外，听者应该更多地注意讲话者的非语言信息，包括语调、语速、表情、体态、肢体动作等。要想确定理解是否准确，可以通过积极的反馈来验证和修正。

案例四

2003 年 8 月 13 日，梁小姐在某医院被诊断为早孕。9 月 2 日上午，梁小姐在朋友初小姐的陪同下到该院门诊做无痛人工流产手术。手术中，医院组织了几名医学院的男女学生，对手术过程进行了教学观摩。这些实习生进出手术室时，在门口等待的初小姐就此向医生提出质疑，医生说已经征得梁小姐的同意。手术结束后，初小姐询问梁小姐是否同意让学生观摩，梁小姐当即否认了此事。随后两人一起找到该医生，可是医生只是说患者同意了，却不肯当面对质。

梁小姐遂一纸诉状将医院告至法院，要求医院向其支付医药费、交通费和精神损害抚慰金等两万元。法庭审理后作出一审判决，医院赔偿梁小姐精神损害抚慰金 1 万元。

【问题】

1．上述案例中，医院门诊工作安排存在哪些问题？

2．医生侵犯了患者的哪些权利？

3．临床工作中应如何避免此类情况发生？

【解析】

女性选择行人工流产手术属个人隐私，被告将原告的人工流产手术过程及生殖器官暴露于与手术无关的人员，使原告的隐私权在一定程度上受到了侵犯。虽然医院教学具有一定的公益性质，但医学教学活动可能会侵犯患者的隐私权，如此势必会给患者造成精神上的伤害。不过关于实习医生观看患者身体是否侵犯隐私权的问题，目前并没有明确的界定，但还是事先征得患者的同意为妥。院方安排不当之处在于，安排实习学生在旁边观摩，事先未征得患者的同意，尤其是在还有男实习学生的情况下。

本案例中医生的行为侵犯了患者的隐私权。医院有为患者病情保密的义务，应尊重患者的隐私权。医院教学虽然具有一定的公益性质，但医学教学活动不能以牺牲患者的隐私权为代价。正确的做法是，教学观摩应当事前告知患者，并取得患者的知情同意，最好有书面说明，患者同意并签字。

门诊服务是医院服务的第一个环节，也是医师接触患者的第一个环节，更是体现优质服务的窗口。结合多年的实践，我们认为要取得良好的沟通效果，态度是关键，沟通要从"心"开始，要树立以人为本的服务理念，医生不仅要治病救人，还要满足患者的心理需求，不断总结与患者的沟通经验，纠正错误，弥补不足，才能为患者提供优质的服务。

知识点

知情同意权由知情权和同意权两个密切相连的权利组成。知情权是同意权得以存在的前提和基础，同意权又是知情权的价值体现，强调患者的知情同意权，主要目的在于通过赋予医疗机构及其医务人员相应的告知义务，使患者在了解自己将面临的风险、付出的代价和可能取得的收益的基础上，自由作出选择，从而维护患者的利益，改变患者的相对弱势地位。

【相关法律法规】

《中华人民共和国执业医师法》第二十二条：

医师在执业活动中应履行下列义务：关心、爱护、尊重患者，保护患者的隐私。

《医学教育临床实践管理暂行规定》第十一条：

临床带教教师和指导医师应牢固确立教学意识，增强医患沟通观念，积极说服相关患者配合医学教育临床实践活动；在安排和指导临床实践活动之前，应尽到告知义务并取得相关患者的同意。在教学实践中要保证患者的医疗安全和合法权益。

（杨国胜）

推荐阅读资料

[1] 王锦帆，尹梅. 医患沟通. 北京：人民卫生出版社，2013.

[2] 冀红杰. 浅谈如何做好与门诊患者的沟通交流. 中国民族民间医药，2013，（3）：101-101.

第三章 急诊医患沟通

第一节 急诊的工作特点

急诊医学是唯一用时间维度概念定义的一门独立且与许多边缘学科相结合的新兴的综合性很强的临床专业学科。其本身在服务模式、诊断的认识规律和治疗处理的原则方面有其自身的特殊规律。急诊科的工作重点是对生命的支持和对脏器功能的维持，特点是治疗的整体性和急救的时效性。急诊是医院急危重症集中、抢救和管理任务最重的科室，也是最易发生医疗纠纷和投诉的科室。

当重大的急性危机降临时，患者常常如"从巅峰坠入深渊"，其心理特点常以不良的情绪反应为主。①紊乱式：紧张、恐惧、焦虑、焦急、多疑等；②攻击式：挑剔、逆反、不满、愤怒、敌意、攻击等；③自闭式：抑郁、悲伤、悲痛、自怜、依赖、孤独无助等。

案例一

患者女，48 岁，因"突发晕厥 2 小时"来院急诊，一个月前有子宫切除术病史。查体发现心率快，右下肺呼吸音低，右下肢凹陷性水肿。急诊医生高度怀疑急性肺栓塞，立即安排入抢救室进一步诊治。家属不理解，认为病情不至于到抢救的程度而拒绝，要求立即做头颅 CT 排除脑部疾病。急诊医生耐心解释，告知潜在的生命危险，尚需做进一步检查如心电图、胸片、血气分析、抽血化验、胸部增强 CT 等，才能确诊肺栓塞。患者自身也认为可能仅仅是刚做完手术身体虚弱所致，无须做那么多检查，并站起来责备医生过度医疗。此时患者突然出现面色苍白、意识丧失、四肢冰冷、抽搐及大小便失禁。立即抢救并转入抢救室。家属情绪激动，悲痛哭喊，紧抓医护人员手臂、衣物，甚至埋怨医生未及时做头部 CT 而延误诊治；有的家属在走廊搓手顿足、坐立不安。该患者入抢救室吸氧、心电监护及输液处理后，血压、血氧饱和度上升不理想，给予紧急气管插管并呼吸机辅助呼吸，多巴胺维持血压。急诊行床旁心电图，示窦性心动过速，呈 $S_I Q_{III} T_{III}$ 表现。胸部 X 线片示心影偏大。急诊双侧下肢静脉彩超可见右股静脉血栓形成。多科会诊后考虑晕厥伴低血压，急性肺栓塞可能性最大。与家属充分沟通后给予溶栓抗凝治疗，血压稳定，血氧饱和度 97%，至此患者急性大面积肺栓塞的诊断成立。急诊入院 2 周后患者病情平稳出院。

【问题】

1. 上述案例反映出急诊的哪些特点？
2. 在与急诊患者及家属沟通时应注意哪些问题？

【解析】

1. 急诊的工作特点 ①前哨窗口，随机性强，可控性小。急诊科是医院对外开放的前哨窗口，始终站在第一线，随机性强。单位时间内患者集中，病情复杂，具有诊断的不确定和常受救治时限性所限导致的疗效不确定性，可控性小。②"急"字当头，时间性强，变化突骤。各种急重症患者的救治都有黄金时间，如急性心肌梗死，心跳、呼吸骤停，急性活动性大出血等，如在有效抢救时间内进行救治就有可能最大限度地拯救生命，真正体现了"时间就是生命"。"快"是其特点，对于急诊抢救患者，要突出快速判断、快速检查、快速治疗的特点。③工作繁，责任重，风险大。急诊是医院急危重症患者最集中、病种最复杂、抢救和管理任务最重的科室，且常存在多学科的交叉，是工作难度强度最高、涉及面最广的地方，承担的诊治风险大，社会责任重。因此，急诊科是医院的"火山口""火药桶"，是最易发生医疗纠纷和投诉的科室。

030101

ER-3-1-1
急诊接诊环节沟通
（视频）

　　2.急诊患者及家属常有一些不良的心理反应,急诊医生应了解引起这些心理特点的原因,从而掌握应对策略,才能胜任急诊工作。急病后产生的不良心理反应与突发的强烈刺激引起的个体心理防御失控和心理失衡有关。突发疾病不仅给患者带来物质上和经济上的损失,还会带来生理上和身体上的伤害;因此,对于急病后应激反应导致的心理危机,进行积极主动的心理干预,耐心疏导、积极救治,帮助其顺利度过危机是非常必要的。尤其对于有潜在生命危险的患者,更应注重对其家属的心理疏导与心理治疗,加强沟通。本案例中的患者和家属就出现了对医生的不信任、指责、挑剔、刁难,当病情突然恶化时又表现出心急焦虑、紧张恐惧、悲伤无助、多疑等心理特点。如果缺乏沟通,极易引起误解,激化加重这些不良情绪反应,产生医患冲突。

> 知识点
>
> 急诊医生如何应对急诊患者或家属的不良心理反应?
>
> 　　1.提高自身素质,抓住主要矛盾快速救治　要具有高度的同情心和责任心,通过观察,抓住威胁患者生命的主要病因进行急救处置。
>
> 　　2.提升沟通能力,给予心理疏导
>
> 　　(1)树立"以患者为中心"的医患沟通模式,换位思考,了解患者及家属的担忧、期望、感受、对生活的影响及经济情况,并理解患者及家属的感受和观点,加以心理疏导和心理治疗,以此赢得信任,改善医患关系。
>
> 　　(2)患者是有思想、有感情的人,在沟通过程中,尽量避免指令式的生硬告知,多运用安慰性、解释性、鼓励性、礼貌性、体态性的言语与患者家属平等交流,使患者意识到医生的关心和尊重。
>
> 　　(3)善于倾听患者提出的问题和需求。
>
> 　　(4)重视观察患者和家属的非言语信息,及时给予关爱、温暖和体贴,以减轻心理应激紧张状态。
>
> 　　(5)让患者家属作为合作者参与诊治过程,做到用药、检查、治疗方案和费用透明、公正,对患者及家属公开,让其掌握更多的信息,避免引起误解。
>
> 　　3.建立多科协作机制　急诊病种最复杂,常存在多学科的交叉。急诊医生应掌握邀请专科会诊的时机,一方面可协助诊治,另一方面让患者及家属感受到尊重和重视,满足要得到最好救治的心理需求,增加患者的安全感,提高满意度,使之积极配合治疗。

【相关法律法规】

《医疗纠纷预防和处理条例》第二章第十三条:

　　医务人员在诊疗活动中应当向患者说明病情和医疗措施。需要实施手术,或者开展临床试验等存在一定危险性、可能产生不良后果的特殊检查、特殊治疗的,医务人员应当及时向患者说明医疗风险、替代医疗方案等情况,并取得其书面同意;在患者处于昏迷等无法自主作出决定的状态或者病情不宜向患者说明等情形下,应当向患者的近亲属说明,并取得其书面同意。

案例二

　　患者男,60岁,喝酒后手背及头皮擦伤,夜间被其子送到急诊外科诊室后一直躺在病床上,处于昏睡状态。接诊张医生问其儿子后得知患者是因醉酒摔倒所致。

　　张医生按照醉酒患者常规诊治处理,检查发现各脏器没有任何异常,皮肤擦伤部位清洗、消毒无大碍,覆盖消毒敷料后就告诉他儿子,老人没什么太大问题。老人的儿子非常孝顺,不停追问是否可能会"卒中"。张医生一直宽慰他,让他放心,说醉酒摔伤是医院最常见的急诊病例,留观室输液观察一段时间即可。

　　随后张医生去巡查病房,发现老人已清醒一些,但说话有些"大舌头",张医生判断可能有卒中迹象,需要做头部CT检查,当即检查后发现患者脑部有一处痕迹,似乎有卒中迹象。老人的儿子当时就火了,怀疑初诊的张医生诊疗时不负责任,把病情轻描淡写,有意耽搁了他家人的病情。

　　CT检查后,老人的儿子当时就冲进张医生值班室,对着张医生的脸就是一拳。张医生一边逃,一边还想解释,可对方根本没有给他机会,追着他不停打。后来,张医生拨打了报警电话,由警察到场进行了调解。经过鉴定,张医生软组织有钝挫伤。

最后,老人在留观室继续输液观察,第二天醒来未见任何异常就回家了。后再经检查也证实无"卒中"。

【问题】

1. 上述案例中,张医生在对患者诊治过程中是否存在问题?

2. 医生在与家属的沟通中是否存在问题?

3. 急诊临床诊治工作中应如何避免此类情况发生?

【解析】

急诊外科是急、危、重症患者的抢救中心,也是医疗纠纷高发的科室。急诊的医患沟通是医生与急诊患者及家属交换意见、观点和情感的过程。急诊患者由于病情急、危、重,医生与其交流存在很大压力,因病情急迫,加之医疗知识不对等,极易导致沟通障碍。一旦沟通理解不利,将导致医患之间的不信任和冲突,所以有效的交流可以培养医护人员和患者之间相互融洽、相互信任的气氛,从而彼此配合,使患者和家属在最佳心理状态来接受治疗和护理。

本案例中,急诊医生要对急诊患者有可能出现的情况心中有数,全面考虑,把病情变化的多种可能向家属及患者解释清楚,要有预判意识,这样随着病情的变化,患者和家属才可能理解可能出现的各种问题。本案例中,急诊医生应理解患者家属心情急、担心怀疑的问题需得到及时治疗的迫切希望,及时掌握患者及家属的心态,并与其进行语言和心理的沟通,及时排除家属的疑虑。在未完全排除患者家属的顾虑时,沟通交流要留有回旋余地。可以请家属共同参与制订治疗方案,增强信任感。对于容易发怒的患者或家属,应及时了解或事先判断出其发怒的原因,鼓励其把原因说出来,根据不同的患者、不同的环境,灵活运用微笑、关注、沉默等非语言性交流方式,表示接受和理解,并尽可能帮助患者找到解决的方法,稳定患者情绪,使其产生信任感。

年轻医师在执业中需注意两点:①要学会急诊特殊的临床逻辑思维;在不能确诊的情况下,排除延误治疗可能导致残疾、死亡的疾病。②要依法执业,遇到急危、疑难病患时,切莫盲目自信,擅做主张,应及时请示上级医师或相关科室会诊。③提高在医患纠纷中的自我保护意识。一旦纠纷发生,立即向上级医生及领导汇报,尽量避免单枪匹马自行解决。法律是自我保护的最好武器,在医患纠纷中更加明显。法律既维护患者权益,也维护医务人员的合法权益。

知识点

1. 急诊医患沟通的特点和方式　急诊医患沟通具有交流时间短、要求高、矛盾多的特点。医生不仅要在短时间内及时提供优良服务,还要掌握患者及家属的心态,通过言语性和非言语性交流方式,与患者或家属进行心理的沟通,赢得信任。尤其是非言语性交流方式,如面部表情、身体姿势、语气、语调及手势、眼神和外观。根据不同的患者、不同的环境,灵活运用微笑、关注、沉默等,可以令患者稳定情绪,产生信任感。

2. 急诊医患沟通的技巧　做到坦率、真诚。工作中与患者进行交流时,要讲究礼貌,称呼患者不可以床号代替姓名,少使用医学术语。注意自身的言行,把自己放在患者的位置上,体验患者的内心活动,同情患者,在语言上不要指责患者,在行动上不要表现出不耐烦、怕脏、厌恶等,这样可以在短时间里与患者产生共鸣,赢得患者信任。

3. 与特殊患者的沟通　①发怒的患者或家属:发怒通常是害怕、焦虑或无助的一种征象。因此,医生即使事先知道患者或家属发怒的原因,也要询问,让患者把原因说出来,表示接受和理解,并尽可能帮助患者找到解决的方法。医生要提高法律意识,必要时寻求法律保护。②有批评之意的患者:患者在就医过程中往往要进行一系列检查、治疗,有时候会遇到一些不顺利、不满意的事情。当患者有抱怨或批评之意时,医生应不急于辩解,先倾听,再冷静思考,表示同情或理解,然后作合理解释,来化解患者的不愉快;同时将患者或家属的反映及时与上级医生或相关专科交流,以提高患者对医生、医院的信任感。

第二节　接诊环节沟通

在急诊科就诊的患者并不是完全按"先来后到"顺序就诊,而是按复苏、抢救、重症、轻症等病情的轻重先后接受治疗。急诊医生要强化首诊负责制的意识,答好"第一问",接好"第一诊"。接诊医生应有较强的急诊意识和急救理论知识,及时、准确地对疾病作出判断,对危重患者及时做紧急处理,开通绿色通道,实施先治病救人,然后补办挂号、缴费等手续。边接诊询问病情边抢救患者,稳定生命体征,让患者及家属感受到医护人员"想患者之所想,急患者之所急"的责任心。这样可以大大缓解以至消除可能激化的矛盾,建立互相信任的伙伴关系。事实上,来就诊的患者各种各样,素质、层次、收入都不一样,这就要求医生接诊因人而异,而不是千篇一律。急诊科医师从一开始就应该用爱心、精心、耐心、细心和责任心来服务,为患者的整个治疗过程打好基础。

案例一

A 某天深夜,一位男性患者右小腿"滴着血"被朋友直接扶进急诊科外科诊室,陪伴他来的另一人醉醺醺地用手指着医生,大声说:"快点给我们看病!"恰巧那时医生正在接诊其他患者,看到他如此嚣张,不屑搭理,就说:"还是先去挂号吧,等会儿。"没想到,该医生当场就被醉醺醺的人打了一个耳光。保安当即上来进行了劝阻并报警,警察到场进行了调解,事后患者及打人者道歉并进行了赔偿。

B 患者男,因"腹痛、腹胀、恶心呕吐、停止排便排气"就诊,急诊接诊医生一看分诊护士写的症状就认为是典型的肠梗阻症状,简单询问后,未全面了解既往史,而且在查体时只是让患者坐在那儿检查了腹部,随便在腹部听、扣了几下,没有进行全身全面查体,即诊断为"急性完全性肠梗阻"并通知手术室急诊手术。术中才发现患者患的是右侧腹股沟斜疝,小肠已进入疝囊不能还纳,由于原来按肠梗阻的诊断,采取切口在左脐旁,距疝囊较远,只得重新再开一刀,进行了疝气修补术,给患者造成了不应有的损害。

【问题】

1. 上述案例中,急诊医生在接诊环节都应具备哪些沟通技巧?

2. 急诊临床接诊工作中应如何避免此类情况发生?

【解析】

(一)急诊接诊环节沟通的第一步

1. 准备　急诊医生的准备非常重要。急诊医生留给患者的"首次印象"对于能否获得信任具有非常重要的意义。有研究表明,在 7 秒内即可迅速树立良好的印象。仪容仪表可以体现一个人的文化素养和道德情操等内涵。急诊医生的工作风险大,强度高;夜班多,节假日无休,心理压力大。在接诊新患者时,一定要注意尽快从上一位接诊患者的情境中转移出来,集中精力专注地接诊新患者。

沟通过程中应态度亲切和蔼,神态专注,注视对方双眼。适时微笑是急诊医生应具备的,但也应注意有的场合不适合微笑,如患者疼痛难忍,或者患者经抢救无效死亡。该例患者的接诊医生应该沉着冷静,表情严肃,用专注关切的目光注视患者,面对家属镇定、自信、果断积极。

2. 营造和谐氛围　要注意细节,如拉上诊室帘子,或为患者盖上被子等;起身迎接或者把椅子拉近患者。这些都会让患者及家属感受到医生友善的姿态。尤其对于看似"不讲理"的患者及家属更应注意。

3. 问候患者,介绍自己　简要的自我介绍在国内的接诊环节中经常被忽略。实际上,患者及家属非常在意医生是否自我介绍,因为他们就诊完后经常抱怨不能确定给他们看病的是哪位医生。

针对案例 A,当患者家属表现焦急时要注意言语上要"顺接"而不"逆接"。

患者家属大声喊:"快点给我们看病!"

医生:"你好,我是曹医生,让我看看。"

医生也表现出很着急的样子,然后对正在接诊的另一位患者表示歉意。

医生:"对不起,我先给他看一下重不重。"动作迅速地检查伤口后说:"初步看不很严重,我这里有一块无菌纱布,我教您压迫止血。刚才的这位患者马上就看完了,一会就给你清理伤口。护者家属您可以先去分诊台登记挂号。"

这样做可以转移患者及家属的注意力,避免激化矛盾。

急诊接诊医生在沟通技巧方面应注意以下几个问题:①根据患者的年龄、身份等具体情况,使用恰当的称呼,避免直呼其名,使患者感受到尊重,为建立和谐氛围奠定基础。注意语音语调清晰、有条不紊。②沉着冷静,用专注关切的目光注视患者。③立即起身迎接,突出"急"。

4. 了解意向 注意使用开放性提问,比如"您今天来有什么不舒服吗?"开放性提问能让患者说出最困扰他的主要症状和最担忧的问题,易获得全面的资料。此时要专注倾听患者的陈述,不要打断患者。在最初的接诊环节,急诊医生要通过敏锐的洞察力,细心观察患者的一般情况,如精神状态、面色、皮肤温度、湿度等,迅速评估患者病情;同时一边问一边测血压、检查脉搏等,通过肢体语言让患者体验医生的关心关爱。

急诊医生因为时间有限,经常语言直接简短:"你怎么了?"或者看到分诊护士写在病历上的"腹痛",就直接问:"腹痛,是吗? 指一下,哪里痛? 你什么时候腹痛的?"这些封闭式提问,容易忽略患者来急诊的真正目的。

(二)急诊接诊环节沟通的第二步

该阶段主要任务是采用"以患者为中心"的医患沟通模式,继续建立和谐关系,澄清主诉和病史,探讨疾病的生物学原因,同时也要感受患者自身的病痛体验,如患者的感受、想法、担忧。病史采集过程中,急诊医生需要更加注重患者背景信息的挖掘,其详细程度直接决定着病史采集的完整和有效性。医患双方都要相互换位思考克服各自的障碍。对生命体征不稳定的患者,先予急救,待病情稳定后再作详细问诊。

在紧急的场景,不可能有很多的语言交流,此时医生的肢体语言在沟通中可发挥重要的作用。在倾听患者描述病情时应保持冷静的心态,利用抚摸手或轻拍肩部、采取果断自信的手势、关注的表情和鼓励的眼神等肢体语言与患者沟通,意在言外,传递正在积极救治的信息,增强患者对医护人员的信任感,使其解除顾虑和紧张恐惧心理,化担心、疑心为舒心、安心。切忌不断地重复一个或多个动作,如摸头、搓手、摆弄笔、在桌子上轻叩手指等,这些动作昭示出在压力下的紧张和焦虑,从而不能赢得患者的信任。

沟通技巧方面注意从一般询问到重点询问,从开放式提问过渡到封闭式提问。让患者充分陈述,以获得全面信息,促进鉴别诊断推理。同时注意鼓励患者更完整地叙述,过渡到重点信息。

其次是总结核对医学观点和患者观点。

医生:"你自己还有什么感受?"

患者:"太难受、太痛苦了,感觉我要死了! 大夫,快救我!"

家属:"他从来没有这样过,他得了什么病啊,重不重?"

了解患者及家属因患病引发的焦虑、紧张、恐惧、依赖心理和患者及家属非常关心的问题:希望尽快得到救治且期望值高(从来没有过,这次也不会太重)。

医生:"你痛苦焦急的感受我理解,你们放心,我已经组织人员抢救,护士正在准备,我马上进行检查。你以前得过什么病……"

医生:"请告诉我,对于你所说的,我的理解是否正确……"

患者点头肯定。

这些肢体语言的交流,表示承认和理解患者的观点和感受。

可以边查体,边询问既往史。尤其是查体要规范全面,避免遗漏,并且针对本次主要问题结合患者既往有腹股沟斜疝病史重点检查。接诊医生有高度的责任心、爱心、精心、耐心、细心,就可以避免接诊案例B中医生所犯的低级错误,进而避免酿成大事故。

(三)急诊接诊环节沟通的第三步

急诊接诊医生在沟通的最后阶段要注意以下问题:①避免用患者不易听懂的医学术语,如恶寒、谷草转氨酶等;②向患者解释病情时尽可能避免使用忌讳词语,如"死";③沟通技巧运用"总结 - 核实 - 解释 - 鼓励"和"控制 - 引导"的模式;④注意"门把手现象":谈话中间宜进行开放式提问,避免封闭式提问。谈话结束时再问:"还有其他问题吗?"

知识点

接诊环节沟通流程

急诊接诊环节	沟通内容	沟通重点
第一步： 1. 准备 2. 营造和谐氛围 3. 问候，了解意向，评估病情	建立和谐氛围，了解临床问题，初步估计临床风险 注重树立良好的第一印象 相互介绍，了解就诊主要问题，表现出关注、兴趣和尊重	适时微笑、目光、自信、语音语速、观察、倾听、开放式提问
第二步： 1. 注意问题 2. 探究感受	澄清主诉和病史。体现急患者所急，对危重患者紧急救治 快速深入：整体把握，体现爱心、耐心、细心、责任心 深入追问：症状时间、诱因、部位、性质、缓解方式等 全面了解：补充询问，灵活提问	提问（封闭式和开放式提问）、倾听、反馈、澄清、共情
第三步： 1. 协商诊治方案 2. 确定患者去向	警惕"门把手现象" 爱意传递，急患者之所急 向患者及家属反馈信息：回家、留观、住院、抢救	根据病情适时微笑、目光、面部表情、总结

案例二

患者男性，53 岁，两次到某院急诊就诊。患者第一次因"突发右侧腰背部疼痛"来急诊时，曾告诉分诊护士在外地某医院诊断为急性阑尾炎，但该院急诊病历无任何相关记载。接诊医生依据患者在本院血、尿常规检查，诊为腰痛待查、结石可能，给予抗炎、镇痛等药物对症治疗。接诊医生考虑由于急诊观察室已经无留观床位，且患者结石可能性大，认为不会有太大事，遂建议患者门诊复查＋碎石。次日，患者第二次到这家医院急诊就诊，却以"急性弥漫性腹膜炎、急性阑尾炎"收住入院。当天即行腹腔镜阑尾切除术，术中发现阑尾坏疽穿孔。患者及家属认为，医生的误诊给患者造成巨大痛苦，要求医院赔偿。

【问题】
如何评价急诊医生在接诊环节的沟通行为？
【解析】

患者第一次来急诊时，曾告诉分诊护士在外地医院诊断为急性阑尾炎，但就诊医院急诊病历无任何相关记载，护士也未及时与医生沟通，再加之医生责任心不强，没有耐心询问病史、认真查体、仔细观察病情，忽视患者的主诉和外院初步诊断等重要信息，导致误诊，引起医疗纠纷，这也表明医生的专业诊疗技术水平不足。医生采集病史的过程并不是孤立地运用沟通技巧，而是常常是将沟通技巧组合起来。常用的组合有观察—倾听—反馈、开放式提问—封闭式提问、提问—澄清、共情—肯定、控制—引导和总结—核实—反馈。另外，现有医疗体制及环境，使得医生关注患者的时间有限，很难停下来倾听患者的陈述，常常导致接诊医生坚持自己固有的临床思维，想尽快进行诊断，尽快确定医嘱并让患者依从、执行医嘱，从而阻碍了医生进入患者的世界。如果接诊医生掌握了"以患者为中心"的病史采集沟通技能，有高度的责任心，认真细致接诊，就会及时、全面、准确地获得临床资料，抓住患者的主要问题，对疾病作出诊治，避免误诊误治。

急诊每天都要接触各种各样的危急患者，由于各种原因，许多应该住院治疗的患者滞留急诊科，医疗资源有限，影响了部分患者的进一步留观诊治。接诊医生应注意识别潜在危险，履行告知义务，在告知病情上留有余地，介绍病情时尽可能不用"没事""不可能""一定会"等比较肯定的话。如果急诊医疗能力有限，应告知患者或家属急诊环境状况，由患者或家属决定去留，并进行书面签字确认。

知识点
"以患者为中心"的病史采集沟通技能如下。

　　1. 快速深入了解事件发生的顺序　充分体现责任心、爱心、耐心、细心；鼓励患者陈述；运用开放式提问方法，专心倾听，注意反馈，可采用针对性提问或选择性提问，澄清问题并构建时间框架，如症状时间、诱因、部位、性质、缓解方式等；注意观察和回应关于疾病和患病的言语及非言语线索。

　　2. 总结核对医学观点和患者观点　通过重点线索进一步分析症状，并进行相关系统回顾，从开放式提问逐渐转向封闭式提问，此时注意避免诱导式和复杂多样的提问；通过重点线索进一步探讨患者及家属的看法观点，应用开放式提问，共情，承认和理解患者的观点和感受；通过重点线索进一步发现背景信息，可以逐渐增加直接提问，最终应用封闭式提问。

【相关法律法规】

《医疗事故处理条例》第十一条：

在医疗活动中，医疗机构及其医务人员应当将患者的病情、医疗措施、医疗风险等如实告知患者，及时解答其咨询；但是，应当避免对患者产生不利后果。

《医疗纠纷预防和处理条例》第二章第十三条：

医务人员在诊疗活动中应当向患者说明病情和医疗措施。需要实施手术，或者开展临床试验等存在一定危险性、可能产生不良后果的特殊检查、特殊治疗的，医务人员应当及时向患者说明医疗风险、替代医疗方案等情况，并取得其书面同意；在患者处于昏迷等无法自主作出决定的状态或者病情不宜向患者说明等情形下，应当向患者的近亲属说明，并取得其书面同意。

案例三

　　某院急诊科接诊一位由警察发现并送来就医的自服有机磷农药的女性患者，没有家属。医护人员了解情况后立即进行抢救洗胃。患者非常不配合，拼命抵抗，并把污秽溅了医生护士一脸。接诊医生顿时火冒三丈，怒斥道："要真想死就多喝点儿，省得现在受这个罪！"患者听了后，更是要死要活，更加不配合治疗，使得抢救陷入停顿，也无法建立静脉通路，更无法进一步与患者协商气管插管呼吸机辅助支持治疗。5分钟后，患者昏迷，呼吸微弱，医护人员配合，立即采取气管插管呼吸机辅助通气等心肺复苏急救措施，快速建立静脉通路，给予阿托品、氯解磷定等药物综合治疗，患者最终转危为安。

【问题】

1. 如何评价急诊医生在接诊环节的沟通行为？

2. 当遇到紧急病例又无法找到家属签字时，急诊医生该怎么办？

【解析】

　　1. 急诊医生对待患者要有诚心和耐心，特别要尊重和理解自杀患者。任何自杀者都可能面临着情感痛苦，并认为这种痛苦是无法逃避、无法忍受、永无止境的。在其极度痛苦时，患者脑中反复出现自杀意念及自杀计划，甚至可能已经多次采取自杀行动，认为自杀几乎是解决问题的唯一方法。因此，更应多听听他们的心声，避免使用刺激患者情绪的词语和语气，语言亲切，态度诚恳，目光柔和，可使患者产生安全感、被尊重感，愿意主动接近。"良言一句三冬暖，恶语伤人六月寒"，美好的语言，可使患者感到温暖，增加战胜疾病的信心和力量，而不应像接诊医生那样没有同理心，不去倾听患者内心的想法，理解患者的痛苦。

　　2. 急诊科医护人员由于承担着繁重的工作任务和救死扶伤的责任，在生理和心理两方面都存在着巨大的压力，"长期处于这种高度紧张的工作状态，很容易产生焦虑、急躁、抑郁等负面情绪"。一定要高度重视自身的心理健康问题，一旦有了低落的情绪，要及早干预，学会放松自己，转移注意力，提高自我心理调控能力。而不应像案例中的接诊医生那样缺乏应有的心理素质和职业修养。

　　3. 案例三在急诊科常被归为"三无"患者，即"无姓名、无家属、无经费"。当遇到这类患者时，需要紧急抢救又无法找到家属签字时，医院和医生该怎么办？这个难题由来已久，但一定要记住原则：危重患者，无人签字也要救！治病救人是第一位的，是职责所在。可以上报医院由"医院代签"，也可以让警方与医院协调，共同作证，并进行书面记录，防范医疗纠纷。

知识点

急诊医生在接诊时，应注意观察并探索患者流露出的一些可能对了解其内心世界或真实病情很有价值的线索。比如，患者在谈到某个敏感话题时比较害怕、不好意思或有抵触情绪，这时医生需要善解人意，能够揣摩患者的弦外之音，并有技巧地进行追踪，同时鼓励患者表露更多更真的信息，以便配合治疗。对自杀患者更应注意给予人文关怀，进一步了解他们对生活失去信心，产生悲观、失落、绝望情绪的原因，采取心理疏导方法，因势利导、因人而异地做好心理干预；消除心理障碍，鼓励其将心中的感受表达出来；应用医患沟通技巧，使患者解除精神痛苦，重建生活信心，树立战胜疾病的勇气，配合治疗。最有效的沟通技巧就是倾听和共情。

【相关法律法规】

《医疗机构管理条例》第三十三条：

医疗机构施行手术、特殊检查或者特殊治疗时，必须征得患者同意，并应当取得其家属或者关系人同意并签字；无法取得患者意见时，应当取得家属或者关系人同意并签字；无法取得患者意见又无家属或者关系人在场，或者遇到其他特殊情况时，经治医师应当提出医疗处置方案，在取得医疗机构负责人或者被授权负责人员的批准后实施。

《医疗事故处理条例》第三十三条：

有下列情形之一的，不属于医疗事故：（一）在紧急情况下为抢救垂危患者生命而采取紧急医学措施造成不良后果的；（二）在医疗活动中由于患者病情异常或者患者体质特殊而发生医疗意外的；（三）在现有医学科学技术条件下，发生无法预料或者不能防范的不良后果的；（四）无过错输血感染造成不良后果的；（五）因患方原因延误诊疗导致不良后果的；（六）因不可抗力造成不良后果的。

《医疗纠纷预防和处理条例》第二章第十三条：

医务人员在诊疗活动中应当向患者说明病情和医疗措施。需要实施手术，或者开展临床试验等存在一定危险性、可能产生不良后果的特殊检查、特殊治疗的，医务人员应当及时向患者说明医疗风险、替代医疗方案等情况，并取得其书面同意；在患者处于昏迷等无法自主作出决定的状态或者病情不宜向患者说明等情形下，应当向患者的近亲属说明，并取得其书面同意。

案例四

患者男性，17岁，高中生，一天下午在学校踢球时摔伤头部，脸上都是血，看上去很吓人，家长及老师带他来看急诊外科。

值班医生 A 一看创面，就知道是一个头皮外伤，伤口不严重，也就是破了个小口子，所以一点儿也不急。A 开了药物处方和治疗单，让患者交费取药后再进行创面处理。可患者和家属都非常急，一看医生慢腾腾的，衣服也没穿戴整齐，还要先交费再处理，就火冒三丈，大声吵闹，人卫医生只认钱不先治病，扬言要上告院级领导找医生算账。

值班医生 B 观察创面后也知道伤口不严重，但考虑患者和家属都非常着急和害怕，立即穿好手术衣服，先处理伤口、止血、清创缝合，同时安慰患者和家属不要着急，不会有生命危险。患者和家属悬着的一颗心才安稳下来。处理完伤口后，开了药物处方和治疗单，让家属交费取药，并嘱咐定期随诊换药。患者和家属非常满意，第二天把一面锦旗送到了院长办公室。

【问题】

1. 上述案例中，两位急诊接诊医生为什么会面临两种结果？
2. 急诊临床诊治过程中应如何避免医患之间的不理解和矛盾？

【解析】

急诊患者和家属一般求医心情急切，希望医生能马上给出明确诊断并对症治疗，及时采取治疗措施。有些情况危急的患者必须采取紧急的相应措施，才能暂时脱离危险或缓解急症；而有些病情较轻的患者，因为对医学不了解，往往也会非常紧张和焦虑。案例中值班医生 B 关心患者，理解患者求医的迫切性，急患者之所急,积极处理患者伤痛,故能建立有效的诊治氛围,给患者家属留下良好的印象。而值班医生 A 的诊疗行为恰恰相反,自认为患者病情较轻,没有必要太着急,且不注意形象及言谈举止,最终引起医疗纠纷。

本案例表明,作为急诊医生,除了具备扎实的基础理论和过硬的技术外,还要与患者和家属及时就患者心理、病情及其他问题进行有效的沟通,学习掌握一定的沟通技能也至关重要。医生在对患者的诊疗过程中,要不断地由浅入深地在一定范围之内和患者进行真诚的感情交流,赢得患者的信任,并相互理解,这将有利于患者诊疗的顺利进行。

知识点

1. 讲究沟通艺术,注重人性化关怀 不同疾病有不同的病情,同一种疾病其病情也不尽相同,病情不同导致症状各异,患者就诊原因也千奇百怪,求治欲望强弱不同。一般规律是疾病越重和/或病程越短,患者对医生的期望值就会越高。①对初次来院急诊的患者,医务人员在接诊时要用和蔼的语言多向患者解释并迅速分诊,使患者感受到亲切,消除患病的恐惧感,并得到及时诊疗;②对重症绝望的患者,医务人员要耐心疏导,用自己的语言行动去感化患者,把患者当成朋友,尊重他们,安慰他们,鼓励他们,帮助他们,并通过医学知识的宣教做好心理诊疗,减轻其心理负担,建立起接受治疗的最佳心理环境和身体应激状态,促进患者早日康复;③对意外死亡患者的家属,医务人员要用亲切的语言和温和的态度去关心帮助他们,使其控制住情绪。

2. 急诊医患沟通中应注意的问题 ①不能使用不文明的语言,特别是不能伤害对方的自尊心。如:"没钱看什么病""急什么急,死不了"等。不说外行话,不假设事实,不妄下结论。②避免只关心自己感兴趣的话题,而忽视对方的兴趣点或关注点。如完全不考虑患者的经济状况等。③注意力不集中或"假装关注"是在沟通中被动沟通者常常表现出来的禁忌,如同时处理几位患者的事情、频繁接听手机或者文不对题的情况等。若不注意上述问题,则很难取得患者和家属的充分信任和理解,医患关系也岌岌可危。

第三节 检查环节沟通

急诊检查环节的任务主要是根据病情进行必要的检查,然后进一步得出具体可能的诊断。如果把接诊环节比喻为医患沟通的地基,那么检查环节和后续的治疗环节就可以比喻为屋顶。急诊检查环节的沟通主要是向患者及家属告知检查的项目及解释病情,该阶段的沟通技巧与接诊环节的技巧紧密相连。该环节继续强调急诊医生对急诊工作特殊的热情和敏锐的洞察力,熟练掌握急救技能,在紧张有序的抢救工作中,不仅要考虑医疗问题,注重生命的抢救,也需要考虑患者及家属对疾病的理解、想法和担忧期待,包括经济方面是否存在顾虑。急诊检查环节沟通的内容比较多,需要急救团队分工协作,共同诊治和沟通。

案例一

患者男性,52 岁,主因"持续性心前区疼痛 4 小时"来急诊就诊。通过接诊医生的病史采集获得以下医学信息:患者于 4 小时前在办公室搬重物后出现心前区压榨样疼痛,范围"巴掌大小",呈持续性,伴气短、出汗,不向肩背部放射。自服速效救心丸后症状无缓解。既往有高血压病史 10 余年,最高 220/120mmHg;否认糖尿病病史。有吸烟和饮酒史。该患者的心电图表现提示急性下壁心肌梗死。患者病情很危险,紧急转入抢救室进一步治疗。

【问题】

1. 结合上述病情及危险因素,为明确诊断应进行一些辅助检查,患者及家属是否会同意这些检查呢?急诊医生怎样沟通以进一步了解患者及家属的意愿?针对目前的病情又有哪些新的观点?

2. 如何清楚地向患者及家属解释下一步要做的检查,让患者及家属进一步理解病情及引起胸痛的原因?

3. 如何知晓患者及家属是否正确理解了被告知的信息?患者及家属是否真正同意医生的主要观点?这

030301

ER-3-3-1
急诊检查环节沟通
（视频）

35

些观点是否与他们自己的感受一致?

【解析】

在实际临床沟通中,最常见的是急诊医生由于时间有限,想尽快争得患者及家属的"知情同意",习惯单方面地向他们"告知",患者及家属完全是被动的"知情"。有时医生会抱怨:"辛辛苦苦抢救患者,最后得不到感谢,反而还被投诉。"这就要求急诊医生不断检讨自己工作中的疏忽和缺陷,不断提醒自己:"我们已将病情告知了患者或家属并使其在知情同意书上签了字,他们真正理解了吗?我们真的了解他们的认识和想法吗?"有纠纷就说明存在着沟通不足,因此,在沟通之初,急诊医生首先要了解患者及家属对该疾病的看法及他们的具体想法,医生和患者之间存在的异议等,知己知彼,才能有效沟通。牢记"知情、同意、自由、不伤害、最优化"是国际公认的医学道德的最基本原则。知情同意、病情告知在医患沟通中有重要的价值。

1. 急诊检查环节沟通的第一步　评价患者家属的出发点和对所患病的理解。

医生:"根据我们前期的交谈,初步怀疑您所患的疾病是急性心肌梗死,简单地说就是心梗,但还需要做一些检查明确。请问您对这个疾病了解多少?知道些什么信息?"

此时开放式提问非常重要,可以了解患者及家属的认知和担忧。

患者及家属:"我不确定什么是急性心肌梗死,只知道是心脏方面的问题。另外刚才已经做心电图了,怎么还要检查啊!这病是怎么得的?刚才你说很重,有生命危险吗?"

此时专注倾听非常重要,同时需观察家属的肢体言语。通过家属的语音语调等发现,家属主要担心患者的安危,对胸痛的知识了解甚微。

医生:"是这样,引起胸痛的原因很多,有心脏本身的,还有大血管撕裂导致的,甚至肺的血管问题也可以引起,所以我们要明确具体原因,需要进一步检查,这些检查对治疗有帮助,因为不同的胸痛原因,治疗的办法是不一样的。"

交代病情时应留有余地,胸痛原因很多,心肌梗死并未完全确诊。

家属:"是这样啊,需要做什么检查?我爱人的胸痛是怎么引起的?"

给患者及家属提问的机会,确定重点——进一步检查明确诊断。

2. 急诊检查环节沟通的第二步　清楚地向患者告知和解释相关内容。

在该阶段,急诊医生应该重点掌握交互式沟通方法,即交互式的"给与拿"模式,喻为"抛飞盘"法。该法认为重视互动、反馈和合作,相互理解是建立医患互信和保证信息准确的必要基础。这正是医患沟通中最有帮助的技巧。患者所需要的并不仅仅是良好的医疗,他们还需要一种重视、一种安慰、一种信心,而后者也正是急诊医生可以给予的。

医生:"由于引起胸痛的原因很多,我们需要先做一些快速的检查来进一步明确,比如抽血化验,检查心肌坏死后释放出的酶,做心电图、胸片等。这是常规的检查。好吗?"

医生可以先介绍一般检查,再过渡到特殊检查。

患者及家属:"好的。"

医生:"心电图显示心肌梗死可能性最大,心肌酶谱也增高,支持心肌梗死的诊断,您现在清楚了吗?"

患者及家属:"哦,我清楚了。但不知道究竟是怎么一回事。这病是怎么得的?"

医生:"高血压、高脂血症的患者血管容易变硬,管腔也会越来越窄。心肌梗死就是主要供应心脏需求的动脉血管变硬了,血管里面被堵得越来越细,今天突然中断血流了,没法给心脏供血就出现心肌坏死了!"

患者及家属:"这事发生的也太突然了,有生命危险吗?"

医生:"我们知道,心脏供血充足了,才有劲跳动,才能确保全身的血液供应,如果供血减少了,那么生命就会受到威胁。"

患者及家属:"那怎么办啊!大夫,快想办法吧。"家属非常激动和焦急。

医生:"您的心情我理解,但您别紧张,我们正在积极治疗,已经请了心脏病专家会诊共同抢救。另外还有一项重要的检查就是冠状动脉造影,就是给心脏的血管照相看看是不是全堵了,是哪支血管堵了,等检查完了,我会给您一个更好的解答。"

患者及家属:"怎么还要检查啊,不是已经诊断了吗?"表示不耐烦,焦急。

医生:"我知道,患这个病会让你感到很沉重,很着急,其他人也会这样。但这个检查很重要,不仅可以进一步明确是哪支血管堵了,还可以为下一步治疗做准备。"

这时医生可以用图表、模型进一步解释,如解释冠状动脉造影的优缺点,包括费用,取得患者知情同意并签字。

该阶段急诊医生可运用以下促进患者及家属理解的沟通技巧。

(1)分段-检查核对:即把要解释的信息分成若干小片段来解释,每段之后停顿,检查核对患者是否已经理解。沟通障碍之一就是患者及家属的情绪化反应,当听到疾病的诊断时往往听而不闻,闭上耳朵停止倾听,所以要检查核实和进一步解释。

(2)信息分类:设置语言性标志,例如,有三件事我要向您解释:第一、第二、第三……或把信息加上标注,例如,非常重要的是……。

(3)避免医学术语,用通俗易懂的语言。

(4)重复强化-总结:首先陈述重要的事,然后重复强化或总结。

(5)图标表达:用图表、模型等可视手段传达信息。

(6)给患者及家属提问的机会。

(7)复述:可让患者及家属将重要信息重述一遍。

(8)利用首次效应加强记忆和理解:①先告诉患者接下来谈话的内容;②详细告知内容;③总结以上内容,突出重点。

3.急诊检查环节沟通的第三步　该阶段的主要任务就是达成共同协议。最主要的沟通技巧是核实患者及家属的理解,还要注意融合患者及家属的观点,达到共同理解。

医生:"我想了解一下,我们刚才谈了几个问题。"

进行澄清核对,确保理解。

患者及家属:"得的病是心肌梗死,还有生命危险,下一步需要尽快做心脏血管的造影,以便病情更明确。"

医生:"好的,我马上把这个决定向心脏专家反映,尽快安排。您还有什么问题吗?还有什么方面我没有解释清楚吗?"

知识点

急诊检查环节解释病情与诊断的基本沟通流程

解释病情与诊断的沟通步骤	沟通内容	沟通重点
第一步: 准备 评价患者家属的出发点和对疾病的理解	主要任务:必要的铺垫,知己知彼 环境、知识的准备 了解患者及家属的所知所想,如关于这个疾病/检查你都知道哪些信息? 了解患者及家属的性格特点	观察 开放式提问 一开始就注意避免"门把手现象" 倾听
第二步: 清楚地向患者解释	主要任务:采用互动式方法告知和解释进一步的检查和病情,包括检查的选择、鉴别诊断、解释病情 信息分类或把重要信息加上标注:提示标志性词语"记住三点……" 医患共同决策	分段检查核对 把信息分类 重复强化和总结 提问,澄清 避免用医学术语,用图表、模型等可视手段传达信息 恰当的肢体语言
第三步: 确保患者理解	主要任务:达到共同理解 融合患者及家属的观点	总结、核实、反馈

案例二

患者女,26岁,因"晚饭时饮啤酒约3/4瓶,3小时后感周身震颤,胸闷、憋气",由他人搀扶入某医院急诊科就诊。急诊医生查体心肺腹部未见明显异常。心电图呈窦性心律,肢体导联低电压。查体过程中呕吐大量胃内容物,酒精味浓,未进一步探究胸闷憋气的症状即诊断酒精中毒,并按之处理。治疗后约 3 小时,家属诉患者烦躁,不停叫喊,胸闷憋气。急诊医生说可能是酒精作用,但需排除脑部病变,动员做头颅 CT,抽血化验心肌酶谱。家属怕患者呕吐影响 CT 检查,要求天亮时再做,以刚检查过为由拒绝再次抽血化验。急诊医生未向患者家属进一步解释检查的必要性,医嘱密切观察,未予其他处理。15 分钟后患者突然出现意识丧失,呼吸、心跳停止,无颈动脉搏动,立即实施心肺复苏术,最终抢救无效死亡。

尸检病理诊断:心肌炎、肺淤血、水肿。毒物检验结果:血标本中未查出乙醇、未查出常见的毒物。结论:心肌炎致呼吸循环衰竭死亡。

家属状告接诊医生误将心肌炎诊断为酒精中毒;医生对患者出现的危险未尽到应有的责任;病情危急时医生未采取任何救治措施。

该案例定为一级甲等医疗事故,医方负轻微责任。

【问题】

这位急诊医生在诊疗过程中存在哪些沟通不良的情形?

【解析】

1. 接诊环节沟通不良,初步诊断应留有余地 首次接诊患者应注意关切地询问患者的病情,不要被饮酒这个表面现象而迷惑。在沟通技巧方面,要善于抓住与患者交谈的契机,仅凭饮酒史和呕吐物有酒味诊断“酒精中毒”不能解释患者的全部症状和体征,需进一步详细询问病史(包括既往史和过敏史),做必要的检查加以明确。在为患者实施治疗时要注意主动与患者或家属交谈,既可以分散缓解患者及家属的紧张焦虑情绪,又能进一步了解病情。在沟通技巧方面应留有余地,在交流过程中,要讲究语言的艺术性,尤其是在按“酒精中毒”治疗效果不明显且患者病情加重出现躁动时,应及时对患者的生命体征进行密切观察,重新评估病情,积极寻找其他方面的诊断依据。对于年轻患者的胸闷、憋气主诉,应提高警惕。急诊医生应在诊断上冠以胸闷、呼吸困难原因待查,预防诊断考虑不全,为后续全面诊断、检查、病情解释打下基础。

2. 检查环节沟通不足 病情反复时,应动态检查相应的化验检查,如生化、心肌酶、血气分析、胸片等。本案例中家属不配合进一步检查,医生不能任其决定,应解释清楚我们检查的目的和必要性,向家属交代拒绝检查延误病情的风险,并留有书面签字,拒签时需有他人证明并记录在病历上,避免纠纷。医患沟通中,患者家属的情绪和言行对患者有着很大的影响,及时主动与家属沟通取得信任,不仅可以请家属帮助医务人员劝慰患者,稳定患者的情绪,保证诊疗的顺利进行,也能避免引起家属惊慌失措,干扰正常的治疗秩序。

知识点

医患沟通是由医患双方共同决定的,但医方起主导作用。因此急诊医生有必要主动与患者或家属进行沟通,解决医患存在的问题。

1. 诊断不明时,交代病情要讲究语言的艺术性,留有余地。

2. 主动安慰患者,让患者感到温馨,赢得信任。

3. 详细解释,让患者了解病情,并注意时常提醒,让患者及家属主动配合。

4. 应详细记录具体的诊疗过程,一旦出现纠纷,完整的病历才能更准确、真实地还原治疗的具体过程。

【相关法律法规】

《侵权责任法》第六十条:

患者有损害,因下列情形之一的,医疗机构不承担赔偿责任:(一)患者或者其近亲属不配合医疗机构进行符合诊疗规范的诊疗;(二)医务人员在抢救生命垂危的患者等紧急情况下已经尽到合理诊疗义务;(三)限于当时的医疗水平难以诊疗。前款第一项情形中,医疗机构及其医务人员也有过错的,应当承担相应的赔偿责任。

《医疗纠纷预防和处理条例》第二章第十条：

医疗机构应当加强医疗风险管理，完善医疗风险的识别、评估和防控措施，定期检查措施落实情况，及时消除隐患。

案例三

患者女，56岁，因"右侧腹痛一天"，夜间疼痛难忍，于某天凌晨2点到某医院急诊科就诊。医生正在睡觉，护士电话通知医生，医生嘱护士先开腹部立卧位平片进行检查。家属不满意，直接到值班室叫医生。医生起床后，询问病史并检查患者，腹软，右上腹压痛、无反跳痛。急诊做心电图示左室大。结合既往患者有胆囊结石，拟诊胆石症。立卧位平片未见异常，给予止痛，同时开急诊腹部CT检查。用药20分钟后患者疼痛缓解入睡。当天早晨8点，夜班医生未向白班医生交班，9时患者在家人的陪同下到放射科做腹部CT检查，等了半个小时也没有做上，患者突然意识不清，发绀，呼吸、心搏骤停，当即抢救无效死亡。家属要讨说法，认为值班医生值班时睡觉，服务态度极差，未看患者就直接让护士开具检查单，查体时根本没有进行心肺听诊，误诊误治。

【问题】

患者家属为什么对急诊值班医生诊疗过程产生不信任？该医生在沟通中存在哪些问题？

【解析】

1）未履行告知，尽说明义务：

①病情的告知：凡夜间就诊的患者突然发生剧烈胸痛、腹痛等，鉴别诊断除考虑胆囊炎、胆结石、胃肠穿孔外，还应考虑急性心肌梗死、主动脉夹层破裂等的可能性，充分认识到急诊患者病情的不可预测性；

②检查及其风险的告知：做相应的检查时应当向患者作必要的解释，要有检查过程中的风险意识。

2）未严格执行交接班制度：如果违反交接班制度，对危重或特殊患者疏于严密观察管理，可能导致医疗过失。

针对急诊工作责任重大的特殊性，沟通必须在第一时间进行，值班医生应立即接诊，在接诊后即需要启动沟通，在一言一行中都要体现出对患者的理解和关心，注重观察患者心理，对患者身体上、情感上的感受和体验能够发自内心地产生共情，让其明显感受到关心和温暖，从而达到良好有效的沟通。重视早沟通、充分沟通、随时沟通，这样才能厚积薄发，避免双方的矛盾激化及有可能出现的极端现象和严重后果。本案例值班医生未按诊疗常规进行，未在第一时间诊治和评估患者，并进行沟通，无法赢得患者的信任和理解，造成重大医疗事故或医疗纠纷的潜在隐患。

本案例中值班医生在沟通中存在的问题：

（1）未履行告知，尽说明义务。①病情的告知：凡夜间就诊的患者突然发生剧烈胸痛、腹痛等，鉴别诊断除考虑胆囊炎、胆结石、胃肠穿孔外，还应考虑急性心肌梗死、主动脉夹层破裂等的可能性，充分认识到急诊患者病情的不可预测性。②检查及其风险的告知：做相应的检查时应当向患者作必要的解释，要有检查过程中的风险意识。

（2）未严格执行交接班制度：如果违反交接班制度，对危重或特殊患者疏于管理，可能导致医疗过失。危重病患者需要进行特殊检查时应及时和相应检查科室沟通联系告知病情，及时采取"急诊优先、危重症优先"的原则，以防造成不良后果。

知识点

深厚的人文素养是急诊医师与患者进行良好有效沟通、赢得患者满意的前提。要树立"生命至上"的理念，使医学人文回归医疗。

沟通技能方面要求做到：①尽早沟通，即沟通必须在第一时间进行；②随时沟通，反复多次沟通；③充分沟通，必要时边抢救边沟通。

患者和家属最不愿看到医生的行为：①没看患者，就开具检查。应杜绝用仪器代替体检。②粗暴地打断患者的话或听患者陈述病情时表现得极不耐烦。如患者的话还没说完，就开始写处方。③不解释检查或治疗项目的原因。④同时与几位患者说话，让人不知道哪句话是对自己说的。医生的这些不良行为，极易引起患者或家属的不满，导致医疗纠纷。

履行告知义务时要注意：①告知行为要在事前而不是事后，否则缺乏告知行为的实质意义；②告知行为要采用书面形式，便于医院管理部门、司法部门的采信。

【相关法律法规】

《中华人民共和国执业医师法》第二十六条：

医师应当如实向患者或者其家属介绍病情，但应注意避免对患者产生不利后果。医师进行实验性临床医疗，应当经医院批准并征得患者本人或者其家属同意。

《医疗事故处理条例》第十一条：

在医疗活动中，医疗机构及其医务人员应当将患者的病情、医疗措施、医疗风险等如实告知患者，及时解答其咨询；但是，应当避免对患者产生不利后果。

《侵权责任法》第五十五条：

医务人员在诊疗活动中应当向患者说明病情和医疗措施。需要实施手术、特殊检查、特殊治疗的，医务人员应当及时向患者说明医疗风险、替代医疗方案等情况，并取得其书面同意；不宜向患者说明的，应当向患者的近亲属说明，并取得其书面同意。医务人员未尽到前款义务，造成患者损害的，医疗机构应当承担赔偿责任。

《侵权责任法》第五十七条：

医务人员在诊疗活动中未尽到与当时的医疗水平相应的诊疗义务，造成患者损害的，医疗机构应当承担赔偿责任。

《医疗纠纷预防和处理条例》第二章第十三条：

医务人员在诊疗活动中应当向患者说明病情和医疗措施。需要实施手术，或者开展临床试验等存在一定危险性、可能产生不良后果的特殊检查、特殊治疗的，医务人员应当及时向患者说明医疗风险、替代医疗方案等情况，并取得其书面同意；在患者处于昏迷等无法自主作出决定的状态或者病情不宜向患者说明等情形下，应当向患者的近亲属说明，并取得其书面同意。

第四节　治疗环节沟通

急诊治疗环节沟通的主要目的是制订双方同意的治疗方案。医生在这一环节一定要注意履行与患者及家属之间达成的治疗协议，要充分尊重患者及家属的信念和愿望。当发生分歧时，除非存在紧急或特殊的（必需的）情况，否则以患者及家属的意见优先。

需要说明的是，在急诊的实际工作中，检查环节和治疗环节的沟通往往是一气呵成的，为了便于学习和掌握，故分阶段加以阐述。治疗环节的沟通不可能千篇一律，在实际工作中要求医生因人因病因环境而异，灵活掌握。

案例一

患者男性，76岁。因"腹痛、腹胀、呕吐、停止排气排便及发热1天"来某院急诊科就诊。经病史询问、体格检查、B超、X线检查及随后的腹部CT检查，以"（小）肠梗阻、左侧腹股沟疝、肺炎、脑梗死后遗症"急诊留观及进一步诊治。行禁食、补液、胃肠减压、抗感染等对症和支持治疗。当天下午，普外二线医生会诊意见暂不考虑手术。2天后，患者自行拔除胃管，拒绝再行留置，并出现喘憋，不能平卧，咳嗽、咳痰，考虑肺炎有所加重，并有心功能不全、肾功能不全。给予相应的减轻心脏负荷、平喘、祛痰、吸氧等治疗，加强抗感染治疗。主管医生向家属告知病危，患者转往抢救室。此后，患者病情进一步加重，陆续出现呼吸衰竭、脓毒症休克等，给予了相应的积极抢救与治疗。普外二线多次针对肠梗阻问题进行会诊讨论，认为患者病情危重，患有心脑血管疾病，手术风险大，不宜手术，只能采取胃肠减压、补液、抗感染等对症和支持保守治疗。一周后患者因肠梗阻、重症肺炎、脓毒症休克、多器官功能不全等，经抢救无效死亡。

患者家属有争议：患者原发病为肠梗阻为什么不进行手术治疗？认为急诊延误手术治疗时机，造成病情加重导致患者死亡。

普外科二线医生感觉冤枉，多次会诊虽有手术指征，但患者患有多种疾病，病情重，手术风险大，不宜手术，故采取非手术疗法。这些情况已经告知患者家属，家属当时也表示理解。主管住院医生自诉多次交代病情，认为关于治疗方案应该由普外科二线医生亲自交代。

存在的问题是病程未详细记录，患者家属未签字，最终否认告知。

医疗事故鉴定结果为一级甲等医疗事故，医院负次要责任。

ER-3-4-1
急诊治疗环节沟通
（视频）

【问题】
急诊住院医生在急诊治疗环节应该如何进一步沟通？有哪些步骤和注意事项？

【解析】
（一）急诊治疗环节沟通的第一步

急诊治疗环节的沟通有时是和专科医生一起进行的，所以在沟通前的准备阶段可以先和专科医生沟通，商量患者的最佳治疗方案，同时一定要坚持"任何时候都不说对其他医生不利的言辞"的底线。注意选择沟通会谈的最佳时机。

在开始会谈治疗计划时，有一个关键性的互动步骤就是"评价患者的出发点：评估患者及家属先前所掌握的相关疾病的知识"。如果不主动了解这一点，就无法确定在什么水平上提供医疗信息，也无法估计医生与患者及家属之间对问题看法的差异性，也会影响最终达成共同协议。

医生："根据目前的结果，我们考虑可能是肠道阻塞不通了，医学上叫肠梗阻。我不知道您对这个病了解多少？如果我能了解一些您知道了多少，肯定会有帮助。"

先提开放性问题，了解患者的所知所想。鼓励患者，给患者提供一个表述的机会，可能会更节省时间。

患者及家属："哦，我知道的不多，仅知道是大便排不出来。"

医生："知道这点很重要……"

（二）急诊治疗环节沟通的第二步

在这一阶段，急诊医生应掌握要和患者及家属沟通的内容。

1. 提供治疗方案名称、治疗步骤、进行方式、优势、可能的副作用、费用等信息。

2. 注意提供备选方案。

3. 推荐治疗方案，但给患者自主选择权，尊重并接受患者及家属的观点，但要注意把握分歧是否能解决。注意最后方案是否综合考虑了疗效、家庭经济条件等，让患者感到"一切从患者利益出发"。

4. 医患共同决策协商。在决定治疗与否、何时及如何治疗时应充分尊重患者及家属的意见。除非存在紧急或必需的情况，否则所有的医学治疗都以患者的决定为第一位。

（三）急诊治疗环节沟通的第三步

在制订治疗计划的结束阶段，进一步总结核实患者及家属对已作出的治疗决策是否满意、是否接受也是非常重要的。注意随访，进一步了解患者及家属在治疗后有可能出现的新的需求。

本案例中，关键在于急诊科医生和普外科医生未选择最佳时机共同和患方坐下来进行上述详细的沟通，明确障碍。虽然专科性强的治疗方案的沟通最好应由专科医生进行，但是作为主管住院医生应该陪同，以便做必要的详细病程记录，在患者不接受诊疗建议的情况下一定要进行书面风险告知书。如果患者或家属拒绝签字，急诊医生和专科医生双方也可以相互作证，以防患方否认。

在医患关系紧张的形势下，急诊医生如果忽视与患者或家属的沟通和交流，对患者关心的问题缺乏耐心细致的解答，对患者的人文需求缺少理解与帮助，很难建立以相互信任为基础的治疗同盟关系。诊疗过程中一旦出现失误或瑕疵，就难以得到患者及其家属的理解和宽容。因此，急诊医生应该熟练掌握急诊医患沟通的关键内容和技能，并落在实处。

知识点

急诊治疗环节沟通流程

急诊治疗环节	沟通内容	沟通重点
第一步： 充分准备 评价患者的出发点	知己知彼，环境、知识准备 沟通提纲，沟通内容 弄清患者及家属的所知所想，如可以这样提问： 就你的病来说，你了解有哪些治疗方法？	观察 开放式提问 注意从提高患者依从性开始
第二步： 协商治疗方案	提供备选方案，推荐治疗方案，给患者选择权 协商：医患共同决策 明确医患沟通障碍点	分段检查核对 避免使用医学术语，应用图表模型等方 法传达信息 恰当的肢体语言 多倾听，鼓励患者表达
第三步： 确保患者理解	达成协议 总结、定期随访	总结、核实、反馈

【相关法律法规】

《医疗事故处理条例》第十一条：

在医疗活动中，医疗机构及其医务人员应当将患者的病情、医疗措施、医疗风险等如实告知患者，及时解答其咨询；但是，应当避免对患者产生不利后果。

《侵权责任法》第五十五条：

医务人员在诊疗活动中应当向患者说明病情和医疗措施。需要实施手术、特殊检查、特殊治疗的，医务人员应当及时向患者说明医疗风险、替代医疗方案等情况，并取得其书面同意；不宜向患者说明的，应当向患者的近亲属说明，并取得其书面同意。医务人员未尽到前款义务，造成患者损害的，医疗机构应当承担赔偿责任。

《侵权责任法》第五十七条：

医务人员在诊疗活动中未尽到与当时的医疗水平相应的诊疗义务，造成患者损害的，医疗机构应当承担赔偿责任。

《医疗纠纷预防和处理条例》第二章第十三条：

医务人员在诊疗活动中应当向患者说明病情和医疗措施。需要实施手术，或者开展临床试验等存在一定危险性、可能产生不良后果的特殊检查、特殊治疗的，医务人员应当及时向患者说明医疗风险、替代医疗方案等情况，并取得其书面同意；在患者处于昏迷等无法自主作出决定的状态或者病情不宜患者说明等情形下，应当向患者的近亲属说明，并取得其书面同意。

案例二

患者女性，77岁。主诉"阵发喘憋、气短2年，加重半月"，以肺炎、心力衰竭收入某市一家医院的急诊病房。患者入院后病情逐渐加重，出现少尿，血肌酐升高、喘息加重。对症治疗两周后未见明显效果，遂考虑进行血液滤过。在征得患者家属同意后行床边血液滤过，上机20分钟后患者出现血压下降、昏睡，经抢救无效死亡。

患者死亡1天后，其家属以医师告知不充分、未告知家属血液滤过会加速患者死亡为由，要求医院赔偿，并封存病历。

由于医生对患者的病情变化抢救记录不完全，且病情记录缺乏针对性，经调解给予患方高额赔偿后才使纠纷得到解决。

【问题】

如何评价急诊医生在治疗环节的沟通行为？

【解析】

急诊是抢救急、危、重症患者的主要场所,医务人员多重视抢救措施的及时性和有效性,易忽略医患之间的沟通。该案例中,急诊医生对症治疗两周后未见明显效果,遂考虑进行血液滤过,虽征得患者家属同意,但未就血液滤过可产生的各种风险充分告知,如医疗行为的效果、疾病的转归、相关并发症及医疗措施的局限性和危险性等情况,应尽可能详尽地告知患方,让其有心理准备。否则,在治疗过程中若患者意外死亡容易引发医疗纠纷。

知情同意不仅仅是一张表格,更是医患双方换位思考相互理解沟通的过程。要确保患者或家属的理解,合理的告知应由两方面组成:①医生向患者公开选择治疗方案或其他治疗措施的依据;②患者可以向医生提问,并能得到满意的答复。假如患者不同意医生推荐的诊疗计划,双方需要进行讨论或协商。在同情、真诚和尊重基础上形成的治疗方案,能促使双方建立相互信任的关系,并能促进知情同意的获得。因此,医患双方在疾病面前不应该是对抗的,而应该是一对战胜疾病的亲密战友。患者是医生最好的老师,医生是患者最佳医学诊疗决定的参考专家,但不是患者最佳治疗方案的决定者。由患者在综合权衡自身的各方面承受能力之后,最终采取一个更全面可行的治疗方案。

急诊住院病历书写要规范,抢救记录在 6 小时内应及时补记,否则一旦发生医疗纠纷,则处于非常被动的状态。

> 知识点
>
> 是否获得患者及家属真正的"知情同意",主要在于医务人员履行告知义务后是否能取得患者及家属的有效承诺。患方的"知情同意"对应着医方的"告知义务"。"同意"是患者在充分理解相关信息的前提下,自愿作出理智的决定。如果医务人员未尽充分的说明义务和/或没有取得患者及家属自愿和理智的同意,都会构成患者及家属对治疗方案知情同意权的侵害。
>
> 因此,急诊治疗环节拟定治疗方案时,要达到上述要求,就一定要事先了解影响医患双方达成共同协议的因素。
>
> 1. 患方　患者及家属常常隐蔽自己的观点。原因有:①担心被医生看不起;②被医生的负面反应所吓倒;③希望医生是否会再多告诉他们一些信息;④因情绪反应听而不闻(闭上耳朵停止倾听);⑤忘记提问;⑥害怕知道病情及预后真相。
>
> 2. 医方　医生没有换位思考。原因有:①不了解患者或家属看待疾病的方式或观点;②没有解释清楚,仅用医学术语而不辅以通俗易懂的语言进行解释;③没给患者及家属提问的机会;④经常打断患者及家属的谈话;⑤没有核实患者及家属的理解。
>
> 在治疗环节需掌握一定的沟通技能,针对所采取的不同治疗方法、各种方法的疗效与风险、不接受该项治疗的后果等,详细、具体地告知患者及家属,在相互理解达成有效沟通的基础上履行的签字手续,才具有真正的法律保护效应。

【相关法律法规】

《医疗事故处理条例》第八条:

医疗机构应当按照国务院卫生行政部门规定的要求,书写并妥善保管病历资料。因抢救急危患者,未能及时书写病历的,有关医务人员应当在抢救结束后 6 小时内据实补记,并加以注明。

《医疗纠纷预防和处理条例》第二章第十三条:

医务人员在诊疗活动中应当向患者说明病情和医疗措施。需要实施手术,或者开展临床试验等存在一定危险性、可能产生不良后果的特殊检查、特殊治疗的,医务人员应当及时向患者说明医疗风险、替代医疗方案等情况,并取得其书面同意;在患者处于昏迷等无法自主作出决定的状态或者病情不宜向患者说明等情形下,应当向患者的近亲属说明,并取得其书面同意。

《医疗纠纷预防和处理条例》第二章第十五条:

医疗机构及其医务人员应当按照国务院卫生主管部门的规定,填写并妥善保管病历资料。

因紧急抢救未能及时填写病历的,医务人员应当在抢救结束后 6 小时内据实补记,并加以注明。

任何单位和个人不得篡改、伪造、隐匿、毁灭或者抢夺病历资料。

案例三

患者男，60岁，因"急性上消化道出血，十二指肠溃疡"入住抢救室。10年前曾因消化道出血，于当地医院检查确诊为十二指肠溃疡出血，并行胃大部切除术＋毕氏Ⅱ式吻合术。术后至今患者仍反复出血多次，胃镜显示吻合口溃疡，其间曾行钛夹止血。患者本次发病后医方采取积极常规心电监护、抑酸、止血、支持治疗及相关检查。第二天夜间患者心悸，出汗，查血压90/60mmHg，肠鸣活跃，复查血常规（血红蛋白72g/L），考虑消化道再出血，拟给患者输悬浮红细胞，患者拒绝。当夜由于凌晨3点未请消化科会诊实施内镜止血，仍以保守治疗为主。第三天病情相对稳定，但患者于下午7时晕厥1次，伴有鲜血样便，量约200ml，出汗，血压92/48mmHg，急请消化科医生行急诊胃镜，见吻合口溃疡，表面血管裸露，血液喷出，无法内镜下止血，请普外科急会诊，行手术治疗，术后患者恢复良好。但患者半年后却以"医疗损害赔偿"为由将该院急诊科诉至法院，司法鉴定结果为当患者血红蛋白下降时，未及时行胃镜诊治，失去了内镜下止血的可能性，在一定程度上延误了治疗，给患者增加了痛苦及经济负担，建议医方承担共同责任。

【问题】

急诊医生如何避免上述情况的发生？

【解析】

1. 由于疾病的复杂性、不可预测性，医学是一个风险很大的行业。急诊医生要时刻具有很强的"危机意识"，针对患者的疾病现状、疾病发展的可能趋势及预后要有一个大致的评估和预见。在急诊，很多急症发作之初病情并不危险，只是在病情加重之后才威胁生命，常常令医生猝不及防。

2. 急诊医生千万不要有侥幸心理，要有高度的责任心，严格遵守诊疗常规，主动履行告知义务，尊重患者及家属的选择权利，并进行书面谈话和签字。

3. 在制订治疗方案时，一定要让患者或家属参与到决策过程中。急诊医生需要向患者或家属提供建议和选择而不是指令，同时也可以鼓励他们提出自己的意见和建议，避免患者和家属心中可能已经有了其他选择而医生没有考虑到。要记住，许多患者或家属不愿意直接向医生表达他们的看法，需要医生帮助他们克服一定的困难，使其有勇气陈述自己的观点和看法。如本案例中，发现消化道有活动性出血，可以主动与患者或家属一起探讨治疗方案，并告知相应的风险和益处。重视患者和家属的优先选择权，医生只可以辅助决策。主动沟通是为了实现"对疾病共同的理解，达成一致"而采取的积极措施，最大限度地避免医疗纠纷的发生。

知识点

急诊医生在治疗环节的沟通中应时刻做到以下几点。

1. 独具慧眼，识别潜在危险。

2. 抓主要矛盾，请关键科室会诊。

3. 主动履行告知义务，尊重患者及家属的选择权利。

4. 熟练掌握急诊治疗环节沟通流程和技能。

医患沟通是一个过程，其本质在于理解、信任和帮助。在急诊沟通环节中，我们简单提出了一些相应的具体实施步骤，有条不紊；但在临床实际工作中，由于时间是有限的，很难面面俱到，要注意不能生搬硬套。只要我们树立"以患者为中心"的医患沟通模式，不断接受系统的规范化培训，加强训练沟通技能，设身处地找到医患的共同关注点，才能在实践中熟能生巧，灵活应用，增进关怀，赢得信任，解决好急诊临床医患关系的实际问题。

【相关法律法规】

《医疗纠纷预防和处理条例》第二章第十条：

医疗机构应当加强医疗风险管理，完善医疗风险的识别、评估和防控措施，定期检查措施落实情况，及时消除隐患。

《医疗纠纷预防和处理条例》第二章第十三条：

医务人员在诊疗活动中应当向患者说明病情和医疗措施。需要实施手术，或者开展临床试验等存在一定危险性、可能产生不良后果的特殊检查、特殊治疗的，医务人员应当及时向患者说明医疗风险、替代医疗方案等情况，并取得其书面同意；在患者处于昏迷等无法自主作出决定的状态或者病情不宜向患者说明等情形下，应当向患者的近亲属说明，并取得其书面同意。

（曹素艳）

推荐阅读资料

[1] JONATHAN S. 医患沟通技巧. 2版. 杨雪松, 译. 北京：化学工业出版社, 2009.

[2] 刘惠军. 医学人文素质与医患沟通技能教程. 北京：北京大学医学出版社, 2011.

[3] 孙绍邦. 医患沟通概论. 北京：人民卫生出版社, 2006.

第四章　内科医患沟通

第一节　内科医生工作特点和患者特征

一、内科医生的工作特点

内科医生的形象往往与沉稳、优雅、敏锐、知识渊博等词汇联系在一起。作为一名内科住院医师，了解内科工作的特点，对形成良好的职业习惯，进而培养良好的职业素质非常必要。内科医生与其他科室医生最显著的不同，就是会面对更多的诊断和鉴别诊断，而应对疑难杂症和处置突发紧急情况就是对内科医生的考验。

除了丰富的临床知识和娴熟的临床技能之外，敏锐的洞察力、必要的社会心理学知识、巧妙的沟通方式与技巧，是内科医生必须具备的能力。其中，内科医生更要注意沉稳的工作态度，这是一种重要的非言语沟通技巧，不仅可以稳定患者和家属的情绪，增加其治疗疾病的信心，更能促进医患双方互相尊重和信任，以利于诊治中的合作。"有时是治愈，常常是帮助，总是去安慰。"这句话很好地诠释了内科医生的作用。医者需要通过沟通使患者降低对治疗的过高预期，同时也要给患者以精神支持和与疾病抗争的信心。让患者和家属体会医生思维的缜密和做事的严谨，这是取得患者信任、提高患者对治疗的依从性的重要手段，自然会产生较好的医疗效果。

总之，内科医生应该是一位衣着得体、温文尔雅、知识渊博的学者，同时也是和患者及其家属分享诊断与病情分析的有效沟通者，更是一位沉稳、敏锐，能够运筹帷幄的决策者。

二、内科患者的心理特点

内科疾病大多属长期慢性病，很难彻底治愈，治疗手段往往也只能控制病情进展，改善生活质量，这与患者"彻底根除疾病"的愿景有一定差距。同时，内科患者平均年龄较高，并发症较多，病情较复杂，制订治疗决策时需要兼顾的环节较多，在沟通中需要解释的细节也较多。随着社会、科学的进步及医学模式由单纯的生物医学模式向现代的生物 - 心理 - 社会医学模式的转变，很多内科疾病的二级预防已不再局限于针对疾病本身和改善症状，而有了更高层级的追求。提高生活质量、改善预后、改变不良生活习惯、铸造健康生活方式已经医患共同追求的重要目标。

1. 依赖　慢性病患者需要定期随访。对长期接触的医生，患者容易产生依赖，对其言听计从；甚至同样的处方药物或疗法，因开具的医生不同，仅因患者的心理暗示作用而加强或减弱临床效果。因此，被依赖的医生及其他医生都要特别注意自己的言行，因为自身不经意的话语很可能会导致患者的误读，使患者产生对疾病和治疗理解上的误区。

2. 焦虑　焦虑使人感到紧张、不舒适、忧虑和脆弱，这是慢性疾病患者在长期治疗过程中，尤其是在急性加重期或因疾病导致某方面生理功能逐渐下降的过程中常常体会到的感受。患者往往会不自觉地启动心理防御机制，借此减轻疾病造成的焦虑体验。这种患者潜意识里会回避一些现实情况带来的负面情绪，表现出一些难以理解的行为，而防御的主体有时会由疾病移向医生，也就是所谓的讳疾忌医。针对这种貌似"轻视"疾病甚至否定疾病的状态，医生需要通过通俗的语言甚至举例（一般为积极正面的例子）等方式，让患者更易于接受目前的疾病状态。对于一些慢性病患者，医生可以鼓励或帮助他们建立"××病之家"，定期组织病友们聚会、讨论、现身说法、科普宣教等，往往能产生比较好的效果。由于家庭在患者疾病的发生发展，特别是治疗、保健和康复中发挥着重要作用，医生还要积极发动家属，共同参与到说服、监督、管理患者的体系中。当患者出现上述焦虑情绪时，家属及经治医生应及时发现，妥善处理，否则焦虑进一步进展就会出现抑郁或恐惧。

3. 抑郁 抑郁指情绪低落、悲观、自我评价降低、自身感觉不良、对日常生活缺乏兴趣，甚至消极厌世。抑郁情绪除了导致患者对自身疾病的不理解外，也会产生负面的家庭及社会影响，同时家庭因素和社会因素也会影响抑郁情绪的发生、发展及转归。例如，慢性病治疗周期长、花费大，患者家庭经济负担加重，且有些慢性病可能导致生活质量的下降，使患者感觉成为家人和社会的负担，很容易出现抑郁。当出现抑郁状态后，就可能产生躯体上的各种症状，有时是主观强化的基础疾病相关症状，有时是一些新发症状，诸如心悸、出汗、失眠、头痛等。如果不能正确判断，就会错误地认为是基础病加重或并发症。如此不仅会加重患者的焦虑抑郁情绪，而且还要再次进行一系列检查诊断流程。所以，正确识别患者可能合并的抑郁状态，并在必要时应给予干预非常重要。

三、内科患者的行为特点

患者患病后生理和心理都处于一种非正常的应激状态，这种应激状态与疾病本身的严重程度及患者的心理素质都有一定关系。由于与熟悉的环境脱节，大部分时间患者都在考虑与疾病相关的事宜，所以对住院环境、医护人员的服务态度和质量、自身生理需求（如饮食、作息、锻炼康复）等的要求就会凸显出来。同时，因为病情的不同，患者的生理需要也不尽相同，有些患者需要少食多餐，而另一些患者需要低盐低脂饮食；有些患者需要绝对卧床，另一些需要早期下床活动。在医疗实践中，不但要争取满足这些不同的需求，还要熟悉其产生的原因，并能向患者及家属讲解清楚。

除了上述基本的生理需求外，对于患者及家属，与自身疾病相关的准确信息是他们最为迫切了解的，包括了诊断结论、治疗方案、预后结果、康复指导、医疗花费等。患者和家属希望及时准确地从医生那里获取这些信息，并有机会能与经治医生讨论这些信息，以期作出最适合个体患者的恰当方案。

第二节 入院环节沟通

入院时，患者往往抱有较高的治疗预期，希望得到更多的关爱和照顾，希望接受更有经验的医师管理，希望得到更好的住院条件等。因此，充分了解患者入院时的心理行为特点，并知晓患者对于治疗结果的期望值，明确并掌握入院过程中与患者沟通所需的技能、注意事项、医学伦理和法律法规的运用原则，这对建立相互信任的医患关系非常重要。

案例一

张女士 88 岁高龄的父亲因"间断咯血半年余"于门诊就诊，通过完善胸部 CT、电子支气管镜等相关检查，以"肺癌Ⅳ期"收入院。年轻的主管医生小刘来到床旁，面带笑容，热情地向患者询问："您好！您哪里不舒服吗？"患者因自己罹患肺癌情绪低落，没有回答医生的问话。刘医生以为患者耳背，所以提高了说话的音量，但患者仍未回答。刘医生面露不悦，转而向患者女儿张女士说道："怎么回事啊？听不见我说话吗？老人也不能没礼貌啊！"张女士连忙低声道歉："医生，对不起！我父亲心情不好，他在门诊做了检查，医生说是肺癌晚期，请您多包涵！"刘医生听到张女士的解释，立刻理解了患者的心理，他态度温和地对患者说："老人家，晚期肺癌已经没有手术机会了。像您这么大年龄的老人，一般来说，也不可能化疗了。也就是说，住院也没什么积极的治疗了。"张女士听到刘医生这番话勃然大怒："你是说我父亲住院也没用了吗？我们就只能等死了吗？你是什么大夫，有没有人性啊！你这个冷血动物，我要投诉你！"

【问题】

1. 本案例中，刘医生接诊时对待患者的态度是否合适？
2. 刘医生与患者的沟通方式存在什么问题？

【解析】

1. 在患者入院之初即建立互相信任的医患关系，这对于随后的诊疗过程极其重要的。快速

ER-4-2-1
入院环节沟通
（视频）

取得患者的信任是一种工作能力的体现，而掌握这种能力需要在临床实践中不断地学习和总结。对于医院这个特殊的公共场所，患者往往会产生较为复杂的心态。一方面，患者期待能够早日入院，缓解病痛，治愈疾病；另一方面，在中国人的传统观念中，医院给人的直观印象充满了未知和凶险，患者对于医院会产生一种本能的排斥。在这种前提下，建立良好的医患关系能够在很大程度上安抚患者的紧张、不安甚至恐惧。

2. 在本案中，患者为肺癌晚期，不仅要忍受疾病所带来的躯体病痛，还要承受巨大的心理压力。对于此类患者，医生过于热情的态度反而会给患者带来一种负面的心理感受，认为医生没有理解并体会自己目前正在承受的痛苦；而诚恳和蔼的态度、亲切温和的语气则可以充分体现出医生对患者的尊重。刘医生并未在第一时间向患者做自我介绍，在患者无回应时面带愠色、不够耐心；在得知患者疾病后，与患者的交流措辞不当。一系列的沟通障碍使患者家属产生了误会。如果刘医生在接诊时能注重沟通技巧、避免上述问题，就不会引发纷争。

3. 学习一些有效的沟通技巧和医学伦理原则，可以帮助我们在患者入院时即与其建立起充分理解和信任的医患关系。常见的沟通技巧包括倾听、接受、肯定、澄清、提问、重构、鼓励、代述等。

知识点

1. 同理心　医生要有耐心、爱心、责任心、同情心、包容心，态度诚恳和蔼、语气亲切温和，使患者感受到关切和重视，达到共情目的。

2. 语言通俗易懂　避免使用患者难以理解的医学术语，要有层次、有目的、按顺序地询问，确保病史采集的真实、全面和客观。

3. 倾听技巧　用心倾听患者叙述，并适时予以回应，对方言、俗语要细心领会，以免在病史采集过程中出现谬误和遗漏。

4. 职业素质　遵守医生职业道德，既要对患者隐私予以保密，设身处地为患者着想，充分体谅患者入院时抱有较高的治疗预期及希望得到更多的关爱和照顾的心理；也要有医学伦理概念，特别是在患者提出一些不符合他人利益的要求时；要运用倾听、共情等技巧，耐心解释，获得与患者的共识。

案例二

75 岁的赵先生因"双下肢麻木 3 月余"辗转于多家医院门诊，做了一系列检查都无法明确病因。饱受病痛折磨的赵先生来到北京某三甲医院入院治疗。办好住院手续后，一位穿着拖鞋的男医生来到床旁向赵先生做自我介绍："您好！我是您的主管医生，我姓张，您可以叫我张大夫。您是赵先生吧？和我说说，您哪里不舒服啊？"赵先生看到张医生穿着拖鞋上班，第一感觉就是他不太认真，不过一番自我介绍后觉得张医生还比较随和，所以开始向他讲述 3 个月来在外院的诊治经过，并将相关检查拿给张医生。张医生随口说了一句："来了我们医院，都要重新做检查，外院的结果没有用，我不看了。"这时，张医生的手机响了，他走出病房接起了电话，赵先生心有不快，只好中断了叙述。大约 10 分钟后，张医生结束了通话，赵先生继续讲述病史。因年纪较大，赵先生的记忆力和表达能力下降，有些内容重复叙述，有些诊疗又记不清楚。张医生皱了皱眉，不耐烦地说道："您能抓重点说吗？太啰嗦了！要是患者都像您这样，我一天就什么都别干了！"听到张医生这几句话，赵先生非常愤怒，和张医生大吵起来，并将张医生投诉到医务处。

【问题】

1. 上述案例中，张医生自身及与患者沟通时存在哪些问题？

2. 如何有效避免以上矛盾的发生？

【解析】

1. 医务人员应衣着整洁、仪表端庄、修饰自然、举止大方，这样可以使患者产生信任感、安全感，愿意与其沟通。张医生不应该在工作时穿拖鞋，这样会给患者及家属留下不庄重、不严谨、不认真的印象。在询问病史的过程中，张医生不应该长时间接听非工作电话，如遇特殊情况，应事先向患者做好解释工作，并尽快结束通话。对于赵先生提供的外院的辅助检查结果，张医生应认真研读而不是置之不理。

2. 赵先生叙述病史缺乏重点、条理性差、赘述明显，张医生应有足够的耐心倾听，不能对患者表现出厌恶、嫌弃和不耐烦，并且应在适当的时候对赵先生加以引导，使患者能够按照医生的思路进行叙述，从而在较短的时间内获得更多、更有价值的患者资料，提高问诊的效率。如果张医生能够在沟通中把握细节、运用技巧，就可以避免与患者之间的矛盾。

3. 入院环节沟通即要形成良好医患关系。患者入院之初，医生开始问诊时，首先要与患者建立初步关系，确认就诊原因。收集信息时，医生提供问诊的架构，与患者探索问题并了解其看法，一定要认真倾听患者的叙述并保持足够的耐心，在这个过程中，要进一步与患者发展友好关系，共同决策。

知识点

1. 沟通基本技巧　着装、体态、肢体语言和语言、沟通所选择的环境与氛围等，都应该在沟通前做好充分准备。

2. 沟通前准备　尽快获知患者的个性、表达能力及心理状态，并及时调整沟通技巧，以保证沟通的继续。

3. 注重沟通效果　沟通的实际效果往往体现在患者满意度、依从性及身体恢复情况三个方面，良好的沟通会有效地促进患者的康复。

案例三

75 岁的张先生因"慢性咳嗽、咳痰 10 年，咳嗽、咳痰加重伴呼吸困难 3 天"就诊，门诊初步诊断为"慢性阻塞性肺疾病急性加重"收入院。张先生在老伴及儿子的陪同下乘车到达医院，进入病房时已经是气喘吁吁满头大汗。接诊护士看到老人喘息的样子及稍显发绀的口唇，立即通知了管床医生。接诊的住院医师王医生马上来到床边，扶着张先生坐在床旁，一边协助护士连接好吸氧管路，一边自我介绍道："您好！我是您的主管医生，我姓王。"患者儿子见到王医生，赶紧说："您快看看我父亲，这会儿憋气又重了，您赶紧给用上药处理一下。"老张看到医生来了，就招呼着老伴把门诊病历记录和既往的病历资料赶紧拿出来交给医生，然后喘息着和王医生说："王医生，您好，我就是咳嗽、咳痰、喘的老毛病又犯了，刚才上楼就喘得更厉害了。"王医生见状忙接过资料，并轻轻拍拍老张的手臂说："您别着急，先休息一下，吸吸氧，我先看看您以前的资料。这次是什么情况，怎么不舒服，可以让您家里人先和我说说，您可以再补充。"说着迅速浏览了老张的门诊病历记录及既往的肺功能和胸部 CT 结果，同时听了老张老伴对于患者近 3 天症状及用药的陈述。有了初步判断后，王医生对老张说："老先生，您的情况我大致有了了解，我先给您做一下查体，然后根据您之前的情况给您把雾化做上，等情况缓解些，我再详细问问您的情况好不好？"这时责任护士已经将血压计、听诊器、脉氧饱和度检测仪等准备好。王医生一边熟练地查体，一边再次安慰患者及家属。随着吸氧、雾化支气管扩张剂等简单处理的施行，老张的喘息憋气症状逐渐缓解，老伴和儿子焦虑的心情也逐渐平复，老张不由得和家人说："这次真是遇到个好医生，又麻利又靠谱，我刚住进来都觉得好了很多了。"

【问题】

1. 上述案例中，王医生在与患者沟通时遇到了哪些困难？

2. 王医生在接诊患者时能够做到良好沟通，迅速与患者及家属建立信任的基础是什么？

【解析】

1. 患者入院之初，以接诊医生为代表的诊疗团队和患者及家属之间是彼此陌生的。对于患者来说，陌生的不只是医生护士，还包括环境；同时患者还承受着病痛的折磨，并怀有对未来治疗的惶恐。所以，接诊之初，医生应该通过自我介绍及对患者背景信息的问询，迅速建立友好、平等、互相尊重的医患关系。同时通过专业细致的问诊、熟练的查体手法等树立专业形象，取得患者的信任。在此例中，接诊的患者入院时病情较为严重，医生需要通过简短问诊和查体给出初步处理，边诊治边补充问诊，这对医生的专业素养是个考验。另一方面，因患者病情重，急需相关处理，患者及家属的心情势必极其焦虑，如果此时像寻常接诊一样详细询问病史，忽略患者病情，对家属的诉求不能及时给出回应的话，就很难建立专业形象，更不可能获得患者及家属的信任,还可能加剧家属焦虑急躁的情绪,造成双方之间的矛盾。

2. 本案例中,王医生专业技能过硬,接诊后对患者病情做出了迅速的判断和相应的处置,同时通过语言安慰和肢体动作(协助护士连接吸氧管路和轻拍患者手臂)等构建了良好、和谐、信任的沟通氛围,让患者及家属感受到医生的关切和专业。团结且专业的团队对于建立良好的沟通机制会事半功倍的效果,此案例中接诊护士的专业协作同样功不可没。

知识点

1. 沟通基本技巧　着装、体态、肢体语言和语言及沟通所选择的环境与氛围都应该在沟通前做好充分准备。

2. 关注患者感受　良好的沟通要基于对患者的关爱和过硬的专业基础,还要能对患者病情做出及时正确的判断,并基于现场情况调整沟通的节奏和内容。

3. 团队合作　良好有效沟通的建立需要有相对舒适的环境和恰当的氛围,更重要的是有团结且专业的团队的支持。

第三节　治疗环节沟通

治疗环节沟通,特别是肿瘤患者的治疗环节沟通,对患者依从性、治疗效果和医患关系至关重要。了解肿瘤患者及家属的心理行为特点,掌握就治疗措施及效果方面的沟通技巧,掌握治疗效果未达到患者家属期望时与其沟通所需技能和注意事项,可缓解患者及家属的焦虑情绪,和谐医患关系,避免医疗纠纷。

案例一

患者袁某,男性,65岁,经医院确诊为非霍奇金淋巴瘤。经4个疗程标准方案化疗后,肿瘤缩小效果不满意。

王医生:"老袁,咱们已经完成了4个疗程的化疗了。昨天的PET-CT结果出来了,肿瘤没小多少,效果不好。"

患者立刻面色大变:"我自己摸着脖子上的包小了啊,怎么会没效果呢?"

王医生:"这不报告上写着呢,肿块较前无明显缩小,就是效果不好。"

患者:"啊!那我不是没治了,完了完了,没希望了,我才刚退休就得了这病,还治不好,我怎么这么倒霉。"

患者女儿看见老父亲的情绪波动,立刻激动起来,大声质询道:"没效果?那开始化疗的时候你说这个类型用这种特效药没问题的,现在又说没效了。我们罪也受了,钱也花了,病也没治好,你得给个说法。"

王医生:"医学是门科学,不是说包治好的,我们给你父亲选的是最好的方案,但是再好的方案也有一部分患者效果不好,现在看来你父亲就是属于这种效果不好的。再说,开始治疗时跟你们说问题不大,也没说肯定百分之百能治好吧。"

患者:"医生,我是不是治不好了,我是不是只能等死了?"

患者女儿:"那你为什么不早跟我们说效果不好,这治疗快半年了,你现在说效果不好,这不是耽误病情吗?"

王医生:"这种病的常规就是4个疗程后评估病情,早跟你说也没到时间,那时候也没法判断有效没效啊。"

患者女儿:"那你现在说怎么办吧,我们是不是就只能回家等死了?"

王医生:"我没这么说啊,还是有办法的,一线方案治疗效果不好的话,还有二线方案可以选择,也不是没有希望的。"

患者女儿:"你必须保证什么二线方案管用,要不然我跟你们医院没完。"

王医生:"哪个医生也不敢给你保证,要不你再想想,想好了签字,我们再上化疗。"

【问题】

1. 上述案例中,患者因感觉治疗效果不佳而导致沟通障碍,医生因如何与其沟通?

2. 肿瘤患者治疗效果不满意,医生应如何让患者及家属冷静接受坏消息?

【解析】

肿瘤患者与医生都期待好的治疗效果,但实际情况不一定尽如人意。患者及家属对治疗效果有着自己的理解,因此可能出现一些误解而产生医患矛盾。恶性肿瘤的治疗都是风险高、花费多的,因此在治疗前应充分告知。当告知坏消息时,患者家属往往会表现出比较强烈的情绪反应,这时医生一定要体现共情,让家属有机会宣泄和抒发情绪,并了解家属此时的需要,让其感受到医生的支持。

1. 在上述案例中,医生首先要对患者及家属表示理解,平息其焦虑,这样家属才容易坐下来与医生交流沟通。然后进一步说明,"肿瘤缩小不满意说明您对于常规的治疗方案不像其他患者那么敏感,但是和诊断时比起来还是有一定程度的缩小,接下来还可以选择二线、三线的治疗方案。"

2. 在告知患方治疗风险时应强调科学的告知,既要说清楚治疗的风险,又不至于对患者及家属造成过重的心理压力及其他负面影响。基本原则是:如实充分、通俗明确、合理适度。由于肿瘤治疗的特殊性,开始治疗时医生就应该坦诚地与患者家属说清楚,让其理解肿瘤治疗方案制订的过程、目的、可能出现的结果,包括好的结果和不好的结果。在治疗过程中,及时与家属沟通病情的细微变化。通过及时多次的沟通,患者家属对于治疗效果不满意这类坏消息就比较容易接受,而不至于因为不理解造成医患纠纷。

知识点

言语沟通的应用

1. 倾听　指主动性倾听,在倾听的过程中给予患者言语和非言语性回应,如点头和回答"啊,是这样的"等。医生应以积极主动的态度耐心倾听患者及家属的陈述,在倾听的过程中,一定要认真领会患者及家属的需求与疑惑,这是真诚的表现。当患者及家属比较焦急时,如果医生的态度冷淡,患者的心理压力会更大,甚至对医生的工作产生怀疑。因此,在与患者及家属沟通时,医生一定要精力集中,热情认真地听取患者所需,使患者对医生产生信任感。

2. 说话的方式　注意语气、语调。说话的方式不恰当也会影响到说话的效果。医生在诊疗过程中经常会遇到不同类型与性格的患者,此时就需要在服务中恰如其分地运用好语气、语调、语音,并掌握好说话的方式,从而拉近患者与医生之间的距离。

3. 肢体语言　肢体语言沟通主要是指非言语性沟通,包括面部表情、目光、身体姿势、动作等。在会谈信息的总效果中,词语占7%,音调占38%,而面部表情和身体动作占55%,后两者都是非言语性沟通方式。在医患交流中,医生若能准确理解、认识并运用肢体语言,对提高医患交谈效率有重要的价值。

案例二

患者李某,因"颈部包块5个月"就诊,经淋巴结活检病理诊断为非霍奇金淋巴瘤,收住院进一步治疗。

张医生:"您好,病理报告显示您是淋巴瘤,这种病属于恶性肿瘤,需要联合化疗。"

患者开始变得紧张起来:"我身体向来很好,不过是脖子上长了几个包块。会不会是报告错了?你们再给我复查一遍吧。"

张医生:"不会错的,从这份报告里的免疫组化结果来看,这是典型的淋巴瘤,类型是弥漫大B细胞型。"

患者:"那是什么类型呢?"

张医生:"淋巴瘤有很多种病理分型,您这种算是侵袭性的。"

患者更加迷茫了:"什么是侵袭性的?"

张医生:"怎么说呢?您知道曾经的新闻联播主持人罗京吗?和他是一个类型。"

患者大惊失色:"死……死了的那个?"

张医生迟疑了一下:"没错。"

患者顿时无语,面色惨白。

张医生无奈:"请您的家属进来吧。"

家属(患者的妻子)进入诊室,紧张地坐在患者旁边。

张医生:"您丈夫得了淋巴瘤,需要联合化疗。"

家属:"啊,这病好治吗?"

张医生:"诊断明确后就要尽快化疗,但化疗不能治愈,最好再做自体造血干细胞移植。"

患者:"为什么不能手术切除,是到晚期了吗?不,我不想死,我还有好多事情要做。"

家属:"张医生,我才刚怀孕,他可是我们家的顶梁柱啊。"

张医生:"不是这样的,从目前检查结果来看,您的疾病分期属于早期。别担心,淋巴瘤的总体疗效还是很乐观的。"

患者稍微放松了些。

张医生:"联合化疗目前是这种疾病的标准治疗,但化疗药物在杀伤肿瘤细胞的同时,也会损伤正常细胞。所以可能会出现一些副作用。"

患者:"哦,副作用有哪些呢?"

张医生:"最常见的有恶心,呕吐,发热,还可能脱发,皮肤色素沉着等。"

患者:"啊?这么多。"

张医生:"我们有预防措施,并且会在化疗中密切监测,大多数毒副作用都能控制,别担心。"

患者:"好的,我配合治疗。"

【问题】

1. 一次性告知疾病诊断和治疗计划是否可行?张医生所举的例子是否恰当?

2. 对于恶性肿瘤患者,应如何传递坏消息?

ER-4-3-1
治疗环节沟通
(视频)

【解析】

1. 由于大多数肿瘤无法根治,肿瘤患者面临着一系列的社会心理危机,承受着巨大压力。本案例中,主管医师未从患者角度出发,忽略了患者及其家属的感受,在一开始就使会谈气氛变得紧张,没有很好地共情。将疾病诊断和治疗计划不分时机地一次性告诉患者也是不可取的,会加重患者的焦虑。医生所举得例子不恰当,这种不积极的例子会对患者产生了消极的影响。后期谈话中,张医生在讲解化疗和副作用时措辞尚得当,和患者沟通顺畅,一定程度上取得了患者信任。

2. 针对肿瘤患者沟通化疗方案的沟通技巧和原则 化学治疗是肿瘤的主要治疗手段之一。由于化学治疗疗效的不确定性和化疗可能产生的毒副作用,大多数患者会有明显的焦虑和抑郁情绪,良好的医患沟通能使医患互相理解,使患者情绪稳定,全面了解医生的治疗计划,进而配合医护人员的工作。如果医患沟通有限,患者就不能充分了解化疗药物和不良反应的相关信息,会加重患者的焦虑和恐惧心理。同时,化疗的疗效和其不良反应与患者心理有一定关系,如果恐惧情绪处理不当,会影响疗效,甚至导致治疗中断。

医生在沟通过程中应注意语言交流技巧,时刻保持倾听的状态,明白患者的感受和语言背后的含义,消除患者顾虑,体现出共情。应重视从以下几方面与患者进行沟通。

(1)目的明确:化疗前医患沟通的目的是帮助患者正确认识疾病,改变过去不正确的认知和态度,帮患者树立战胜恶性肿瘤的勇气和信心。但应注意的是,医生不应该将疾病诊断或治疗计划不分时机地一次性告诉患者,而应根据实际情况循序渐进多次沟通,以减轻患者的焦虑。可选择积极的病例示范,如请同病房做过化疗已恢复良好的患者现身说法。

(2)注重细节:化疗前医患交流的主要内容是向患者讲解化疗的目的、过程和预期效果,真实客观地向患者介绍化疗的细节和实际过程,使患者充分做好化疗的心理准备,一方面消除其紧张恐惧的情绪,另一方面能使其积极配合化疗方案的实施。

（3）耐心解释：化疗期间患者要忍受肿瘤和化疗副作用的双重痛苦，医生应积极处理化疗副作用，同时耐心地做好解释工作，听取患者内心的需求，帮助患者克服化疗副作用带来的身体上的不适和不良情绪。加强对症支持治疗，尊重患者意见。

（4）化疗结束后的医患沟通：向患者充分解释肿瘤治疗的特点和复发风险，使其配合医生定期复查。防止患者盲目乐观，也要帮患者克服担心焦虑的情绪。医生可充分与患者沟通，帮助发挥患者的主观能动性，请患者共同参与治疗计划的安排和化疗结束后的生活安排，定期随访，提前准备各种应对策略。

知识点

1. 诊疗商榷　指医生与患者及其家属商榷诊治方案。对于肿瘤患者，诊治方案是患者和家属都非常重视的，医生对此环节应给予高度重视。

2. 风险预判　任何诊治都有不同程度的风险，医生应对可能出现的预后、合并症等有充分的计划，并采用合适的方式告知。

3. 生物 - 心理 - 社会医学模式　对患者给予"全人"理念的关注，应用主动倾听和鼓励沟通等技巧探究患者的真实意愿，应用职业精神的原则关注患者的心理感受。

案例三

患者李某，65 岁，男性，2 个月前因"冠状动脉粥样硬化性心脏病，急性下后壁心肌梗死"入心脏重症监护室（CCU），行急诊冠状动脉造影为三支病变，急性期内因顽固心肌梗死后心力衰竭，置入主动脉内气囊反搏泵（IABP），住院期间间隔 1 周分两次置入了 4 枚支架，在 CCU 监护治疗 2 周。在医生、护士的努力和家属的积极鼓励下，患者逐渐好转，转入普通病房康复，一共住院治疗 3 周后出院回家。出院时医生向家属交代病情仍较重，需要密切随访和观察。出院后规律服药，患者老伴特意在患者出院后第一次门诊复诊时到 CCU 来表示感谢。

时隔 2 个月的深夜，患者再发胸闷憋气，凌晨 0：30 再次经急诊收住 CCU，诊断"心力衰竭"，值班医生给予对症药物治疗后至早晨症状明显好转，白天可以平卧和正常进食，家属于下午探视后返家，夜间病情尚平稳。第 2 天清晨 7：15 患者在早餐之后突发意识丧失，心电监护显示室颤，经积极电除颤、心外按压、气管插管机械通气及药物治疗后，心跳未能恢复。与此同时值班医生电话联系了家属告知病情恶化，请家属即刻赶到医院。CCU 主治医生 7：50 到达病房时，值班医生护士正在抢救，刚刚赶来的患者老伴和一子一女焦急地围聚在 CCU 门口。夜班医生向主治医生汇报了突发病情变化。主治医生了解情况之后，一边安排继续抢救，一边走出病房到谈话间，准备向家属告知病情。患者家属当时并不知道患者心跳已经停止，其老伴在两名子女的搀扶下，满脸紧张和害怕，央求医生积极抢救。主治医生看到此情此景没有立刻告知他们患者心跳已经停止，而是说："患者病情恶化，我们正在积极抢救。"然后返回病房内继续指挥抢救，20 分钟后再次到谈话间，表情凝重；此时家属的情绪由紧张害怕转为激动悲痛，主治医生这才告知："患者心跳已经停止，我们还在努力抢救。"患者老伴当即瘫软在地，主治医生和患者的一子一女一起将她扶到椅子上坐下，扶着患者老伴的肩膀说："我们不会轻易放弃，一定争取最后一线希望。"患者的女儿泪流满面地陪伴着母亲，患者的儿子相对冷静，站立一旁劝慰母亲和妹妹。主治医生再次返回 CCU，再 20 分钟后走出，告知家属经积极抢救患者没能恢复心跳，宣布临床死亡。三位家属即刻悲痛欲绝，主治医生请相对冷静的患者儿子搀扶母亲到患者床旁与之告别，患者老伴忍不住号啕大哭。主治医生轻声安慰她说："老李心梗后这几个月，您一直非常辛苦地照顾他，上次住院他没少受罪，还好在您和孩子们的支持下恢复得还好。可是心脏病的特点是反复发作，非常突然。不过他走的时候是突发心搏骤停，没有痛苦。"患者老伴虽然很悲痛，但还是含泪点点头。尽管父亲突然去世，患者的儿子和女儿还是向在场医护人员表示了感谢。随后主管医生跟患者的儿子签署了与死亡相关的文书。

【问题】

1. 一次性告知坏消息还是分次过渡告知？

2. 心脏病患者猝死的坏消息如何告知？

【解析】

1. 心脏病具有突发性，尤其是心肌梗死后的患者，随时可能猝死。对于疾病的严重性和突发性，要在平时的医疗工作中反复告知家属。本案例中，在第一次住院治疗好转的过程中，医生和患者及家属之间建立了充分的信任。第二次住院病情一度好转之后突发心搏骤停，医生在告知猝死坏消息时不是一次性告知，而是在给予家属两次情绪过渡之后逐步告知，避免家属产生极端情绪和不冷静行为。

2. 关于坏消息"死亡"的告知具有特殊性，难点在于：

（1）把坏消息告知谁：患者有老伴和一子一女，本猝死案例中主治医生采取的是集体告知的方式。对于死亡这一极端消息，告知全体家属比告知其中一位家属更为合理。

（2）谁来告知坏消息：由 CCU 的主治医生，也是患者第一次住院的主治医生来告知，更能被患者家属所接受，因之前已经建立充分的信任感。

（3）告知坏消息的时机选择：值班医生发现患者心搏骤停即在第一时间通知家属来医院，但并没有在电话中告知患者心跳停止这一消息，而是告知病情恶化正在积极抢救。"死亡"这一消息，通过电话告知家属是不合适的，应当面告知。

（4）告知坏消息的方式：本案例主治医生采用了分次、逐步告知的方式，给家属时间和情绪上的过渡，还秉持了严肃诚恳、富于同情的态度。了解患者的家庭结构和状况也具有非常重要的意义，主要的谈话和文书签署对象应选择患者家属中相对冷静和理智的人。

（5）传达坏消息语言之外的技巧：医生的诚恳、安慰和同情，通过表情、语气和肢体语言传达给患者家属。

知识点

告知坏消息时的沟通技巧

1. 注意区分告知坏消息的三个阶段 首先应对患者的治疗预期有充分了解，对患者的诊断和治疗过程进行较为充分的介绍和铺垫，使患者和家属对疾病的进展和治疗结果有充分的心理准备，再以委婉但明确的方式告知疾病或诊治结果，用提问、澄清、重复等技巧确认患者和家属获得了坏消息。在此过程中需要倾听和观察对方的情绪、心理变化，并给予适当的回应，然后运用鼓励、共情等方式与对方就疑问和误解进行充分的解释和沟通。

2. 选择合适的告知对象和方式 根据患者的个性和心理特征，充分考虑患者或家属对坏消息的承受能力，预先选择较为合适的告知对象，坏消息一般尽量选择当面告知的方式，书面和电话告知应慎重选择。

3. 对可能出现的情况提前做好充分的准备 预先做好应对崩溃、抑郁、焦虑、疑问、质疑甚至愤怒等情绪的准备。

4. 表达同理心 运用诚恳多于冷漠、倾听多于陈述、共情多于劝解的沟通方式。

5. 沟通时间 较其他临床沟通所需时间长，要给予对方反应和宣泄感情的时间。

案例四

一位因便血入院的 66 岁女性患者，经结肠镜诊断"直肠扁平形状，2cm 大小的绒毛管状腺瘤，局灶高级别上皮内瘤变"。该患者同时伴有高血压、糖尿病和冠状动脉粥样硬化性心脏病病史。此前经过主任查房确定此患者适合做内镜下的黏膜剥离术治疗，但是需要与患者交代此项治疗与传统的外科手术相比的风险和收益。

小张医生特意选择了下午患者午睡后的时间，她在整理完患者的所有资料，归纳好当天主任查房的意见后，带着病历来到了病房。

小张医生："您好，中午睡好觉了吗？是不是还担心您的治疗呐？"

患者:"小张大夫真被你说准了,我哪还睡得着觉啊!就等你的信儿,我需要手术吗?到底是不是恶性的呢……"

小张医生并没有马上回答问题,而是请患者先坐下来,同时她也拉了把椅子,侧身坐在了床边。

小张医生:"您别急,先给您吃颗定心丸,您的情况还是在我们掌握之中的。"

患者:"真的?那太好喽!"

小张医生:"但是需要您跟我们好好配合。"一边说,小张医生一边向前倾了倾身体,"您也得经过考验,遭些罪,才能渡过难关呀。"

患者:"我知道您的意思,我不怕麻烦也不怕遭罪,您给我治病我当然得配合啦,您说怎么治吧,我全力配合。"

小张医生:"大妈,您的心态太好了,只有这样才能战胜疾病。"说着小张医生翻开了病历,患者和小张医生都向中间又靠了靠,"今天上午主任查房特意仔细地讨论了您的病历,教授们一致认为……"

【问题】

1.小张医生为此次谈话做了哪些准备,为什么要这样做?

2.请列举小张医生在谈话中运用了哪些沟通的技巧。

3.请列举小张医生运用的非言语沟通方式有哪些。

【解析】

1.沟通的时间、地点对于成功的医患沟通十分重要,但通常被忙碌的住院医师忽略。越重要的沟通越需要宽松的时间和安静的环境;对于新入职的住院医师,沟通的内容和心理准备也十分重要,整理好资料和病历,做到回答患者问题不出错、不含糊,就会增加患者的信任感;携带病历并且将病历中的化验值和检查结果出示给患者是建立彼此信任的方法之一,了解这些客观检查结果也是患者知情权中的一项。另外,看着病历交代病情不会出错,也不会忘记结果,而且给患者一种治学严谨的印象。

2.小张医生沟通技巧中运用最好的是对焦与共情,当然沟通中的其他基本技巧,如观察、倾听、反应、提问、澄清、肯定等都有运用。针对患者焦虑紧张的情绪,小张医生并没有直奔主题,而是先营造出医患信任的气氛后再开始沟通。根据沟通目的不同首先营造气氛的方法,值得住院医师在实践中多去学习和体会。给予焦虑紧张的患者一定的鼓励、对焦和共情,安抚并给予信心,既不会有错误传达医疗信息导致患者误解之虞,又很好地安慰了患者。

3.小张医生在沟通中做得最好的是她的非言语沟通。如案例中,"小张医生并没有马上回答问题,而是请患者先坐下来,同时她也拉了把椅子,侧身坐在了床边。"要深入沟通,平等交流、彼此尊重是取得信任的前提。患者平卧,医生站在床旁的"居高临下"式的空间布置,只适合查房而并不适合交代病情。小张医生的"坐下"就更为合理,而且她是将椅子放在床边,这样的距离也十分合适。"侧身"坐下是另一个重要的细节,小张医生侧身坐下正好与患者在床边坐下呈90°,这样的空间布局最利于沟通的开展。再如,"一边说,小张医生一边向前倾了倾身体……"这是当小张医生要进一步"对焦、共情"前做出的一个动作,前倾身体体现了关心与关切的进一步加深,所以后面患者的反应自然是信任医生。正是之前的一系列沟通前看似无用的准备工作,使得小张医生和患者的信任顺利建立。"说着小张医生翻开了病历,患者和小张医生都向中间又靠了靠"反映出小张医生的主动沟通取得了成效,患者主动参与到治疗方案的讨论之中,医患的信任与合作关系建立起来了。

知识点

非言语方式沟通技巧

1.请患者先坐下来,同时医生也拉了把椅子,侧身坐在患者旁边,以此拉近医患距离,减轻患者心理压力。

2.坐下时与患者保持90°,通常是大多数医患沟通较为合适的空间位置;医生略微前倾身体是较为合适的表达鼓励、对焦和共情的方式,可以增加医患间的信任与合作。

55

第四节　出院环节沟通

出院时患者和家属通常非常关注今后的疾病观察和治疗要点,如疾病是否复发、如何随访、生活和工作都需要注意哪些方面等,而且常常希望与负责治疗和管理的医师继续保持联系。了解患者和家属的心理行为特点,掌握需要向患者和家属解释的出院后注意事项、复诊事项,掌握出院环节中的沟通技巧和,可避免引发患者或家属的不满和不解,并继续和患者保持良好的医患关系,有利于患者进一步的康复治疗。

案例一

患者王先生,52岁,某大型企业在职中层干部。患有糖尿病4年,没有控制饮食且喜食甜食,血糖波动较大,还有长期吸烟和时常应酬喝酒的习惯,家人曾劝说多次未戒烟,平时喜欢工作之余打打乒乓球。一周前在单位晚上加班时突发胸痛伴大汗,症状持续1小时不缓解,同事赶忙拨打"120"急救。急救车到来后医生诊断为急性心肌梗死,半小时后送至某三甲医院心脏重症监护病房,马上接受急诊冠状动脉支架置入术。之后在心脏重症监护室完全卧床并24小时监测。王先生因为不适应床上大小便,跟护士发生过1次争执,护士劝说之后王先生接受了暂时不能下床活动这个现实。3天之后转入普通病房,在普通病房逐渐恢复日常活动,其间开始服用降糖药物并测血糖一天5次/d。今天是住院的第7天,主管医生已经提前通知了家属办理出院。虽然自觉恢复得不错,王先生心里还是有很多问题想问医生,比如这么多药到底要吃到什么时候,血糖是不是要一直每天测这么多遍,能不能喝酒,烟戒不了少抽一点行不行,什么时候能恢复上班,还能不能打乒乓球,以后还能不能出差等。他把这些问题写在了一个小本上,打算等主管医生来查房时问清楚。

王先生的夫人和女儿都专程请假来接他出院,一大早就到了病房。左等右等,终于在快9点钟等来了主管医生刘医生。刘医生递给了王先生女儿一沓文书,让她去办出院手续。但是她第一次来医院,并不知道办出院的流程是什么。跑到出院处排队40分钟才被告知没有带住院押金收据不能办理手续。没办法,王先生的女儿赶紧回家去取,还好家离医院不算太远,往返1小时就取来了,又排队半小时的队,总算是办完了出院手续,然后又排队到药房取了出院带的药,这么一折腾完就已经快中午11点了。

王先生和夫人在病房也没闲着,王先生罗列了十几个问题一个一个地问刘医生,夫人在一边做笔记。解答到第6个问题时,刘医生忍不住说:"我还有其他患者要看,现在只能回答您这么多,要不以后您到门诊再咨询专家吧。"

这时候新入院的患者也来了,新患者和一大堆家属焦急地等着王先生这张床,时不时张望他的动向。

王先生的女儿前后2个多小时才办完了出院手续,和王先生、王先生的夫人一起拎着一兜子出院带药再去找刘医生问服用方法。这时刘医生正在和上级医生讨论一位重症患者的治疗方案,转过身来说:"你们等一会儿吧。"王先生的女儿忍不住嚷了起来:"我今天专门请了假来的,办个出院手续花了2个多钟头,你也不事先告诉我们要带什么来办手续,害得我跑了两趟,我爸人还没走新患者就来瞅他这床,我爸这儿还一大堆问题没问完呢,怎么吃药也不清楚,你还让我们等一会儿,要等到什么时候啊?"随即王先生的女儿到医务部门投诉了刘医生。

【问题】

1. 救治成功的急性心肌梗死患者,家属在出院环节上发生了不满,怎样优化和改进流程?
2. 出院前怎样进行健康宣教才能提高患者治疗的依从性?

【解析】

上述案例中,医生看起来并没有错误,遗憾的是本来救治疗效非常好的一个患者,家属却在出院环节上产生了不满。如果能有一些改进措施,可能会达到事半功倍的效果。

1. 医生并没有真正尊重患者和家属,潜意识里认为出院及办理出院手续都是患者和家属的事,与自己无关,因而忽略了对家属办理出院手续的指导,在交代事先准备、出院流程、离院时间节点等环节上都没有和患者与家属进行足够的沟通。

ER-4-4-1
出院环节沟通
（视频）

其实，良好的医患关系并不意味着医生要替患者和家属做所有事。充分的沟通，明确的责任分配，合理的工作流程能够使医患双方达成共识，提高效率，事半功倍。此例中，如果医生提前了解患者的情况，就可以预先安排好当天工作流程，预留商谈时间，大致计划好出院及新患者入院时间等，避免产生此例中的问题。

医院还可以制订标准化出院流程，出院前交给拟出院的患者或家属一张出院清单和流程图，既可以节省医生逐一解释出院流程的时间，也可以使患者或家属更加明确他们需要准备的证件，缩短办理手续的时间。关于服用药物的问题，可以由患者的病房主管护士详细告知和做好标识。每一种药物在出院文书中注明服用时间，并告知出院后门诊复诊时间和方式（如专门的随访门诊）。

2. 本例患者急性发病，以往对于冠状动脉粥样硬化性心脏病、心肌梗死缺乏常识，本次住院救治成功，出院时对后续治疗心存多个疑问，非常关注自己是否需要长期服用药物、是否需要密集监测血糖、是否需要戒除烟酒、可否继续运动，甚至希望医生就其工作都能给予一些健康指导。此例中，主管医生在平时查房中如能告知一些健康科普知识，或者发放一些健康教育小手册，或者在病房定期举办健康教育讲座，不但可以在住院过程中为患者答疑解惑，提高患者的治疗依从性，使其更加配合治疗，还可以免去患者因为积累多个问题都无人解答所产生的不满情绪，非常有利于医患关系的维护。

医生没有及时与患者及家属进行沟通，使得患者和家属的不满情绪升级。此案例中，医生既没有预先告知出院准备事项，没有给予办理出院程序的指导，也没有对家属来回跑表示同情，没有安排时间充分解答患者的多个疑问，对患者出院后的治疗、生活、工作等各方面的后续问题草率解答，这些都导致了患者和家属的不满。

知识点

1."全人"照顾模式 很多患者的治疗需要延续到出院之后，特别是慢性疾病。不仅是治疗，患者的生活方式和生活习惯等，都是医生需要关注的内容。因此，即使作为专科医生，熟悉各种疾病的预防、康复、保健知识及健康教育内容也是必需的。

2."生物 - 心理 - 社会"医学模式 医生要深切理解并且会熟练运用"生物 - 心理 - 社会"医学模式，治疗疾病的同时尽量探究患者的心理情况，分析患者的心理情况与疾病的关系，以及可能给治疗、康复等带来的影响。因此，在医患沟通中，医生应注意观察患者的行为及其内在原因，倾听他们的内心诉求，鼓励他们说出内心的真实感受，共情于他们的疑虑、焦急和疑问等，耐心地分析、解释他们提出的问题。

案例二

患者宋先生，55岁，主因"间断咳嗽伴痰中带血2个月"入院。入院后完善相关检查，诊断为"肺腺癌Ⅳ期，伴多发骨转移"，给予吉西他滨＋顺铂化疗。患者化疗副作用大，出现严重的胃肠道反应，恶心呕吐，进食困难。同时出现严重的骨髓抑制，白细胞、血红蛋白、血小板均明显下降。患者得知自己为肺癌晚期丧失手术机会后，即出现明显的焦虑抑郁情绪，对治疗信心不足，化疗后严重的副作用导致患者抑郁状态加重，少言寡语，不愿与医生沟通，甚至自行拔除静脉留置针，坚决要求出院。

主管医生遂邀请患者所有直系亲属（包括患者妻子及儿子）共同前来讨论患者病情，并商讨下一步治疗方案。

首先在回避患者本人的情况下再次向患者家属交代病情、目前的诊断、治疗方案、可能的副作用、针对副作用的处理及疾病的转归。家属也就相关情况提出了关心的问题。医生的建议是仍需留院观察，给予对症处理，并建议邀请精神科医生共同评估，必要时给予抗抑郁抗焦虑等相应治疗。家属的意见是已反复劝说患者本人，但仍无法说服，鉴于目前情况，希望先出院，回家后饮食方面的选择会比在医院自由度更大，家庭环境的随意度和舒适度也会比医院中更好，可能有利于患者生理和心理的重建。

最终医生和家属达成一致意见，先行出院，在出院前做好相应的应对措施，详细告知可能出现的问题并给予预案，告知随访的时间和下次住院的预期时间。具体如下：①出院前再次给予集落细胞刺激因子(主要作用为升白细胞)皮下注射一次;②出院后 3 天门诊或就近医院门诊就诊,复查血常规,必要时门诊再行升白细胞治疗;③出院带药,包括口服的升白细胞药物、口服的胃黏膜保护药物及止吐药物;④出院后注意避免感染,包括家居环境清洁卫生、注意通风、避免过多人员探视、避免不洁饮食等;⑤注意加强营养,均衡饮食,避免过硬或刺激性饮食;⑥家属宜密切关注患者精神状况,如抑郁状态不缓解可精神科随诊。⑦初步拟定下次住院时间为 3 周后。

以上意见达成共识后,汇总出具书面意见书,请到场家属及参与谈话的医生签字。

医生和家属商量一致措辞后到患者床边,向患者表述目前可暂出院观察,解释目前情况均为预期可能出现的药物副作用,已采取针对性处理,短期内有望改善,共同鼓励患者积极调整状态。

【问题】

1. 上述案例中做得较好、值得肯定的方面有哪些?

2. 如遇患者病情不允许却仍坚持出院时,应注意哪些方面?

3. 如遇患者存在焦虑或抑郁等精神障碍时,沟通交流应注意哪些方面?

【解析】

1. 在患者本人因各种情况导致不能正确认知医生讲述或不能配合医疗行为时,医生应充分取得家属尤其是直系亲属的理解与支持。此案例中,医生首先与家属进行充分沟通的方式较好。在患者签字出院的情况下,医生仍做到充分告知,详细交代出院注意事项及随访事宜,使家属因副作用导致的负面情绪消除,增加了对医生的信任。

2. 遇到患者病情不允许,但仍坚持出院时,应留取详细医疗文书并备案,请医患双方当事人签字,如有需要,还可请有行政级别的领导莅临,或请律师到场,必要时还可留取影音文件。

3. 遇患者存在焦虑或抑郁等精神障碍时,沟通中应避免刺激性话语,耐心缓和。可先与家属进行必要的沟通,以取得理解和帮助。必要时请精神科医师会诊,帮助测评,进行治疗。

知识点

医学伦理原则在医患沟通中的运用

1. 尊重患者 医患双方的相互尊重,首先医生应尊重患者。

2. 恰当运用沟通技巧 可及时采用倾听、反应、鼓励和共情等沟通技巧进行应对。

3. 关注患者心理感受 熟悉并且应该较为迅速地识别内科患者常见的心理和行为特征,如长时间思考、反复向医生提问、难于决策、焦虑等在沟通中的体现。

4. 探究患者真实感受 分析患者的行为及产生的内在原因,尽量探究他们内心的真实感受。

5. 医学伦理原则 当患者意愿与其利益出现矛盾和冲突时,医生特别要坚持为患者争取最大利益的伦理原则,坚持正确的医疗决策,耐心说服患者或家属。

6. 法律意识 在沟通的同时,确保各种医疗文书的及时记录与签署。

第五节 随访环节沟通

随访环节沟通中,首先应了解并能够掌握出院后长期随访环节的医疗工作特点,了解患者和家属害怕疾病复发或进展难于控制的心理行为特点,了解患者和家属的期望值,认真观察、详细询问患者出院后的全面信息。

案例一

患者张女士,28 岁,主因"间断喘息 2 年,再发加重 1 天"入院。入院后进行相关检查,考虑诊断为"支气管哮喘、急性发作",给予相关治疗后症状缓解,出院带药主要为吸入激素联合支气管扩张剂,可使用1个月,出院时已嘱患者定期门诊随诊。因患者明确诊断为哮喘,在征得患者同意后,其相关识别信息被记录在科室哮喘患者数据库(哮喘患者之家)中,以备日后随访。张女士出院后规律用药,症状控制好,1个月后药物用完,但因其工作繁忙,未再到门诊复查及取药,遂自行停用哮喘控制药物。近期其男友在家中添置宠物狗一只,导致张女士再次出现喘息症状。此时张女士接到"哮喘患者之家"的随访电话,询问她的病情,并邀请她参与近期的患者医生共同讨论活动,张女士遂携对疾病控制不满意的诸多疑问前来参与。此次活动的主题恰好是"如何避免过敏原,更好控制哮喘症状"。在此次活动中,张女士认识到哮喘属于气道慢性炎症性疾病,需要长期吸入药物控制,不能擅自中断治疗,并了解到她的情况可能不适合在家中饲养宠物。同时医生建议她在规律用药将症状控制后择期行皮肤过敏原检测,以便更有针对性地避免诱发因素。

【问题】

1. 上述案例中,患者住院期间治疗好转,出院后病情再次反复,可能的原因是什么?

2. 在医疗行为中应加强哪些环节,可以避免患者出现上述案例中的病情反复?

3. 上述案例中值得肯定和推广的医疗行为有哪些?

4. 患者教育活动还可以增加哪些形式,使受教育人群更广,达到更切实的效果?

【解析】

1. 张女士在住院期间的诊断和治疗都是正确的,因此效果很好,但由于出院后未坚持规律长期用药,并接触了可疑的过敏原,导致病情反复。

2. 支气管哮喘作为慢性呼吸系统疾病,很难根治,治疗需要长期规律用药,虽然出院时医生已经嘱咐患者定期门诊随诊,但因患者工作繁忙及症状消失,故未遵从。这里存在患者对疾病本质认识不足和重视不够的原因,同时也显现了医生出院宣教中对"规律用药、定期随访"的强调不够。所以医生在出院时或者门诊离诊时,必须向患者交代清楚应该注意的问题(如出现什么样的情况要及时来诊、用药注意哪些问题、复诊间隔时间等),对一些明显表现出对疾病"轻描淡写、掉以轻心"的患者,应着重强调。患者出院后家中即添置宠物狗,表明其对导致哮喘发作的诱发因素知之甚少,这也说明出院时的宣教不充分。出院时的宣教不仅要包括相关疾病如何治疗,对疾病发生的相关知识、疾病发展或急性加重的相关危险因素也应具体阐述。

3. 上述案例中,该科室建立了某种疾病的数据库,在征得患者同意的情况下,采集患者的基本信息,这样有利于慢性疾病患者的管理、随访和教育;也可以为科室收集资料、建立数据库,有利于临床、教学、科研等很多方面。同时定期组织同一疾病患者活动,采取医生讲课或患者自由讨论的形式,可加强患者对疾病的认识,增强患者康复的信心和治疗的依从性,增加医患之间的信任,是非常好的沟通模式。

4. 以"哮喘患者之家"的形式为依托的健康教育还可以邀请患者的家属共同参与,此例中可以邀请张女士的男友一起参加,让他认识到宠物可能是诱发张女士哮喘急性发作的诱因之一,便于家属理解患者在治疗过程中一些特殊的生理心理需求,以便积极配合,避免产生误会。同时这样做还可以扩大宣教的影响面,而且有些内科疾病往往有遗传易感性或家族聚集性,在宣教的过程中还可能帮助患者家属发现潜在的疾病状态。

知识点

内科患者出院后随访环节沟通的要点

1. 随访原则　住院只是慢性疾病治疗中的一个环节,患者出院后需要规律随访和长期管理,不能症状好转就结束治疗。应该告知患者出院后的注意事项,如按时服药、化验监测、定期复诊等。对于慢性疾病患者,要重视疾病知识的健康教育,传达正确的科学知识和生活观念,告知其疾病可治可控,避免患者被不良广告、道听途说等迷惑而中断正规的治疗。

2. 随访方式　定期在门诊举办科普知识讲座、定期电话随访、固定复诊医生或专业组随访门诊,都有利于提高患者依从性,改善预后,降低再住院率。

3. 随访流程　可分为门诊患者随访流程及出院患者预约随访门诊流程,向患者详细解释流程和注意事项。

4. 随访中的沟通　观察患者的疾病和心理变化,倾听他们各方面的感受,肯定和鼓励他们配合治疗及采取积极的生活、工作态度,帮助他们排解疑问和心理纠结。

5. 随访中的法律伦理　医生在关注患者的同时,要注意不伤及他人,不轻易评价其他理论和行为,避免产生医患矛盾和法律纠纷。随访时,应注意坚持"患者利益第一、患者自主"的原则。

案例二

患者黄某,男性,38岁,在互联网公司工作,育有一对7岁的双胞胎儿子,平时经常加班,工作压力很大,家庭日常开销的经济压力也很大。4年前体检发现高血压,因为无头晕等不适症状而没有重视,直到半年前一次连续加班后突然头痛而到附近的医院急诊求诊,测血压200/110mmHg,医生将他留院观察了1天,反复叮嘱他一定要正规按时服用降压药物,并且要定期到社区卫生服务中心检查或来院复诊。此后他每天晨起按照医嘱服用两片降压药物,血压能控制到正常范围,每个月到某三甲医院门诊复诊取一个月的降压药。但是最近公司很忙,他顾不上到医院复诊,也因为没觉得难受,药也就停了两周。

今天黄某终于可以抽出时间又到门诊来看病,门诊李医生测血压175/105mmHg。

李医生问:"您今天血压可是挺高了,今天降压药吃了吗?几点吃的?"

黄某答:"工作太忙没时间到医院来,家里的降压药吃完了,所以就停了两个星期药,今天实在头胀难受得厉害,没办法,就又来医院了。"

李医生说:"您今天觉得头胀就来医院了是对的,有什么不舒服就应该尽快到医院来看。我知道您工作忙,但是这样随意停药可不行,高血压必须经常监测,每天按时服药,定期到医生这里来复查。"

黄某说:"我家里没有血压计没法量血压,工作忙没时间来医院,而且您这大医院挂号还很难,没药了可不就断顿了呗。"

李医生说:"这个不难解决,您买一台电子血压计放在家里,每天出门前自己量一下血压并记录下来。如果现在的降压药控制血压很稳定,就没有必要每次取药都到大医院来排队,可以到社区医院取药。您下次再到我们这里看病的时候,把自己量血压的记录也带来,我们会根据您的血压记录情况调整用药。我还是要跟您强调,降压药可千万不能随便停,既不利于控制血压,也容易导致血压波动,血压控制不好,又可能影响工作。您说是不是?"

黄某一听,觉得甚有道理,这些建议确实能解决自己的问题,欣然接受了李医生的提议。

李医生又说:"工作再忙,也别忘记吃药,可以让家人监督您。"

【问题】

1. 上述案例中的患者病情反复,可能的原因是什么?
2. 在医疗行为中应加强哪些环节,可以避免患者出现上述案例中的病情反复?
3. 上述案例中值得肯定和推广的医疗行为有哪些?
4. 患者教育活动还可以增加哪些形式与内容,使效果更好?

040501

ER-4-5-1
随访环节沟通
(视频)

【解析】

1. 黄某平时治疗都是正确的,因此效果很好,但由于工作忙未能坚持规律用药,导致病情反复。

2. 高血压作为慢性循环系统疾病,很难根治,治疗需要长期规律用药,虽然医生已经嘱咐患者定期门诊随诊,但患者因工作繁忙及症状消失未遵从。这里存在患者对疾病本质认识不足和重视不够的原因,同时也显现了留观出院时医生对其宣教的强调不够。所以医生在患者出院时或者门诊患者离诊时必须向患者交代清楚应该注意哪些问题(如出现什么样的情况要及时来诊、用药注意哪些问题、复诊间隔时间等),对一些明显表现出对疾病"轻描淡写、掉以轻心"的患者,应着重强调。另外,医生在随访医患沟通中需要特别注意多数患者的共同情况,就是患者通常以主观的、可以感受到的症状判断疾病情况,往往不重视无不适情况时的随诊和复查。因此，对患者出院时的宣教不仅要包括疾病如何治疗，对疾病发生的相关知识、疾病发展或急性加重的相关危险因素也应具体阐述。

3．上述案例中，医生首先对患者的及时就诊给予肯定，同时也指出了他随意停药的错误，实现了使患者重视疾病状态监测的作用；应用"共情"表示对患者工作忙的理解，并且积极为患者提出既能确保血压监测又较为便捷的方法，这样很容易获得患者的信任，从而达成共识和产生很好的治疗依从性。

4．黄某工作忙、压力大，医生还应该从"全人"理念出发，更加深入地和黄某探讨如何解决精神压力和经济压力对血压控制的影响，给予一些饮食起居、运动和放松方面的指导；或邀请黄先生的家属共同参与随访，使家属分担一些他的压力，理解患者在治疗过程中一些特殊的生理心理需求，以便黄某积极配合治疗。

知识点

沟通技巧和医学伦理原则在随访医患沟通中的运用

1．探究患者认知技巧　慢性疾病患者出院后需要规律随访和长期管理。遇到以症状判断疾病状态的患者，应多花时间深入了解其对疾病的认知，以便"对症下药"，应用提问、澄清、重复、强调等沟通技巧告知患者出院后的注意事项，如按时服药、化验监测、定期复诊等，同时应注意引起患者对疾病监测的重视。

2．运用"全人"理念　对于慢性疾病患者，精神、心理、家庭、工作等都会对患者依从性和疾病的治疗效果产生重要影响。既要重视疾病知识的健康教育，传达正确的科学知识和生活观念，还要深入沟通，解决患者心理和情绪等方面的问题。

3．全科就医模式　促进患者社区就医概念的形成。

4．随访沟通技巧　观察患者的疾病和心理变化，倾听他们各方面的感受，肯定和鼓励他们配合治疗及采取积极的生活工作态度，同时也要明确指出他们的错误想法和做法，帮助他们排解疑问和心理纠结，建立正确的生活方式和治疗方式。

（王　颖）

推荐阅读资料

[1] 魏来临，张岩．临床医患沟通与交流技巧．山东：山东科学技术出版社，2005．

[2] 孙绍邦，BEVERLY A D，张玉，李明霞．医患沟通概论．北京：人民卫生出版社，2006．

[3] 殷大奎．医患沟通．北京：人民卫生出版社，2006．

[4] 于莹，陈德芝．医患沟通手册．上海：上海世纪出版有限公司，2007．

[5] 鲁曙明．沟通交际学．北京：中国人民大学出版社，2008．

[6] 王锦帆．医患沟通学．北京：人民卫生出版社，2013．

[7] JONATHAN S，SUZANNE K，JULIET D．医患沟通技巧．杨雪松，译．北京：化学工业出版社（第三版），2018．

第五章 外科医患沟通

第一节 外科工作概要

一、外科患者的心理特点

手术作为治疗手段，其本身的特点决定了它是一把"双刃剑"。若手术成功，其效果立竿见影，如手术失败或发生并发症，则可能导致或加速病情的恶化，甚至死亡。手术患者既可能面对伤残和死亡的威胁，又要遭受躯体疼痛，心理处于高度应激状态；家属也要面对手术治疗结果的不确定性，易产生焦虑心态；此外，手术的费用相对较高，有些患者及家属会因经济压力而惴惴不安。以上患方和其家庭成员的多种心理状态可能贯穿整个治疗过程。因此，外科作为手术的重点科室，其特点决定了它的医疗高风险性和医患沟通复杂性。这对外科的医疗过程和医疗质量管理，及对外科医生医患沟通能力的有了更高的要求。外科医生要注意观察患者及家属的心理状态，做好细致的沟通工作，取得患者及家属的信任，从而使其积极配合治疗。

外科患者的不良心理状态主要来源于担心疾病预后、未来健康状况、手术成功与否等许多不确定因素，以及因自我预想而产生的不良情绪。

（一）术前心理特点

被诊断为某种疾病而需入院手术治疗时，术前患者的心理主要是恐惧、怕疼、怕出血、怕麻醉意外、担心手术能否顺利及术后并发症、后遗症等，表现为害怕就诊、害怕各种医疗检查设备，避讳周围的环境和病友；害怕疼痛，特别是对一些侵入性的治疗如导尿、各种插管等；害怕疾病会损伤身体的某一部分；害怕医生谈论自己的病情，甚至害怕入睡后不能再醒来等。对周围环境比较敏感、多疑，会不断地向医生护士询问自己的病情，甚至会根据医生护士的细微言谈举止来胡乱猜测自己的病情。对其他人的言语妄加推断，对亲人及护理人员的安慰半信半疑甚至反方向理解。常见表现有心搏加快、血压上升、全身震颤、出汗、语速急促、精神不集中、注意力短暂、治疗迫切等现象。过度持续的负性情绪会增加患者生理和心理上的痛苦，导致悲观消沉、精神忧郁、疑心重重，将自己孤立起来，甚至对以后的生活失去信心。负性情绪反应使患者不愿意、不主动与医护人员配合，进而影响治疗进程。

（二）术中心理特点

进入手术室后，面对手术室的特殊环境、气氛、手术器械等，在非全身麻醉的情况下，患者意识清醒，心情紧张，全身处于应激状态，尽管术前得到一部分手术信息，但仍然对手术充满了恐惧。他们会在意医生的一举一动，医生与助手的对话，甚至医生的表情都会使他们的心理发生变化；而在全身麻醉的情况下，患者虽无意识，但家属心里焦虑，担忧患者会出现意外，常常由于过度紧张而坐立不安。

（三）术后心理特点

术后多数患者情绪稳定，但少数仍有一些不良的心理反应，如急切地想知晓手术效果，依赖心理增强，患者自我强化"患者角色"，事事依赖别人，或者要求过分的医疗关照，即出现依赖性和退行性的行为反应；对手术仍存疑虑，怀疑病灶是否完全根除，伤感自怜。

二、外科医疗争议的主要特点

外科是以手术为主要治疗手段，治疗肝脏、胆道、胰腺、胃肠、肛肠、血管、甲状腺和乳房肿瘤、外伤等其他疾病的特殊科室，患者的病情通常较复杂，医患之间的矛盾也更突出。外科手术治疗的任何环节都有可能出现沟通障碍，导致医疗争议的产生。外科医疗争议主要见于以下几种情况：①外科疾病往往起病迅速、病情危重、并发症多，对生命造成极大威胁，当治疗结果不佳或达不到心理预期时，缺乏专业知识的患方就可能误认为手术"失误"，从而引起医疗争议。②随着社会的发展，患者维权意识、健康意识不断加强，对医疗活动的参与意识亦不断加强，他们不再仅仅满足于医生为其解除身体上的病痛，同时更加注重就医的感受、在医疗活动中的知情同意及对自身健康状况的了解，对医务人员的服务要求不断提高也是造成医患关系不和谐的因素。③由于外科医疗收费项目众多，医院只能对常用项目价格公开，且手术及治疗过程中消耗性材料的收费情况很难使患者及家属详细了解，导致医患双方在医疗费用上出现分歧和纠纷；同时，基本医疗保障制度存在缺陷，一些重大疾病的医疗费用自付比例过高，往往使患者及家属对医疗花费与期望疗效不符产生异议。④医生工作量大，往往疲于应付，无暇回答患者提出的疑问和必要说明，这也是造成医患关系紧张的潜在矛盾；一些外科医生向危重症患者或家属告知坏消息时，过度担心患者抱怨，担心出现医患纠纷；而这种担心往往使告知过程染上医生过度自我保护或推卸责任的色彩。

案例一

外科马医生正在埋头工作时，接到高中好友魏某电话，称在病房外面，有事情找他。马医生于是将朋友带至办公室。魏某说自己母亲最近查出左肝胆管癌，外院检查后称需要做手术，本计划在那个医院做手术，但住院那天看到一群人在医院门口哭闹，说是家人在手术台上没下来，花了不少钱，却落了个人财两空的结果，所以找医院要说法。魏某心里没谱，所以来找马医生咨询一下。马医生告诉朋友，外科手术属于有创治疗，会引起机体各种应激反应，任何并发症都有可能发生，不排除出现手术台上死亡、术后"植物人"等状况。医生不是神仙，无法预知手术不良后果。当发生不好结果时，家属要客观公正地看待，如果对治疗过程存在质疑，可以通过鉴定、调解、诉讼等法律手段来维权，到医院大闹是极不理智的做法。又仔细看了魏某带的相关检查结果，认为老人符合手术适应证，但手术确实有风险，又给其讲述了手术的基本过程。魏某表示只有跟朋友才敢问这些话，听了马医生解释，他了解了外科手术的艰难和风险，愿意承受风险给老人做手术。

【问题】

1. 上述案例中，患方对外科手术的普遍看法是什么？
2. 医生如何针对患方的观点作出相应的说明？

【解析】

马医生从魏某角度了解了患方对手术的普遍看法：他们认为外科手术像一个"修理"过程，只要交了钱，出意外就是医院的"责任"，手术风险意识普遍不高。加之费用相对较高，导致外科纠纷频发。

外科手术患者入院后，医生要提前将风险、费用问题与患方交代清楚，提高其风险意识，让患方明白手术的复杂性，知晓相应的并发症，减低患方的心理预期，减少医疗争议的产生。马医生仔细看了魏某的病历资料，并对手术适应证、手术过程和相关风险进行了讲解，既消除了魏某对自身疾病的疑问，也消除了对外院医疗水平的怀疑。

马医生对魏某所提到的外院因手术后患者死亡而导致的医疗纠纷，从手术治疗的特点和风险及目前医学和医生都不能解决所有病患问题的角度，清晰解释了遇有不良医疗结果应以客观冷静的态度对待，并采取合理的方式解决纠纷。马医生对外院同事的"不指责"态度，可降低患者与外院产生医患矛盾的风险。

案例二

患者丁某，35岁，女性，患有胆结石，到某医院进行手术治疗。原计划于某天上午进行手术，结果等到下午1:40仍然没有安排上手术，家属情绪激动，跑到护士台，质问是不是因为没送"红包"，或是哪个医生的熟人先进去了！张医生闻讯赶来，看着满腔怒火的家属，示意家属到医生办公室来，慢慢说清事情原委，家属逐渐安静下来。张医生安抚患者家属说："你们的心情我非常理解，肯定不是因为'红包'等问题而拖延进手术室，请稍等，我问一下手术室具体的原因。"经过询问，是因为某个急诊手术患者在台上抢救，而往后推延了丁某的手术时间。了解情况后，张医生向家属解释，因为需要抢救一名急诊患者，致使手术时间向后顺延，急诊患者情况紧急，如不及时抢救可能有生命危险，希望你们能够理解这样的手术安排，并替急诊患者的家属表示感谢。患者及家属听完解释后表示理解。

【问题】

1．上述案例中，当手术被延期时家属的心态是什么？张医生是如何消除误会的？

2．如何预防该类争议？

【解析】

丁某是手术患者，本应该在9点进行手术而迟迟未能进入手术间，家属产生了焦虑心态，当这种焦虑心态累加到一定程度时，家属便会胡思乱想，对医务人员产生误会。张医生在受到误会时并未与患者及家属闹情绪，他聆听患方意见，核实情况后再反馈给患方，解除误会，最终互相理解。

在本案例中，其实这种误会是可以避免的。如果医生早点注意到预定手术时间到了而没有做手术，提前问清手术室原因，然后告知患者及其家属，就可以避免该类争议的产生。所以，在日常的工作中将沟通工作做到前面，就会避免很多不应该发生的误会和争议。

ER-5-1-1
发生医疗争议时
的医患沟通
（视频）

> 知识点
>
> 《医疗纠纷预防和处理条例》自2018年10月1日起施行。其中第十七条规定：医疗机构应当建立健全医患沟通机制，对患者在诊疗过程中提出的咨询、意见和建议，应当耐心解释、说明，并按照规定进行处理；对患者就诊疗行为提出的疑问，应当及时予以核实、自查，并指定有关人员与患者或者其近亲属沟通，如实说明情况。
>
> 外科手术时间准备时间长，术前术后会遇到不同情况，所以引起医疗争议的概率相对较高。当遇上医疗争议时，外科医生要根据诊疗规范和相关法律法规回答患者的质疑。发生争议时要选择合适的环境进行沟通。因为医学的特殊性，沟通过程中难免会涉及患者的隐私，应尽量避开在病房、大厅等人多事杂的地方，选择在医生办公室、医患办公室等相对安静的区域进行谈话。
>
> 医疗争议并不可怕，医生应通过积极有效的沟通让患方认清医学的局限性，理解临床工作的难处，医患双方共同面对不好的结果，进而达成谅解。在发生医疗争议时，医生切忌与患方发生正面争执，或表现出不屑于跟不懂医学的患方进行沟通，以免医疗争议的进一步扩大。

第二节　入院环节沟通

一、入院时患方心理特点

患者刚入院，不仅要忍受病情的折磨，还要面对医院陌生的环境，常表现出痛苦、焦虑、情绪不稳定等，更加重了上述心理问题，为随后要进行的各种治疗包括手术带来明显的影响。入院后，患者盼着早日手术，而一旦确定了手术日期，有的患者则更加焦虑紧张，这是对手术危险性和未知性的一种常见情绪反应；家属则急于了解整个住院流程、住院所需物品，希望尽全力照顾好患者。

二、做好入院宣教工作

外科患者入院时要重视采集患者的社会心理史。医生应着重关注以下两方面：一是每个人都有自己的价值观和世界观，有时候还会带有一定的主观性和偏见性，因此，在就诊时可以适当满足患者部分的主观要求，恰到好处地给予支持、鼓励与肯定。另一方面，还应该了解患者的家庭情况，如家庭成员组成、本次手术费用来源、家属间有无不同意见、患者有无特殊嗜好、目前婚姻状态如何、经济条件好坏、是否有宗教信仰等。尤其要注意患者入院后的精神状态，要对患者的负面心理要做好疏导，促使患者减轻焦虑、消除陌生感、尽快熟悉和适应医院环境，并以稳定的情绪积极配合治疗。同时，还可以迅速建立良好的医患关系。做好这一步工作是取得患者信任、顺利开展医疗工作、减少医疗纠纷的关键。

采集病史后，指导患方做好术前准备，并做好宣教工作。对其所患疾病的普遍治疗规律及常见问题要预先告知，让患方做好心理准备；告知家属准备手术前后所需物品；介绍病房及周边环境、手术基本流程等。通过沟通交流，提高患方依从性。

建立医患之间的朋友关系。医生除采集病史、指导患者进行术前准备外，应该因时因人因地制宜，给予患者更多的人文关怀，可适当与患者聊些生活、工作等医疗之外的话题，拉近医患距离，构建朋友关系，便于双方在外科手术漫长的治疗过程中相互配合，提高疗效并减少医疗争议的发生。

案例一

甘肃马某的儿子因为"经常感冒，生长发育差，吃奶困难，容易呛咳，哭闹时面唇青紫"等原因到北京某医院检查，后来确诊孩子有先天性心脏病，需要入院手术治疗。入院后，王医生负责采集病史，通过询问，得知马先生一家为回族，于是向其介绍医院周围的清真餐馆和日常生活用品购买处。马先生觉得王医生平易近人，此后遇事便去找他咨询，王医生也乐于帮助，一来二去，双方成了朋友。术后孩子病情一直不稳定，反复发生感染，但只要王医生提出的要求，家属都积极配合。孩子出院后，马先生一家热情邀请王医生到家乡做客，以感谢王医生在住院期间给予的悉心照顾。

【问题】

上述案例中，医生如何通过有效沟通提高患方的依从性，使患方积极配合治疗？

【解析】

王医生通过采集患方的社会心理史，注意到患方为少数民族，饮食等方面有特殊需求，对其在治疗之外的生活细节等方面给予帮助，使身心疲惫的家长体会到医生的关爱，从而提高了依从性。

ER-5-2-1
入院环节沟通
（视频）

患方依从性好，会积极配合医生的临床治疗工作，良好的医患协同性有助于减少并发症，提高治愈率。医患双方有了共同认知成为朋友后，就有了心理包容度，易于接受不良结果，甚至会容忍对方过错。因此，在后续治疗过程中，尽管患儿病情不稳定，出现反复感染等不良情况，但都得到了家属的积极配合。此案例说明具备良好职业素养的医生，对生物 - 心理 - 社会医学模式有深刻的理解，用"全人"理念看待患者，对患者心理、宗教、文化和家庭等多方面都会给予关注。让外科这样一个高风险高纠纷的科室，变为一个医患同心战胜伤痛的地方。

知识点

古希腊名医希波克拉底曾说："知道是什么样的人患病，比知道这个人患什么病更重要。"生物 - 心理 - 社会医学模式是 20 世纪 70 年代以后建立起来的一种全新的医学模式。其取代生物医学模式不仅反映了医学技术的进步，而且标志着医学道德的进步。生物 - 心理 - 社会医学模式从生物和社会结合的角度理解人的生命、健康和疾病，寻找疾病现象的机制和诊断治疗方法，在更高层次上实现了对人的尊重。临床医生要摆脱纯粹生物医学的方法，改变过去"只见疾病，不见患者，头痛医头，脚痛医脚，只治疾病而不关心患者周围环境"的倾向，不仅要重视解除患者的器质病变、消除痛苦，还要致力解除患者精神上的痛苦，为患者提供心理、精神支持。要探讨临床医学学科的重新组合，不断探索心理、社会支持与服务的方法与途径，尽可能地减轻患者痛苦和经济负担。

第三节　治疗环节沟通

一、术前沟通

（一）术前患方的心理特点及术前指导

1. 术前患者心理特点　患者普遍存在紧张、焦虑和恐惧情绪。一是惧怕术中的疼痛；二是手术结果的不确定性易导致焦虑和烦躁；三是对手术的安全性存在质疑；四是对手术医生缺乏信任感，希望技术高超、责任心强及态度好的医生为其手术；五是缺乏医学知识，无法想象手术台上的状态，没有安全感；六是希望手术成功率为 100%，减少术中和术后的疼痛和并发症，减少手术造成的创伤，渴望与医生多交流；七是担心手术费用超出预算，术后留下后遗症，导致自己丧失工作和生活能力，从而为家庭和社会造成负担。

2. 术前指导要点   对于急症患者，医务人员应表示关心和尊重，急人之所急，主动提供帮助，并使用安慰性语言安慰患者，增强患者的安全感。对于危重患者，在积极抢救的同时，应用同情、真诚、温和的语气向其家属告知病情、目前的处理措施及下一步的计划，并及时下病重、病危通知书，避免突发死亡给家属造成突然打击。经过上述言语交流和非言语交流，让患者及其家属感受到医院对患者的重视，以及整个诊疗过程的积极、有序、充满温情。非急诊就诊的患者，医务人员应该主动与患者及家属交流，说明患者目前的病情及治疗计划。明确诊断后，在采取特殊治疗措施之前，与患者及其家属交流下一步的治疗方案。如果采用手术治疗，需要使患者及其家属了解病情，对治疗的效果有所认识。这样，如果发生并发症，患者及其家属就能在心理有所准备。医务人员在劝说患者时，有时不妨将其家属，特别是家属中的关键人物考虑进去，在与他们充分沟通后，让他们与患者沟通，效果往往很不错。如果患者家属众多，有些家属不理解治疗的目的、方法、风险，或有其他顾虑，这时可以给家属一定的考虑时间，让他们充分讨论后做出治疗选择。

案例一

王女士是一名乳腺癌患者，在家属陪同下入住某肿瘤医院。来医院后完善相关检查，确定了手术日期。术前两天，负责该患者的张医生发现王女士面容憔悴，并抵触治疗方案，便与患者进行了谈话。得知王女士在住院期间，目睹一病友因治疗无效死亡，心理压力陡然增大。另一方面，她也十分介意手术有可能会影响形体美观。张医生耐心听完后，告诉王女士她的病情比那个死亡患者轻，加之科室技术力量雄厚，可以帮助王女士战胜病魔。另外，张医生又找到了王女士丈夫，建议他在术前多陪陪妻子，让家人的关爱帮助其减轻心理负担。她丈夫慨然应允，请假陪护在妻子身边。在医生和家属的关爱下，王女士心情好转，积极配合手术治疗，术后恢复良好。在术后复查时，王女士特意找到张医生表示感谢，说自己当时心灰意冷，想到术后有可能失去乳房，不但影响美观甚至有可能导致家庭破裂，心理负担特别大，想在术前跳楼自杀，多亏张医生的术前心理疏导，才打消念头。

【问题】

1. 上述案例中，该患者在术前有哪些心理活动？
2. 医生如何帮助患者在术前建立治疗信心？

【解析】

王女士作为乳腺癌患者，当看见病友死亡后，心理负担陡增，一是担心治疗效果，二是怕手术影响美观，三是担心影响家庭关系。张医生了解情况后，通过告诉患者所患疾病的实际情况，降低其对疾病的恐惧度；介绍科室的技术力量，树立患者战胜病魔的信心；鼓励家属多给予关爱，降低患者的焦虑程度。

在日常工作中，有些疾病会给患者带来特殊的心理反应，因此要掌握特殊疾病患者常见的心理状态，提前做好心理疏导，防止手术治疗以外的不良事件发生。

知识点

应当引起外科医生关注的患者有下面几类：①术后可能会影响日常生活的年轻人；②心理负担较重的女性；③顾虑重重者；④家庭人员众多且有不同意见者；⑤精神异常者；⑥经济状况较差者。对于心理负担过重的患者要特别留意，联合家属做好心理疏导，防止患者做出自杀自残等极端举动。

（二）术前的方案及手术风险告知

外科治疗基本上都是有创治疗，风险在所难免。任何手术都有并发症，尤其是一些大手术，手术时间长、机体干扰大，其中隐藏的风险不言而喻。虽然现代麻醉、外科器械、操作技术、重症监护都有了长足发展，安全性大大提高，但各种意外仍然不能完全避免。所以对于外科医生而言，没有包治百病，更不可能万无一失，谈话时留有余地非常必要，应引导患者及家属辩证看待手术风险，科学对待疾病转归。

医务人员有告知患者手术风险的义务，患者有了解手术风险的权利。医务人员必须将可能会出现的医疗风险告诉患方。手术风险告知主要分成两部分：一是手术前根据相关检查结果可以预知的该手术常见风险，如手术时的感染、输血不良反应等；二是结合患者的自身条件所具有的特殊风险，如糖尿病患者术后刀口不愈合等。患方享有了解以上风险的权利。

医务人员在告知风险的过程中,要让患方了解医学是一门极其复杂的科学,现在仍有许多领域没有完善,仍在不断探索和发展中,新方法、新理论、新观点和新器械不断出现,虽然都是通过试验才应用于医疗工作,但由于医学发展水平的局限性,难免会出现意外。另外,疾病的复杂性和多样性决定了治疗方案的差异性,一种手术方式对某一患者非常有效,但是对另一患者就可能无效;加上患者自身其他疾病的影响,就有可能带来意料外的伤残,甚至危及生命。世界上没有一种手术是绝对安全的,都有可能失败,甚至出现较为严重的并发症。切忌为了显示自己医术高明而说出类似"这个对于我们来说是小手术"的话语,这样会增加患方对手术治疗效果的期待值,当发生的手术正常并发症时,患者或家属就有可能产生质疑:"不是小手术吗,怎么做得这么糟糕,是不是你们的手术失误造成的",从而引起医源性的医疗争议。

有些手术风险不宜向患者交代的,要告知家属并取得同意。紧急情况下,患者急需手术却不能取得患者或其近亲属意见的,可以通过请示医疗机构负责人或授权的负责人批准,然后再实行手术。如车祸患者被送到医院后,因为颅脑外伤等情况已经丧失意识,生命垂危急需手术,无法联系到家人,此时可以请示后施行手术治疗,以免延误最佳治疗时间。

1. 关于手术知情告知相关的法律法规

《医疗纠纷预防和处理条例》第十三条:医务人员在诊疗活动中应当向患者说明病情和医疗措施。需要实施手术,或者开展临床试验等存在一定危险性、可能产生不良后果的特殊检查、特殊治疗的,医务人员应当及时向患者说明医疗风险、替代医疗方案等情况,并取得其书面同意;在患者处于昏迷等无法自主作出决定的状态或者病情不宜向患者说明等情形下,应当向患者的近亲属说明,并取得其书面同意。紧急情况下不能取得患者或者其近亲属意见的,经医疗机构负责人或者授权的负责人批准,可以立即实施相应的医疗措施。

《医疗机构投诉管理办法》第十九条:医疗机构应当建立健全医患沟通机制,完善医患沟通内容,加强对医务人员医患沟通技巧的培训,提高医患沟通能力。医务人员对患者在诊疗过程中提出的咨询、意见和建议,应当耐心解释、说明,并按照规定进行处理;对患者就诊疗行为提出的疑问,应当及时予以核实、自查,并与患者沟通,如实说明情况。

《医疗事故处理条例》第十一条:在医疗活动中,医疗机构及其医务人员应当将患者的病情、医疗措施、医疗风险等如实告知患者,及时解答其咨询;但是,应当避免对患者产生不利后果。

《执业医师法》第二十六条:医师应当如实向患者或者其家属介绍病情,但应注意避免对患者产生不利后果。医师进行实验性临床医疗,应当经医院批准并征得患者本人或者其家属同意。

《医疗机构管理条例实施细则》第六十二条:医疗机构应当尊重患者对自己的病情、诊断、治疗的知情权利。在实施手术、特殊检查、特殊治疗时,应当向患者作必要的解释。因实施保护性医疗措施不宜向患者说明情况的,应当将有关情况通知患者家属。

《侵权责任法》第五十五条:医务人员在诊疗活动中应当向患者说明病情和医疗措施。需要实施手术、特殊检查、特殊治疗的,医务人员应当及时向患者说明医疗风险、替代医疗方案等情况,并取得其书面同意;不宜向患者说明的,应当向患者的近亲属说明,并取得其书面同意。医务人员未尽到前款义务,造成患者损害的,医疗机构应当承担赔偿责任。

综上,法律法规在知情告知方面作出了详细的规定。世界各国对医疗机构的说明义务及患者的知情同意权普遍有法律规定,例如,美国早在1914年就出现了关于手术知情告知的相关判例。英国、芬兰、日本等国家也相继作出了相关法律条文规定,可见世界各国对患者手术知情权保护的重视源远流长。

2. 医生履行知情告知时对患方人员的选择 医生在术前履行告知义务时,需要让患者和尽可能多的近亲属在场,以免患者术后出现严重并发症,家属以不知情为由与医疗机构发生医疗争议。我国手术同意书对手术过程中出现并发症的描述,对于心理承受能力差的患者来说无疑是一种伤害。医务人员不能一味追求患者的自愿同意,而应向其父母、配偶、其他亲人或法定监护人说明情况,由他们来代表患者做出决定。当患者家属的意见与患者本人不一致时,可以适当借鉴芬兰的模式,在不违背保护性治疗原则的前提下,首先尊重患者的意见,而患者家属的意见原则上不能代替患者的意见。

近亲属的筛选标准可以参照我国《继承法》第十条中对于继承人顺序的规定:第一顺序是配偶、子女、父母;第二顺序是兄弟姐妹、祖父母、外祖父母。第十二条中规定:丧偶儿媳对公、婆,丧偶女婿对岳父、岳母,尽了主要赡养义务的,作为第一顺序继承人。同一序列的拥有相同权利。

3. 医生履行知情告知时对地点的选择 医生在术前进行知情告知时,尽量选择有录音录像设备的地方，这样既保证患方的手术知情权不受侵犯，又可证明医生在术前已尽到手术告知义务，避免日后在知情告知方面的争议。急诊手术时也应尽量选择有监控的地方对患方进行告知，如有监控摄像头的护士站旁边等。

医生履行告知义务时切忌走形式。有些医生觉得跟不懂医学的患方交谈是浪费时间，只是简单说要做什么手术，无其他解释。患方又怕问多了医生嫌烦，只好听从医生安排。这种典型的"医生中心"沟通模式违反了"患者自主"的医学伦理原则，损害了患方的知情权和选择权，导致其没有获得足够的手术信息，不能在理解手术的基础上结合自己的偏好、价值观、利益等作出自主选择。

案例二

傅某患有冠状动脉粥样硬化性心脏病，在家人陪同下入院治疗。入院后完善相关检查，冠脉造影提示冠脉多支病变，病情较重。王医生约患者及主要亲属到谈话间一起讨论手术方案。

人员到场后，王医生问患方以前有没有接触过心脏手术方面的知识，患方均表示未接触，他拿起事先准备好的心脏模型，将冠脉造影显示的病变部位一一告诉患方，并指出了病变程度。然后解释发病原因和手术方案：因为血管发生了变性，导致血管里脂质代谢异常，脂质斑块形成，就像本来平坦的自来水管道上生锈了，锈混合着杂质越来越大，使管道里面的空间越来越小，水流不过去了，意味着下面的单位得不到水喝。同理，血管需要输送足够的血液才能保障远端的心肌等组织正常工作，冠脉狭窄意味着远端的心肌等组织无法得到足够的血液滋养。患者是三支以上血管病变，根据诊疗规范，治疗方案首选搭桥，另有介入手术和保守疗法可供选择。什么是搭桥手术呢？搭桥手术，又叫冠状动脉旁路移植术，就是绕过狭窄的血管，用一根身体其他部位的血管，在主动脉和血管的远端建立一个通道，就像搭一座"桥梁"一样，从主动脉运送血液过去，使远端组织得到充足的血液供应。使用的这条血管一般取自胸廓内动脉、下肢的大隐静脉等部位。如果一切顺利，大致的费用是 X 万元，如果不顺利或出现并发症等情况，后续的费用就会相应增加而无法估计。

王医生接下来又介绍了替代方案：介入手术就相当于在狭窄部位放一个架子将本来狭窄的血管撑起来，让血液流过去供应远端的组织，因为是多支的病变，所以需要植入的支架数量比较多，费用也相对较高。保守治疗就是用药物等手段治疗，但效果欠佳。建议家属商量后再做决定。家属表示听明白了，回去一起讨论后再做决定。

【问题】

1. 在手术方案告知中，心脏手术是较为复杂的外科手术，王医生是如何让家属了解病情和治疗方案的？
2. 在沟通过程中他注意到了哪些关键内容？

【解析】

在上面的案例中，患方不懂医学，因此需要加强对其医学知识的教育，并将手术方案通俗易懂地告知患方。医患沟通不畅的重要原因之一就是双方掌握的医学和健康知识存在巨大差异，信息不对称，外科手术又是一种高难度、综合性较强的临床治疗手段，因此，医生要把专业医学知识转化为通俗语言，让患方在理解基础上选择治疗方案。

患者是否接受某种治疗方案，特别是急诊手术，很大程度上取决于医生谈话时的信心和决心。语言是知识和思维的体现，医护人员日常应加强专业知识及社会学知识的学习，这样才能在与家属及患者的谈话中游刃有余，树立"权威性"。术前谈话的主要目的和功能包括两个：①技术知识层面是对患方的释疑和宣教；②法律层面是获得手术授权。谈话时既不能没自信，又不能太自信，要客观介绍手术方案，明确表示尊重患方的选择权，不作倾向性暗示。

王医生通过通俗的语言，结合模型，清晰地向患者说明了疾病病理、手术如何进行、替代方案、诊疗规范建议、费用等。既保护了患方对手术方案的知情权，又便于患者自主选择治疗方案。

案例三

张某，60岁，女性，因服用激素导致股骨头坏死，子女商量后决定到某医院进行股骨头置换术。在使用材料上面，子女们对采用国产材料还是进口材料产生了争执，于是到办公室找王医生咨询。王医生了解情况后与患方分析两种材料的利弊：患者 60 岁，年纪不是很大，理论上应该选择使用年限较长的置换材料，进口材料使用年限一般为 15～20 年，国产材料一般 10 年左右，从使用年限方面进口材料优于国产材料；材料的选择还应该考虑是否会导致二次手术，材料到了使用年限，必须进行二次手术，手术次数越多，患者痛苦越大，在这一方面，进口材料也优于国产材料；费用方面，进口材料要比国产材料贵几万元钱。建议患者及家属充分考虑患者的年龄、手术风险和家里财务状况后作出选择。患方讨论后选择进口材料。

【问题】

某些手术方案中会牵涉到手术材料的选择，在本案例中，李医生把专业建议提供给患方时注意了哪些方面？

【解析】

医生在手术材料选择方面有指导义务。在上面的案例中，家属对股骨头手术材料的选择产生争执，是因为他们不懂其中的利弊而无法作出抉择。李医生在了解情况后，从患者的年龄、材料的使用年限、是否会导致二次手术、费用方面对患方进行了告知，尽到了指导义务。

手术材料选择时，医生要充分考虑患方的利益。在目前的市场经济大环境中，医患双方存在各自不同的利益点，比如多数患者的利益点是恢复健康身心，早日回归幸福美满家庭，还有最主要的一点是手术性价比要合理。某些手术中，手术材料费用较高，同种手术材料不同，厂家价格差距也较大，所以医生要从专业角度给予患方准确指导，并让患方根据自己经济情况选择性价比较高的手术材料。

案例四

日本发生过一起医疗争议：患者花子，是一名家庭主妇，信仰基督教的一个流派——"耶和华证人"，该教认为血液离开了人体之后，不能通过任何方式再回到体内，花子是该教三十多年的忠实信徒。1992 年 6 月 17 日，花子 63 岁时，被诊断为肝癌。立川医院决定立刻给花子做手术，但出于稳定花子情绪考虑，并未将真实病情告诉她，在手术方案的告知时，立川医院告诉花子在术中要进行输血，花子遵守教义，拒绝输血。立川医院只好建议花子到其他医院进行治疗。此后，"耶和华证人"宗教团体帮助花子找到了一家能做无输血手术的医院——东京大学医学研究所附属医院。该医院内田教授曾经给"耶和华证人"的信徒做过无输血手术。花子随后到门诊拜访了内田教授，内田教授表示可以做手术。花子误认为自己也会和上一个"耶和华证人"信徒一样做无输血手术。手术之前，花子的家属一再向内田教授表示，花子是一名忠实信徒，绝对不接受输血，但内田教授并没有作出正面回答，只是安排花子入院准备手术。手术准备过程中，内田教授及助手们询问，假如在手术过程中必须要进行输血怎么办，花子坚决地回答说宁愿死也不愿意输血。但是，在手术过程中，内田教授发现以前的诊断和术中的情况存在差距，需要大量输血，否则花子就会死亡，在未经花子和家属同意的情况下，给花子输血 1 200ml，手术非常成功。出院后，花子认为内田教授未经同意给自己输血，导致自己违背了教义，在精神上遭受了巨大的折磨，遂将内田教授起诉至法院要求赔偿精神损害费 1 000 万日元，最终法院经过审理判决内田教授赔偿花子 50 万日元。

【问题】

通过上述案例，医生应该吸取哪些教训？

【解析】

外科医生面对的患者就如他们所患的疾病一样千差万别。基础疾病、心理状态、经济条件、文化层次都可能影响他们对疾病的认识和对治疗的选择。现代医患关系已由传统主动 - 被动型转变为共同参与型。尊重患者的知情权、选择权，是医患沟通的基石。尊重患方选择权、实行公开治疗原则，可以增加医患双方的理解和信任。"越俎代庖、先斩后奏"均可能酿成严重的医疗纠纷。在本案中，花子在手术认知方面存在一定缺陷，花子和家属多次向内田表示不同意输血，内田教授并没有作出明确答复，她认为内田教授要给自己做无输血手术，才同意进行手术。手术虽然成功了，但花子觉得内田教授使自己违反了教义，给自己带来了精神上的痛苦。因此，即便有可能会关系到患者的生命安危，医生的裁量权也不能绝对取代患者的自主决定权。

> 知识点
>
> 　　医生在告知风险的时候，要说明疾病病理和手术原理，让患方在理解的基础上接受风险。医务人员文化程度较高，接受过系统的医学教育，经过严谨的诊疗技能训练，在实践中积累了临床经验，对手术的风险有着清晰的认识。而大部分患方由于缺乏相应医学知识，没有较强的风险意识，因此医生在术前风险告知中，要让患方清楚自身疾病病理，在理解病理的基础上讲解手术基本原理，让其了解手术治疗是一种创伤性治疗，各种各样的风险难免存在。

> 案例五
>
> 　　王某以"右眼结膜囊肿"就诊于某三甲医院，入院后完善相关检查，择期进行了右眼脂肪瘤摘除术。出院后，王某经常感觉右侧上眼睑下垂，睁不开眼睛。于是到另一医院检查，被告知右眼提上眼睑肌已经损伤。王某到医院讨要说法，后经双方协商，共同委托当地医学会进行医疗事故鉴定。鉴定单位认为，术前检查全面，符合诊疗规范，该事件不属于医疗事故。王某不服，遂至法院起诉。法院经过查明，认为术前医院并未将术后可能导致右眼提上眼睑肌损害的后果明确告知患者，后委托某司法鉴定机构进行伤残鉴定。该司法鉴定机构认为，王某右眼上睑重度下垂，构成了九级伤残。法院审理认为：医院在告知方面存在缺陷，侵犯了患者的知情权，导致患者丧失了在术前作出是否选择手术的权利，因此，医院需对患者进行赔偿。

【问题】

1. 从上述案例中，医生应该吸取哪些经验教训？
2. 如何规避此类医疗争议的发生？

【解析】

　　在本次医疗争议中，患者术后确实受到了损害——提上睑肌损伤导致右眼不能睁开，经过司法鉴定定级为九级伤残。而医学会的鉴定明确指出这种损害并非医疗失误造成。但是医院在术前并未将手术可能的并发症告知患者，因此法院认为医院侵犯了患者的知情权，需要承担民事侵权责任。

　　医生在风险告知时要从患者角度出发，预先判断出对患者重要的风险，然后重点告知。外科手术难免会有各种各样的风险，医生要根据患者的知识结构、理解能力及是否同意手术的决定力方面作出评估，结合患者的疾病种类、病情变化和家庭情况，选择合适时机，将有可能会给患方造成重大影响的手术风险详尽告知，避免因手术风险告知不充分而出现医疗争议。在本案中，医生应将手术可能会导致提上睑肌损伤而致容貌受损的风险着重指出，然后让患者自行选择是否进行手术。在本案例中，医院无法提供明确的风险告知材料，导致在医疗诉讼中败诉。

> 知识点
>
> 　　如何才能认为是明确告知？医生可参考《病历书写规范》的第十条规定：对需取得患者书面同意方可进行的医疗活动，应当由患者本人签署知情同意书。患者不具备完全民事行为能力时，应当由其法定代理人签字；患者因病无法签字时，应当由其授权的人员签字；为抢救患者，在法定代理人或被授权人无法及时签字的情况下，可由医疗机构负责人或者授权的负责人签字。因实施保护性医疗措施不宜向患者说明情况的，应当将有关情况告知患者近亲属，由患者近亲属签署知情同意书，并及时记录。患者无近亲属或者患者近亲属无法签署同意书的，由患者的法定代理人或者关系人签署同意书。

> 案例六
>
> 　　1999 年，美国发生了这样一个案子：有位叫 Matthies 的老太太已经 81 岁了，仍然坚持自己独自生活，在一次活动中，不慎骨折，于是就诊于某医院。该院的医生结合相关检查认为老人不适合做外科手术，一是考虑到老太太年龄较大，可能接受不了这么大的创伤性治疗；二是老人的骨质很脆，固定用的

钢钉效果一般；三是因为该患者曾经患脑卒中而致右半身活动不便，故仅让老人回家休息。老太太回家休息了几天后，股骨头脱位，导致失去了行走的能力。她难以接受这样的现实，遂将医院告上法庭。其专家证人认为老人虽然有手术的各种不利条件，但医院应该把手术的风险告知老人，让其自己作出选择，而不是仅仅让患者回家休养。医院则认为，我们又没进行手术，所以不需要告诉手术及其风险。法官经过审理后认为，有创性治疗也需要知情同意，认为医院应该将手术及风险告诉患者，让其自己作出是否手术的选择。

【问题】

通过本案例，外科住院医生如何在沟通中避免此类事件的发生？

【解析】

本案例中，外科医生认为手术对患者有诸多不利，替患者作出不做骨科手术的决定，却没有将不做手术的原因告诉患者，导致侵犯了患者的知情权。在日常工作中，医生经常碰见手术风险较大、术后获益不明显的情况，外科医生不能替患者作出是否手术的决定，而应该将手术的风险在沟通中告知患者，让患者自己决定是否手术。

（三）麻醉科术前的医患告知

1. 患方对麻醉科的普遍认识　通常情况下，麻醉医生只在术前访视中才与患者沟通，与患方见面机会较少。在患方眼中，麻醉科医生在大门紧闭的手术室中工作，加之道听途说的风险信息，如"麻醉后有可能再也醒不过来"等，易使患方对麻醉产生恐惧和焦虑心态。

2. 术前麻醉科与患方的沟通　在手术过程中，麻醉科医生扮演着重要角色。有效的麻醉科医患沟通可以缓解患方对麻醉的恐惧心理，使其积极配合麻醉医生工作，有利于提高手术质量和安全性。

术前访视沟通：麻醉科医生要与患方积极接触，拉近与患方距离，提高依从性，并打消患者对麻醉的恐惧心理。与住院医生不同，麻醉科医生在术前访视时才能见到患者，且见面时间短。术前访视前要充分了解患者病情，以便沟通时有的放矢。医生要结合患者自身条件告知麻醉后常见现象，例如椎管内麻醉，患者容易在术后出现恶心呕吐、寒战、烦躁等情况，应提示患者提前做好心理准备。

案例七

赵某，15岁，男性，在家属陪伴下去某医院做外科手术。男孩叔叔为该医院内科医生。入院后完善相关检查，拟定手术日期，麻醉科医生田某在清晨履行术前访视义务，在交谈中，田医生问孩子最近有无上呼吸道感染，家属予以否认。但田医生注意到孩子时常咳嗽，精神状态欠佳，于是向家属交代如果有上呼吸道感染在麻醉中会出现危险——在麻醉时容易出现呼吸道分泌物增多、呛咳、窒息等情况，甚至会危及生命。家属听后，难为情地告诉田医生，孩子昨晚贪凉，开着空调却没有盖被子，导致有点感冒，但由于不了解麻醉风险，只想着早点做手术，才向医生撒谎。田医生表示理解，但为了孩子安全，必须将手术时间推延，家属同意。第二次安排手术后，家属对田医生的访视有问必答，当田医生表示术前应该禁食时，家属和孩子表示一定会严格遵守要求。手术出院后，男孩家属通过其叔叔向田医生表示感谢。

【问题】

1. 上述案例中，麻醉医生在访视过程中注意了哪些方面？

2. 如何看待患方隐瞒患者病情？

【解析】

麻醉医生要严格把握麻醉适应证、禁忌证，同时要讲究沟通技巧。在遇到患方撒谎时，田医生展示了宽容的心态和善解人意的一面，并未直接戳穿，而是经过循循善诱让患方道出原委，患方觉得医生照顾自身"面子"，依从性增加，因此在第二次术前访视中，家属积极配合田医生的要求。在日常工作中，医生难免会碰见通过各种熟人关系进来手术的患方，对于这种患者要一视同仁，严格按照诊疗规范进行，不能因为碍于面子而将有些危险因素视而不见，导致出现医疗意外。

我国法律对于患方隐瞒病情不配合诊疗导致损害由谁负责任作出了相关的规定。如《侵权责任法》第六十条规定，患者有损害因下列情形之一的，医疗机构不承担赔偿责任：（一）患者或者其近亲属不配合医疗机构进行符合诊疗规范的诊疗；（二）医务人员在抢救生命垂危的患者等紧急情况下已经尽到合理诊疗义务；（三）限于当时的医疗水平难以诊疗。

在本案例中，家属的作为显然属于第一种情况——刻意隐瞒病情，不配合医生诊疗。但该情况是由于患方缺乏医学知识而导致的，医生仍需履行告知义务——将上呼吸道感染会给麻醉带来的风险告诉患者，让患方对风险后果有清晰的认识。

麻醉医生在术前风险告知时，要了解患者心理状态，根据情况衡量哪些风险适合告诉患者，哪些风险需要避开患者告诉家属，并形成书面意见。对患者应该以鼓励为主，增强其战胜疾病的信心。另一方面，要耐心回答患者及家属提问，通俗地解释常见风险原因，使患方有充足的心理准备。

> **案例八**
>
> 关某，骨科患者，拟进行手术治疗。麻醉科李医生对其进行术前访视。去之前，李医生仔细查阅病历中各种检查结果，包括超声心动图、心电图、造影、胸片、同位素和检验科各项常规生化检查。
>
> 来到患者床前，李医生首先介绍自己是关某的麻醉医生，发现近亲属多数在场后，通过进一步了解患者个人情况，发现患者抽烟较重，因此建议手术前后要戒烟，以预防肺部感染，并让家人协同"监管"，获得家属同意。然后详细询问患者的主诉、手术原因、现病史、过去史、个人史等，重点询问手术麻醉史、家族麻醉史、用药史及过敏史。根据患者情况对麻醉相关部位进行了细致有序的检查，并填写麻醉术前访视记录单。有家属在旁边小声说："没想到麻醉医生也要做这么详细的检查"。
>
> 之后，李医生安慰患者不要紧张，手术是在无痛状态下进行的，医生会在手术全程密切观察患者状态。随后，李医生向患者说明了麻醉的基本过程、操作进程及麻醉前后患者的各种自我感觉，嘱其不要惊慌，调节心情。
>
> 随后，李医生详细介绍了麻醉的各种风险，如穿刺部位容易出现血肿，并可能出现血栓，导致肢体血运异常、功能障碍等。将风险告知书上的内容讲解完后，李医生让患者及家属仔细阅读知情告知书，有问题随时提出来。家属提了一些问题后，李医生结合患者的实际身体状态做了回答。
>
> 术后，患者遇见李医生，非常高兴，称自己在术前一直寝食不安，总担心发生意外，但李医生访视后，感觉自己在术中有了值得信赖的伴护人，所以手术当天心情平静。

【问题】

1. 上述案例中，麻醉医生如何与患者进行术前风险沟通？
2. 他在沟通过程中注意到了哪些方面？

【解析】

ER-5-3-1
手术前沟通（视频）

麻醉科医生的工作性质决定治疗过程中不可能与患者及家属有较长时间的沟通，所以在短时间内建立信任是麻醉科医生应有的技能。为了制订合理的麻醉方案，必须对患者既往史、家族史、手术史等进行详细了解；此外，还要向患者介绍麻醉有关知识及可能出现的情况。这些情况均要在术前访视的短时间内了解完毕，加之时间有限，所以，麻醉科医生必须具备良好的沟通技巧，这样才可以完成信息传递任务，制订合理的麻醉方案，确保手术顺利完成。　在上述案例中，首先李医生在访视前做好了准备工作，通过了解患者基本情况，做到有的放矢。抓住患者吸烟的细节，鼓励家属参与"治疗"患者的坏习惯，拉近了与家属的关系。

李医生做检查细致认真，让患方产生了信任感，提高其依从性；又跟患者讲解麻醉全过程和常见不适感觉，防止患者因不适感而出现应激反应。麻醉风险告知同样做得非常细致，让患者及家属参与风险讨论，使他们明白风险的存在与患者自身情况相关。通过细致沟通，李医生在短时间内赢得了患者的信赖，为麻醉工作顺利进行奠定了基础。

二、术中沟通

由于麻醉方式的不同，患者会在清醒和昏迷两种状态下接受手术，不同状态下医患沟通的侧重点不同。

（一）术中的医患沟通

在非全身麻醉的情况下，医生应尽量安抚患者情绪，但言语不宜过多，举止稳重大方，使患者产生安全感。通过有序地进行手术操作，让患者逐渐树立信心并产生对医生的信赖。切忌在患者面前举止轻浮，或是表情变化不定，更不能表现得惊慌失措。如果手术不顺利，医务人员切忌手忙脚乱，或随口说出"坏了""完了""这可咋办""错了"等引起患者情绪紧张的话语；即使手术成功，患者仍然对手术过程质疑，易导致医源性纠纷的发生。医生和助手们避免在手术台上谈论非医疗问题，否则会让患者觉得医生心不在焉，没有集中精力进行手术，当出现意外情况时，患者就会怀疑是医生的不负责任导致手术失败，而引起争议。

对全身麻醉的手术患者，当出现意外，如大出血等危及患者生命的情况时，要及时将手术现状和有可能出现的后果告知家属，让家属做好心理准备。

（二）术中改变原定手术时与患方的沟通

术前检查与术中探查的差异性，导致手术在一定情况下需要改变术式或者扩大手术范围，涉及改变原定手术时一定要取得患者或家属的同意。在非全身麻醉的情况下，可以将手术新方案和风险对患者进行简要说明，并取得其书面同意。对于全身麻醉手术患者，要及时与患者家属进行沟通，告知其手术新方案可能会对患者身体造成的损伤和风险，并取得其书面的知情同意。

（三）麻醉科术中的医患沟通

做手术之前，麻醉医生可通过询问患者的睡眠情况等，了解患者的情绪和心理状态，告知患者会被一直伴护直到手术结束，用轻柔的动作和贴心的话语安抚患者的紧张情绪。当需要改变麻醉方式时，也要取得患者或者家属的书面同意。

三、患者术后监护期间的沟通

（一）术后监护期间患方的心理特点

手术后，病情危重的患者进入重症监护室进行监护，当从全身麻醉状态逐渐清醒后，患者渴望知道手术是否成功。他们可能会面对部分生理功能的丧失或者是形体上的改变，短时间内难以接受，加之身边没有亲人陪护，易产生孤寂感，严重者会出现术后抑郁症。家属方面，由于对患者治疗情况进展不能实时了解，加上重症监护费用较高，经济压力加大，容易产生烦躁、焦虑的情绪。

（二）术后监护期间的医患沟通

医务人员在患者醒来后应将手术结果客观地告知患者，交代在术后监护期间的注意事项，安抚患者的焦虑情绪；换位思考家属在治疗方面的期望和需求，将患者的疾病发展及费用情况及时告诉家属；同时，将家属的关心传递给患者，让其有足够的信心面对重症监护中的各种困难。

案例九

田某，男，38岁，先天性心脏病，单心室，十字交叉心，肺动脉狭窄，右室双腔心，心脏扩大，心功能Ⅳ级，收入某院治疗。入院后完善相关检查，在全麻、体外循环下行全腔静脉肺动脉连接术，术后返回恢复室。恢复室住院医生进行了相应处置，并电话通知患者家属手术顺利，告知家属由于该患者病情极重，术后有可能会发生各种意外，但监护室医护人员会24小时监护。术后第二天，患者脱离呼吸机，医生对患者进行了鼓励，在问话时，患者只需做手势、点头、摇头、面部表情进行沟通便可，嘱咐患者安心养病，家属在外面盼望着早日见到亲人。同时将患者已经脱离呼吸机的消息电话告知家属，让他们及时了解患者情况。第四天，患者血压突然下降，值班医生进行了开胸手术，抢救成功。医生也将抢救过程电话通知家属，并安抚家属的紧张情绪，同时告诉他们因为抢救，还需要在重症监护病房住一段时间并导致费用增加，家属表示只要患者病情需要，住多长时间都可以。经过治疗后，患者终于从术后监护室返回病房。

【问题】

1. 上述案例中，术后监护室的住院医生如何与家属进行了沟通？

2. 医生注意到了哪些方面？

【解析】

术后监护室的患者病情都十分危重，加之不允许亲属陪护，患者容易产生恐惧感和孤独感。此时，医生的帮助和鼓励就显得异常重要，需通过体态语言传达自己的关爱，展现认真负责的医德，使患者心里有所依靠并信任医生。同时要把家人的关爱传递给患者，稳定患者情绪。

家属方面，由于亲人病情较重，本就焦虑不安，又苦于无法见到亲人了解情况而着急，医生要通过各种方式将患者现状客观地反馈给家属，并将可能发生的危险告诉家属。重症监护室费用较高，因此手术费用也要及时与家属进行沟通，以免在出院结账时发现费用较高而产生争议。

四、患者转回病房后的沟通

患者转回病房后，医务人员要告诉患者及家属术后恢复应注意的事项、需要观察的体征、基于患者个体体质容易出现的并发症、指导患者的术后功能训练等，并简要解释为什么这样做。目的是让患者及家属对术后治疗过程有心理准备，出现意外情况时能够积极配合医生治疗。

案例十

关某，男，38 岁，在某医院进行了人工全膝关节置换术。术后返回病房，住院医生刘医生与麻醉科医生谈话了解手术进程后，告知患方手术非常成功，并说明手术的成功只能说膝关节功能恢复的"基础设施"有了，还需要术后的功能训练才能使患者早日恢复健康。术后 1～3 天，为了防止形成深静脉血栓，引起栓塞，要每隔 2 小时左右按摩约 10 分钟，并牵拉挛缩组织，防止粘连，这需要家属帮助患者来做。刘医生为家属做了示范，包括大小腿的按摩方法、抱大腿屈膝活动、屈伸踝关节等，又交代了患者自己可以做的相关动作，如健膝屈曲、足上勾和下踩的动作等。在患者及家属都学会后，刘医生交代了在功能训练中可能碰见的问题和常见感觉，并告诉患者及家属如果不明白随时可以与医护人员进行沟通，4～7 天之后要与商量进行下一步的功能训练。此后，在刘医生的耐心指导下，患者积极配合进行了功能训练。出院后复查时，患者碰见刘医生，兴奋地在刘医生前面走来走去，说以前都没法想象能恢复得这么好，多亏了医生教得功能锻炼方法。

【问题】

上述案例中，医生在患者回病房后做了哪些沟通？

【解析】

术后住院医生向麻醉医生了解手术的情况，将手术成功的消息告知患者及家属，使其放心进行下一步治疗。骨科术后的功能训练尤为重要，医生将术后锻炼的重要性告诉患者，充分调动患者术后锻炼的积极性，耐心细致地指导患者术后功能训练的每个动作，让患者及家属学习并掌握，不仅拉近了医患之间的距离，又巩固了手术的治疗效果。

ER-5-3-2
治疗环节沟通
（视频）

第四节　出院环节沟通

一、出院时患方的心理特点

经过相对漫长的外科手术治疗，大多数患者心里很高兴，期待早日回家，迫不及待地办理各种出院手续。但也有患者因其他事情而不愿意出院，有的是产生了对医护人员的依赖心理，惧怕出院后得不到细致医疗护理而致病情复发；有的则是出现了并发症而不愿出院等。

二、出院时的医患沟通

患者出院时，医生要对其出院后的恢复情况作出评估，详尽告知其出院后的注意事项、告知其复查的时间、平时做检查应注意的指标等，同时对不利于患者恢复的饮食、生活习惯等作出善意提醒，让患者及家属感受到医生的关心，积极做好出院后的康复治疗。

对于不愿意出院的患者，要了解患方想法，根据具体情况作出合理的处理。医生沟通时要控制情绪，尽可能与患方的心理需求一致，根据诊疗规范，有理有据地向患方说明其已经符合出院指征，让其感受到医方的真诚，从而使患方配合医院的出院安排。

案例一

刘某,男,68岁,因患前列腺疾病在家人的陪同下到某医院泌尿外科手术,术后恢复良好,输尿管内留置 D-J 管,即将出院。柳医生向其介绍出院注意事项,回家后一定要多喝水,尽量不要吃辛辣或刺激性的食物,保持大便通畅。天冷时一定要注意保暖,避免感冒,因为体内留有 D-J 管,暂定两个月后复查拔管,复查时到门诊即可,可以通过电话或者网上平台预约。交代清楚临床问题之后,因刘某听力差,医生记下了其亲属电话,方便刘某忘记复查拔管时联系。患者及家属明白了出院后的注意事项,又清楚了复查时的基本步骤,对柳医生一再表示感谢。

【问题】

上述案例中,出院时医生在与患者及家属沟通的过程中注意到了哪些方面?

【解析】

刘某作为老年患者,记忆力差。如果忘记复查拔除 D-J 管,会损伤患者的肾脏功能。柳医生贴心地记下了家属电话,方便提醒患者复查拔管,避免因为患者忘记复查拔管而导致其他疾病,进而引起医疗争议。医生在日常的工作中应该积累对各类疾病术后的转归经验,并将这些注意事项在出院时告知患者,让其配合以取得更好的治疗效果。

案例二

王某,男,65岁,因胃肠道疾病于2015年到某医院行普外科手术,住院期间 CT 检查提示脑梗死,但病历中未写明,出院诊断和出院医嘱也未体现。1年后,患者出现严重脑梗死,生活不能自理,起诉医院。患者认为,如果2015年住院时医生告知其已患脑梗死,就可提前预防,那么后来严重脑梗死就不会发生。医院认为,已经口头告知过,且没有法律规定轻微异常要书面告知。法院审理后认为,虽然原告所患"左侧壳核区腔梗"并非该次诊疗所治疗的病症,其与"手术知情同意书""麻醉同意书"等相关风险告知不属于同一范畴,但对于原告预防可能会出现的心脑血管疾病有一定提示意义。故被告应在病历中注明该检查结果,并给予原告保健方面的建议。对于原告因再次突发脑梗死病症在精神上所受到的打击,被告应承担赔偿责任,故原告要求赔偿精神损失抚慰金的诉讼请求,法院予以支持,酌定赔偿原告人民币4万元。

【问题】

上述案例中,出院时医生与患者及家属沟通过程中缺少了什么内容?

【解析】

患者王某虽然此次因胃肠道疾病就诊,但住院期间 CT 检查提示脑梗死后医生应告知患者并在病历中写明。出院时出院诊断除了此次就诊的主要疾病,还要写明住院期间通过辅助检查发现的其他疾病,出院医嘱也应体现对伴随慢性疾病的生活指导和随访建议。

知识点

随着患者法律观念和维权意识的提高,患者对知情权的渴望和维护显得尤为突出,由此产生的医疗纠纷逐年增多,医方败诉的现象屡见不鲜。即使完成了知情通告,但在病历上没有充分体现患者知情权获得的记录,这种情况在法庭上难以作为充足的证据,胜诉也就成了难事。因此重视病历中患者知情权的体现是非常重要的一项医疗工作。病历是具有法律效力的医疗文件,是涉及医疗纠纷和诉讼的重要依据。在书写中,应增强法律意识,重视相关的法律问题,如反映患者的知情权和选择权,确保病历书写的真实性和完整性等。

第五节 随访环节沟通

随访(follow-up)是医院或医疗保健机构对曾经诊疗过的患者通过通信或其他方式进行定期的健康状况了解和医学指导,实质是一种长期的以观察为主的诊疗活动。随着现代医学模式的转变,医疗服务工作已不再局限于医院,而是面向社会、家庭和个人。对出院患者进行回访服务是为了落实以人的健康为中心,延伸医疗服务,以人为本、改善医患关系的一项人性化服务措施。患者出院后失去了医护人员的治疗和护理,由于患者及家属缺乏足够的医学知识,很难得到正确的护理。通过电话、书信、上门等形式与出院患者取得联系,可对患者的继续治疗效果、病情变化、康复情况、心理状况等实施指导及监控,进行健康教育。对于外科患者,外科治疗后往往面临脏器切除、部分切除后生活质量受损或发生其他病理生理变化的情形,需要医方在长期术后随访过程中提出建议或干预措施。此外,有些疾病,尤其是肿瘤外科患者,术后均需要进行随访工作,因为恶性肿瘤在外科治疗后仍有复发或转移的潜在隐患,如果在规范、有计划的随访过程中能够尽早发现,则可以积极地进行放化疗,甚至可以保留再次手术的机会。某种程度上,随访可以被认为是目前外科综合治疗的一个不可或缺的组成部分。

案例一

王某,男,64岁,因患"左肺上叶微浸润腺癌"于某医院胸外科行肺叶切除术,患者术前检查示右肺下叶同时存在一个1.0cm×0.8cm的结节,但术前PET-CT提示该结节为良性病变,因此未处理该结节。术后患者恢复良好出院。出院时田医生向其介绍随访注意事项,嘱咐其三个月及半年后复查胸部CT,关注右肺下叶病变进展情况。三个月后田医生对患者进行电话随访,得知患者因感觉身体无不适,未按出院医嘱复查胸部CT,田医生遂建议患者尽快复查。复查结果显示右肺下叶病变较前进展,患者立即再次入院治疗。因治疗及时,患者恢复良好,对田医生一再表示感谢。

【问题】

上述案例中,出院后医生的电话随访为患者的及时治疗提供了哪些帮助?

【解析】

电话随访是一种开放式、延伸式的健康教育形式,是患者及时获得健康保健指导与咨询的最佳途径。通过电话随访,医务人员可以有计划、有组织地实施健康教育,在了解患者病情康复的同时,随时发现患者存在的问题,进行针对性的干预,及时给予适当的指导,以帮助患者建立并增强维护自身健康的责任感。该案例中,患者因医学知识缺乏,对PET-CT报告显示的右下肺良性小结节未予充分重视,通过医生的随访,督促提醒患者及时复查,成功把握了最佳治疗时机。

知识点

社会的进步和医学模式的转变要求现代医学人才既要精通专业知识,又要具有广博的人文科学知识,两者互相包容、和谐发展,共同作用于患者。只有将两者充分融合,才能真正在临床实践中体现人文精神,让医学人文的力量真正变成临床医生实现自身生命价值和职业价值的"利器"。医务工作者在临床实践中要践行关爱、博爱、至善、至美、慎行的人文关怀。将医学人文关怀应用于临床工作中的每一步骤、每一环节乃至每一细节,这不仅是患者对医生的要求,也是对整个卫生保健服务的期望。

(李婷婷)

推荐阅读资料

[1] 张伟耀,邓惠玲,梁志宏,等. 手术患者的外科管理及沟通技巧探讨. 中国社会医学杂志,2014,31(3):218-220.

[2] 时吉庆. 外科医生与医患沟通. 重庆医学,2016,45(7):991-992.

[3] 林康,潘金智,叶仙华,等. 麻醉科医患关系沟通的探讨. 中医药管理杂志,2017,25(12):163-164.

[4] 夏芸. 医疗事故赔偿法:来自日本法的启示. 北京:法律出版社,2007.

[5] 马辉,孙文利. 论患者知情同意的适用范围:以美国近期案例为参照. 河北法学,2011,29(7):99-104.

[6] 唐东旭,沈春燕,汤莉伟. 浅谈普通外科患者围手术期心理特点及护理. 中国医药指南,2011,9(34):449-450.

[7] 范伟杰,徐雪梅. 浅谈骨外科医患之间的沟通技巧. 中国医学伦理学,2010,23(2):110-111.

第六章　妇产科医患沟通

第一节　妇产科工作特点及患者心理行为特征

妇产科工作特点与内、外科有类似的地方,但也有其自身特点;妇产科患者心理特点也与其他科有不同之处,妇产科医生应了解这些特点,以便在临床工作中及时有效沟通,减少和避免医患矛盾产生。

一、妇产科工作特点

随着医学发展,妇产科专业划分越来越细,在传统妇科和产科的基础上,又分出多个专业,例如妇科中又分出普通妇科、妇科肿瘤、妇科内分泌、计划生育、生殖医学等,产科又细分为普通产科、高危产科、胎儿医学等。这些细分出来的专业科室或专业组,有的属于外科系统,如普通妇科和妇科肿瘤等,有的属于内科系统,如妇科内分泌等。所以妇产科不能简单等同于外科或者内科,而是具有独特的工作特点。

1. 妇产科工作环境中女性居多　妇产科患者均为女性,这是妇产科的一个特点。医务人员也以女性为主。在这样一个几乎都是女性的工作环境中,女性隐私保护容易被忽略。女性在工作中会有很多共同话题,有时候会不自觉地在工作场合聊天,聊工作以外的兴趣和爱好,容易引起患者不满。当发生纠纷的时候,面对男性家属,女性医务人员会处于劣势。由于大部分医生自身也是女性,便可以自身的经历为例,与患者沟通也会收到较好的效果。

> **案例一**
>
> 女士小吕,32岁,在国外读完大学和研究生后回国在一家外企工作,因为停经40天,在丈夫的陪同下兴奋地来到某医院产科进行检查。看到门诊候诊区熙熙攘攘的产妇人群,小吕就没法兴奋了。好不容易轮到小吕,她看到诊室内站着5、6个孕妇,边等候检查边看其他的孕妇检查,上检查床前便给自己的主诊医生提建议:在自己脱衣服接受检查时能否请别的孕妇在诊室外面等候。主诊医生张医生本身也是一名女性,2年前刚生育过,没有理会小吕建议,为了节省时间,她的诊室内经常是几个孕妇同时候诊。看到小吕磨磨蹭蹭就是不脱衣服上检查床,张医生便当着诊室内其他几个孕妇的面对小吕说到:"快脱衣服上床吧,都是女的有什么不能看的,别耽误别人时间。"小吕听后看着周围几个用嫌弃目光看着自己的孕妇,委屈地流下了眼泪,说了一句:"我不查了。"便跑出了诊室。随后在丈夫的陪同下,小吕到医院医患办公室投诉了张医生。张医生觉得自己没有什么做得不对,也感到很委屈。

【问题】

上述案例中,张医生的说法有什么问题?

【解析】

随着社会的发展,人们越来越重视自我隐私的保护。小吕在国外接受的高等教育,自然更注重隐私的保护。国内医疗条件有限,大多数患者能够接受现状。张医生因为门诊患者多,为节约时间,对多个孕妇同时检查已经习惯,再加上自己也是女性,不觉得被别的女性看到隐私是个问题,认为只要现场没有男性就可以了,所以才会说出令小吕不能接受的话来。实际上,医院有保护患者隐私的义务,门诊应做到一医一患,不能因为患者多就忽视患者隐私。医生在日常诊疗工作中,应主动保护患者隐私。如果受环境条件限制无法满足患者的要求,医生应该抱着歉意解释,并征得患者理解,避免不和谐的现象发生。

> **知识点**
>
> 要取得好的沟通效果，医生有时候要站在患者的角度考虑问题，也就是换位思考。对于医生来说，由于医院环境有限，患者多，往往会忽视对患者隐私的保护，对一些现象习以为常，但对于患者来说却不同。孕妇不同于一般患者，大多属于正常人，所以要求也会高一些，医院和医生要考虑到其特殊性，做好医疗及其相关服务。

【相关法律法规】

《中华人民共和国执业医师法》第三章第二十二条：

医师在执业活动中履行下列义务：(三)关心、爱护、尊重患者，保护患者的隐私。

案例二

　　张女士，36岁，结婚5年，跟丈夫计划要怀宝宝，到医院进行孕前检查，妇科超声发现子宫肌瘤，医生建议手术。但张女士担心自己手术后不能及时怀孩子，纠结是先做手术还是先怀孕，辗转几家医院对医生的解释不满意，来到李医生的门诊咨询。李医生详细询问了张女士的病史、症状，认真查看了张女士的所有检查结果，并对张女士进行了细致的查体。然后对张女士解释：根据你的病情，你的子宫肌瘤需要手术治疗，手术后再考虑怀孕。理解你和你家属的想法，已经36岁，想先怀孕。但是你的子宫肌瘤比较大，已经导致你的月经血量多，轻度贫血，而且你的肌瘤长在子宫颈部，即使怀孕也有引起流产的可能，在孕期也有继续生长变性的可能。综合考虑还是手术后再怀孕比较好。你不用有顾虑，我在三年前体检查出和你几乎一样的情况，我选择了先手术，手术后一年不到就怀孕了，现在宝宝都一岁多了，你就相信医生的建议吧。张女士知道李医生也有同样的情况后，立即对医生增加了信任感，和医生开始了热烈的讨论。李医生根据自己的情况，一一给张女士做了解释，最后，张女士满意地接受了手术。

【问题】

上述案例中，张女士为什么最终听从了李医生的建议？

【解析】

　　子宫肌瘤有明确的手术指征，但对于不同的患者个体来说，每个人考虑的角度不同，需要医生个体化选择治疗方法。李医生在熟知患者病情后，不仅仅从病情的角度跟患者沟通治疗方法，还利用自己正好有过类似病史的情况，从女人的角度诚心沟通，帮助患者确定治疗方案，因而能深得患者信任，取得很好的沟通效果，形成了良好的医患关系。

　　2. 妇科疾病对患者影响更大　妇产科疾病常常涉及婚姻、家庭和两性关系等个人隐私。患病后，除了对患者本人躯体及心理产生打击和创伤外，也会对亲属的心理产生影响，有时候还会影响到家庭稳定和经济状况。妇科患者除了承受以上情况外，还会有治疗后性功能恢复情况、生育能力等方面的担心，有时候会导致丈夫不理解甚至离婚。所以在治疗方法的选择上，医务人员要理解患者，在治疗过程中要注意对患者性功能和生育能力的保护，在沟通时要着重跟患者和家属沟通这方面的问题。

案例三

　　周某某，女，46岁。因体检宫颈细胞学发现宫颈高度癌前病变，阴道镜活检病理证实为宫颈中度癌前病变(CINⅡ)，在门诊做了LEEP手术，手术后病理提示宫颈重度癌前病变(CINⅢ)部分区域早浸改变。医生根据周某某的病情和年龄，建议行子宫切除，但周某某坚决不同意，拒绝进一步治疗。主管医生郑大夫决定详细跟周某某和家属沟通一下。出乎意料，周某某说没有家属，郑大夫于是把周某某单独叫到一边，跟周某某说："您现在的病理诊断证实是早期宫颈癌，现在采取合适治疗方法会取得很好的治疗效果，希望您配合治疗。有什么顾虑可以跟医生交流。"周某某看到郑大夫比较诚恳，于是对医生说了实话，她3年前跟前任丈夫离婚，现在正谈着一个自己喜欢也和自己比较合适的男朋友，已经进入谈婚论嫁的程度了，这个男朋友没有婚史，很喜欢孩子，所以周某某坚决不同意切除子宫，希望有机会和男朋友结婚后生个孩子。郑大夫知道周某某的顾虑后，调整治疗方案，虽然患者已经 46 岁，但有生育要求，可以做一个切除宫颈保留子宫的手术，为将来生育创造条件，同时，郑大夫也详细地和周某某沟通了这个手术的优缺点，手术中及手术后的风险。在知情同意书上，周某某和母亲一起签署了同意。周某某很感激郑大夫的理解。

ER-6-1-1
谈论治疗方案环节
（视频）

【问题】

上述案例中，周某某为什么会对郑大夫满意？

【解析】

对于没有生育要求的早期宫颈癌，手术切除子宫是常规治疗方法。医生看到周某某已经 46 岁，主观认为不会有生育要求，于是按照常规决定手术切除子宫。但周某某实际是一位离婚的妇女，正在热恋中，虽然年龄较大，但有生育愿望。郑大夫看出患者欲言又止，所以希望跟家属一起沟通，而不是一味地劝说患者本人。郑大夫的态度诚恳，言语礼貌，得到患者的信任，知道患者顾虑和想法后，为患者更改了治疗方案，采用了新的手术方法治疗。郑大夫从患者的利益出发，为患者考虑，不是死板地一味按照常规处理，因而得到很好的沟通效果。

> 知识点
>
> 医务人员在临床诊疗活动中应当遵守诊疗常规，但也要考虑每个患者的不同情况，进行个体化治疗。妇产科患者的疾病常常涉及婚姻、家庭和两性关系等个人隐私，有时候患者不会主动说出自己的实际情况和想法，例如婚史、生育史等，导致医生选择的治疗方法会遭到患者质疑。所以在涉及妇产科患者生育能力、性生活及美容有关治疗方法的选择时，要充分跟患者沟通，必要时要同其父母、丈夫一起沟通，尽可能地了解患者所有情况和想法，以保证治疗方法的选择能够适合患者要求。

3. 妇产科急诊多　妇科患者中的阴道大出血、急性盆腔炎、宫外孕破裂腹腔内出血、卵巢囊肿破裂、卵巢囊肿蒂扭转等是主要的急诊情况，与其他科室急诊情况类似。但产科不同，分娩几乎没有计划性，不分白天黑夜，不分节假日，都需要及时处理。

> 案例四
>
> 谭女士 26 岁，怀孕 38 周，因为腹痛来到医院就诊，因为病房没有床位在急诊留观。谭女士第一次怀孕，整个孕期很顺利，没有什么反应，身边亲戚朋友都说她事少，能忍，不娇气。躺在留观床上，谭女士看着周围几个孕妇动不动就找大夫，大夫已经忙得不可开交，觉得这几个孕妇不体谅大夫，她自己一定不会轻易就麻烦大夫。半夜，谭女士突然觉得身下的床单湿了一大片，怕惊扰还在忙碌的医生，她就没有叫医生。陪床的丈夫觉察到妻子的不适，不顾谭女士阻拦，立即叫来值班医生，医生检查后发现谭女士宫口已经开 4cm，立即将谭女士送到了产房。谭女士在产房很快生了一个健康的男宝宝。看着躺在身边的宝宝，谭女士很后怕，要不是丈夫及时叫来医生，宝宝可能就会生在急诊留观床上了。谭女士好奇地问丈夫："你怎么知道我是破水而不是尿床了？"丈夫说，从谭女士怀孕开始，这家医院就邀请怀孕的夫妇来孕妇学校听课，有医生和助产士定期讲解孕期有关知识，其中就讲到破水的问题。谭女士因为工作忙，一直没参加孕妇学校课程，都是丈夫在听。特别是住在急诊后，急诊的宋医生特意抽时间跟丈夫做了沟通，告知谭女士的丈夫，谭女士要临产了，需要在急诊留观，但急诊患者很多，病情都比较急，特别是产科孕妇，情况瞬息万变，医生不可能时时陪着孕妇，所以有几个情况出现后必须主动找医生，比如阴道出血、破水及腹痛等。原来是医生早就和丈夫做了沟通，谭女士恍然大悟，和丈夫商量生二胎的时候还来这家医院。

【问题】

上述案例中，大大咧咧的谭女士险些把孩子生在急诊的留观床上，为什么还对医院很满意？

【解析】

临产时,胎儿的情况变化很快。为避免意外发生,除了医务人员的努力外,让孕妇及家属了解妊娠的相关知识非常重要。这家医院采取孕妇学校宣教的方式,告知孕妇及家属孕期的基本知识和注意事项,特别是对急诊留观孕妇进行了特别的沟通,起到了很好的效果。谭女士的丈夫参加了孕妇学校宣教,又和急诊医生进行了充分且有针对性的沟通,避免了意外发生。

ER-6-1-2
产科问诊查体环节
(正面案例)(视频)

知识点

医患沟通的方式:临床中可以根据情况以不同方式的沟通。例如,有针对性沟通、交换对象沟通、集体沟通、书面沟通等。

有针对性沟通:指在医疗活动过程中,主动发现可能出现问题的苗头,把这类患者及家属作为沟通的重点对象,根据其具体要求有针对性地沟通,力求使其满意。本案例中急诊医生对急诊患者的沟通就属于这一类。

交换对象沟通:在医生与某位患者家属沟通困难时,可以另换一位医生或主任与患方沟通;当医生不能与某位患者家属沟通时,可以换另一位患者家属沟通,让这位家属去说服其他家属。

集体沟通:以举办培训班的形式沟通,讲解疾病的起因、发展及治疗过程。这种沟通不但节约时间,还可促进患者间的相互理解,使患者成为义务宣传员,减少医务人员的工作压力。产科孕妇学校就属于这一类,门诊手术前集体宣教也可以采取这样的沟通方式。

书面沟通:为了弥补语言沟通的不足,可实行书面沟通,在特殊病情告知时,常采用书面沟通,一方面可以取得比较好的沟通效果,另一方面还可以留作证据。

案例五

李女士,38岁,因结婚8年不孕,在某三甲医院做了试管婴儿,成功后李女士和做律师的丈夫都非常高兴,孕期按时在当地一家有名的妇婴医院做孕期保健,每次产检除丈夫外,爸爸妈妈和公公婆婆都陪着,一家人都盼望着宝宝的出生。孕中期的时候,李女士的血糖升高,家里人更是谨慎,总是担心李女士的血糖控制不好会影响胎儿发育,所以一直督促李女士按照医生的建议,每天少量多餐和多运动。孕37周多的时候李女士在家突然破水,丈夫急忙叫救护车把李女士送到医院急诊室。时值周六,急诊室患者很多,当班的住院医生小方忙得不可开交,简单查看李女士情况后开了超声让孕妇进一步检查,李女士妈妈尽管疑惑,但还是抓紧时间推着孕妇去超声科排队检查。超声报告显示孕妇羊水正常,脐绕颈一周。李女士的丈夫和父母拿着超声结果找正在给别的孕妇检查的方医生,询问该怎么办。方医生答复目前孕妇和胎儿情况正常,先在急诊留观,宫口开大以后送产房分娩。再想多问几句,方医生已经去处理别的患者了。尽管不太明白,李女士一家人还是听从方医生意见在急诊留观。宫口开大被送进产房后,李女士一家人就在产房外焦急地等待。产房值班的是住院医生小高,给李女士做了胎心监护后,发现胎心监护有异常,立即找值班的二线医生周主治医师汇报,周医生在手术室正在为一名前置胎盘的孕妇剖宫产,听了小高医生的汇报,简单看了李女士的胎心监护,嘱咐再观察一下,手术结束再看。等到周医生做完剖宫产去产房看李女士时,李女士的胎心监护已经出现明显的晚期减速,尽管很累了,但周医生没有犹豫,联系手术室紧急为李女士做了剖宫产,但胎儿娩出后 Apgar 评分 0-0-0。得知情况后,李女士的律师丈夫要求封存病历,要医院给个说法。

【问题】

上述案例中,医院在急诊和产房对李女士的处理有什么不妥之处吗?

【解析】

李女士多年不孕,试管婴儿成功怀孕,一家人非常重视。另一方面,李女士高龄,有孕期糖尿病,属于高危孕产妇,这样的孕妇从门诊就需要医生详细沟通孕期及分娩前后可能出现的情况。孕妇临产时大多会直接到急诊室,面临分娩,孕妇本人和家人会急迫想知道孕妇及

ER-6-1-3
产科问诊查体环节
(反面案例)(视频)

胎儿的情况，这时候急诊医生应该针对孕妇和胎儿的情况，由高年住院医师或者主治医师做充分的沟通，但急诊往往医生很忙，可能顾及不到。李女士进入产房后，胎心监护不好，但二线医生忙于别的孕妇，无法及时处理和沟通病情。等到二线周医生有时间处理李女士的情况时，胎儿已经缺氧了。急诊和产房是孕妇安全的重点科室，孕妇分娩不会因为节假日而减少，所以重点科室的节假日排班应不同于其他科室，需要足够的医务人员，以确保医生有足够的时间和孕妇做充分的沟通，及时处理病情，确保母婴安全。

4. 妇产科患者隐私问题更突出　患者病情需要得到保护，对于妇产科患者而言，隐私问题更是突出。近年来，大城市或经济发达地区妇产科男医生逐渐增多，除了要注意男医生做妇科检查时一定要有女性医务人员在场外，在询问病史、讨论病情及跟患者家属沟通时也要注重患者隐私的保护。例如，婚产史、性生活史、治疗后对患者功能特别是性功能和生育能力的影响等，除了对无关人员保密以外，对患者家属的交代一般也要征求患者意见或取得患者本人授权。

> 案例六
>
> 　　患者于某某，女，28 岁，因宫外孕入住医院计划生育科，拟行腹腔镜下输卵管开窗术。小罗是本院一名男硕士研究生，按照学校要求，要进行手术患者腹部的消毒考试，学校要求提交消毒的操作录像就可以。小罗正好今天时间合适，尽管于某某不是他主管的患者，为了赶时间，经患者于某某的主管医生同意后，小罗就叫着同学拿上摄像机来到于某某的手术间。在同学的帮助下，小罗为于某某腹部消毒的录像就完成了。于某某躺在手术床上看到他们做得这一切感到莫名其妙，但也没敢多问。手术后，于某某恢复得很好，在丈夫来医院探视时，于某某把在手术室发生的事告诉了丈夫。丈夫听后很生气，立即找病房医生追问原因。病房医生理直气壮地说：我们是教学医院，经常会有教学有关的录像，何况录像只是录了腹部消毒的过程，没有录于某某的脸。于某某的丈夫根本不相信医生，投诉到了医院，要求精神赔偿，并对医院说不解决此事就拒绝出院。

【问题】

1. 上述案例中，小罗的做法有什么不妥之处吗？

2. 医院是否需要赔偿？

【解析】

大多数三级医院都是医学院校的教学医院，除了临床任务外，还承担着学生的教学任务。医学生的成长都离不开医院实习这一环节，但在教学过程中，要注意保护患者的隐私，特别是妇产科，男医生进行检查和操作时一定要有女性医务人员在场，学生参与医疗活动时，一方面必须要有上级医师在场指导；另一方面，必须征得患者的知情同意。在跟患者沟通时，首先要讲明自己的身份，学生沟通时最好有老师在场，一定要事前沟通，征得患者同意后再操作，否则就容易被动。由于没有事先跟患者沟通就对患者进行录像，尽管没有露脸，但没办法说服患者，医院最后只好向于某某保证，此录像仅用于研究生考试，保证不扩散，并给予适当的经济补偿。

> 知识点
>
> 1. 隐私权是指公民享有的私人生活安宁与私人信息秘密依法受到保护，不被他人非法侵扰、知悉、收集、利用和公开的一种人格权，而且公民对他人在何种程度上可以介入自己的私生活，对自己是否向他人公开隐私及公开的范围和程度等具有决定权。隐私权是公民的一种基本人格权利。
>
> 2. 根据我国国情及国外有关资料，下列行为可归入侵犯隐私权范畴。
>
> (1) 未经公民许可，公开其姓名、肖像、住址、身份证号码和电话号码。
>
> (2) 非法侵入、搜查他人住宅，或以其他方式破坏他人居住安宁。
>
> (3) 非法跟踪他人，监视他人住所，安装窃听设备，私拍他人私生活镜头，窥探他人室内情况。
>
> (4) 非法刺探他人财产状况或未经本人允许公布其财产状况。
>
> (5) 私拆他人信件，偷看他人日记，刺探他人私人文件内容及将他们公开。
>
> (6) 调查、刺探他人社会关系并非法公之于众。

（7）干扰他人夫妻性生活或对其进行调查、公布。

（8）将他人婚外性生活向社会公布。

（9）泄露公民的个人材料，或公之于众，或扩大公开范围。

（10）收集公民不愿向社会公开的个人的情况。

（11）未经他人许可，私自公开他人的秘密。

【相关法律法规】

《中华人民共和国侵权责任法》第七章第六十二条：

医疗机构及其医务人员应当对患者的隐私保密。泄露患者隐私或者未经患者同意公开其病历资料，造成患者损害的，应当承担侵权责任。

《中华人民共和国执业医师法》第三章第三十七条：

医师在执业活动中，违反本法规定，有下列行为之一的，由县级以上人民政府卫生行政部门给予警告或者责令暂停六个月以上一年以下执业活动；情节严重的，吊销其执业证书；构成犯罪的，依法追究刑事责任。

二、妇产科患者心理行为特征

妇产科患者在就诊和接受治疗过程中会因为不了解自己的疾病而焦虑，对治疗效果不确定而担心，有时候也会因治疗疾病的费用问题焦躁。患者会希望在治疗疾病的同时，尽可能少地影响自身正常功能。例如卵巢去留问题，生育能力问题及治疗后的性功能问题。身为女性，还会考虑美容的问题，例如腹部手术切口问题。

不同于其他疾病，怀孕是一个生理过程，孕妇不是患者，但妊娠过程中，又常常合并或并发一些其他疾病，需要注意和治疗。因而一旦分娩过程中出现问题，孕妇和家属一般难以接受。孕妇自己的想法有时候也会影响医生对治疗方法的选择。例如，有的孕妇对分娩过程有恐惧，会拒绝阴道试产，坚决要求剖宫产；而有的孕妇计划第二胎，有时候会坚决拒绝医生剖宫产的建议。国家二孩政策放开以后，很多高龄妇女尝试怀孕，但高龄女性怀孕的概率降低，胎儿发生出生缺陷的概率增加，女性往往心里难以接受。

案例七

患者滕某某，女，45岁。因体检发现左侧卵巢囊肿住院拟行手术治疗。门诊接诊的宋医生得知其住院后，特意来到病房，找到滕某某所在病房的主管孔医生，告知滕某某在门诊的情况。原来滕某某有肿瘤家族史，其母亲死于宫颈癌，姐姐是卵巢癌患者。体检发现卵巢囊肿后，滕某某一直很担心，在门诊见宋医生时，坚决要求切除子宫和双侧附件。宋医生根据滕某某的检查结果，初步认为滕某某的卵巢囊肿良性可能大，鉴于滕某某还没绝经，建议手术只做左侧附件切除，如果结果是恶性再考虑扩大手术。但滕某某决心已定，所以宋医生来到病房把情况告知孔医生。为达到好的沟通效果，孔医生把滕某某和丈夫及女儿一起约到病房，讨论手术的问题。孔医生仔细分析了滕某某的病情，讲解了切除一侧卵巢和切除子宫和双侧附件的区别，重点强调了切除两侧卵巢的更年期问题。但滕某某及其家属因为恐癌心理，仍坚持切除子宫和双侧附件，并签署了知情同意书。手术后病理证实为卵巢良性囊肿。一年后，滕某某因为严重的更年期症状来医院找到孔医生，后悔自己切除双侧卵巢，过早遭受更年期的痛苦。

【问题】

上述案例中，医院的做法有不当之处吗？

【解析】

生病后，患者的心理有时候会比较偏执，治病心切，会听不进去医生对治疗方法可能出现的副作用的提醒。但疾病治疗后，治疗的副作用出现时又会不理解，甚至找医生赔偿。对于滕某某，医院门诊和病房医生都反复进行了沟通，孔医生还把其丈夫和女儿叫到一起沟通，强调了不同手术方式的利与弊，并知情签字，但患者及家属仍然坚持自己的想法，在手术后出现并发症是医生意料之中的，也是患者及家属应该知道的。因此，患者需要承担由此带来的后果。

知识点

　　手术都会有一定的并发症,如手术中出血、感染,甚至出现麻醉意外等。不同手术范围出现的并发症内容和概率也不同。例如,一侧卵巢切除手术后不会产生更年期症状,也不会影响生育能力,但双侧卵巢切除后就会出现更年期症状,不同的人更年期的表现和严重程度度会有不同。所以在治疗疾病的同时,治疗的手段也会带来对患者的伤害。临床上选择治疗方案时,要充分考虑各种方法的优缺点,并详细跟患者及家属沟通,签署知情同意。

【相关法律法规】

《医疗机构管理条例》第三十三条:

　　医疗机构施行手术、特殊检查或者特殊治疗时,必须征得患者同意,并应当取得其家属或者关系人同意并签字;无法取得患者意见时,应当取得家属或者关系人同意并签字;无法取得患者意见又无家属或者关系人在场,或者遇到其他特殊情况时,经治医师应当提出医疗处置方案,在取得医疗机构负责人或者被授权负责人员的批准后实施。

《中华人民共和国执业医师法》第二十六条:

　　医师应当如实向患者或者其家属介绍病情,但应注意避免对患者产生不利后果。

《中华人民共和国侵权责任法》第七章第五十五条:

　　医务人员在诊疗活动中应当向患者说明病情和医疗措施。需要实施手术、特殊检查、特殊治疗的,医务人员应当及时向患者说明医疗风险、替代医疗方案等情况,并取得其书面同意;不宜向患者说明的,应当向患者的近亲属说明,并取得其书面同意。医务人员未尽到前款义务,造成患者损害的,医疗机构应当承担赔偿责任。

案例八

　　肖某某,女,28岁,因为孕38周见红,在急诊留观等待住院分娩。急诊李医生检查后告知肖某某及丈夫,初步估计胎儿不大,孕妇骨盆正常,可以试着自行分娩。在等待过程中,肖某某自觉宫缩时疼痛难忍,丈夫找到李医生,询问能否剖宫产。李医生再次检查了孕妇,看到胎心监护正常,建议肖某某自娩。肖某某宫口开大3cm时,被送进了产房。随着宫缩加强,肖某某感到疼得难以忍受,不停地要求剖宫产。产房姜医生解释道:“你没有剖宫产的指征,只能自己分娩。”肖某某在宫口近开全时,医生发现其羊水有污染,立即行产钳助娩,因为病情紧急,在拉产钳的过程中,胎儿的左脸颧骨处有皮肤擦伤。回到病房看到自己孩子脸部有损伤的丈夫立即火冒三丈,找到病房范医生要说法,并要求赔偿,理由是:“我们多次要求剖宫产,你们拒绝,如果是剖宫产就不会有脸部的损伤了。”范医生看了病历,对肖某某和丈夫进行了解释。可无论怎样解释,肖某某和丈夫就是坚持要赔偿。范医生找来科室主任,再次解释剖宫产没有指征和产钳损伤的问题,并说即使是剖宫产也会有相应的并发症。医院没有责任,不能承担赔偿。肖某某和丈夫还是不同意医生的说法,坚决要求赔偿,否则就不出院。医院医患办公室刘主任约了肖某某和丈夫再次沟通,谈了3小时还是没有谈妥。肖某某的丈夫带着岳父岳母强行闯进医院院长办公室,闹得院长没法办公。经过两周的闹腾,最后医院答应补偿肖某某5 000元,肖某某出院。

【问题】

1. 上述案例中,医生在急诊、产房和病房的沟通有不当之处吗?

2. 临床工作中如何避免此类事件发生?

【解析】

　　临床上经常会遇到孕妇对阴道分娩和剖宫产的两难选择。阴道分娩产妇恢复快,也有利于胎儿。剖宫产是不具备阴道分娩条件时采取的另一种分娩方式,剖宫产需有一定的指征。急诊李医生通过孕妇查体,建议肖某某阴道分娩符合医疗常规,但在跟孕妇沟通时,没有告知其分娩过程比较复杂,会根据孕妇和胎儿情况助产或者中转剖宫产。特别是在孕妇多次要求剖宫产时,没有向产妇陈述剖宫产和阴道分娩的利与弊及建议阴道分娩的原因。在产房时，肖某某再次因为疼痛要求剖宫产，产房姜医生只是简单地告知不符合剖宫产指征，没有跟孕妇沟通阴道分娩的有关事项，比如宫缩疼是正常的，可以采取哪些方法配合等。当看到孩子因为阴道助产受伤时，尽管孩子的伤口可以很快愈合，不会留下后遗症，但肖某某夫妇已经听不进去解释了。假如门诊医生或急诊医生在肖某某临产之前就能告知有关分娩的知识、阴道分娩和剖宫产的利弊，这样的后果很可能就不会出现，事前沟通的效果要远远强于事中及事后沟通。

> **知识点**
>
> 　　影响医患沟通效果的因素很多，沟通的时机是其中之一。把握好沟通的时机，在事情发生之前先行沟通，比事情发生后再沟通会取得事半功倍的效果。医务人员往往会因为工作忙，错过沟通的时机，或者遗漏部分沟通的内容，这是医患纠纷的隐患。
>
> 　　医患沟通的时机包括：门诊沟通，沟通的内容主要是患者病情和医生的处理建议；住院时沟通，主要是沟通治疗方案的选择、优点和并发症；住院期间的沟通，主要是沟通一些特殊检查、病情的变化、治疗方法的变化及治疗效果等；出院时的沟通，主要沟通患者的治疗情况、回家注意事项及随访的时间等。

> **案例九**
>
> 　　赵医生是一家三甲医院妇产科的主治医师，平时工作努力，对患者认真负责。今天赵医生有点郁闷，原因是一直在她门诊做孕期保健的产妇因为产后大出血进行了抢救，抢救刚结束，孕妇家属就要求查看所有病历，赵医生跟孕妇家属解释说按照规定，只能查阅客观病历部分，不能看所有的病历内容。为避免纠纷，赵医生咨询了医院医患协调办公室，得到的答复竟然是患者有权查阅所有病历。赵医生感觉郁闷的是自己很努力却得不到孕妇及家属的信任。
>
> 　　该孕妇姓方，46岁，和丈夫有一个八岁的孩子，国家二孩政策放开以后，也想再要一个孩子。孕前咨询的时候恰好就约到了赵医生门诊，赵医生详细询问了方女士夫妇的有关情况，告知了怀孕相关的风险和注意事项。过了一段时间后，方女士再次来到赵医生门诊，很高兴地告诉赵医生她怀孕了。因为是高龄孕妇，家里人很重视，孕期保健赵医生也格外照顾。孕中期的羊水穿刺结果正常，方女士一家人松了一口气，可是接下来超声的检查结果让方女士一家人开始担心起来，胎儿超声提示有膈疝。这个胎儿还能不能要？赵医生和方女士一家人详细交代了可能的风险，并和科室主任一起跟方女士和家属做了一次书面沟通。最后方女士和家属决定继续妊娠，争取一下，并签署了知情同意书。临近分娩时，赵医生和科室同事们很重视，在方女士住院前就请儿科医生做了会诊，并做好胎儿抢救准备工作，再次和方女士及家属签署知情同意书。分娩时，方女士因为产后宫缩乏力大出血，赵医生和科室主任及时采取抢救措施，使得孕妇安全回到病房。但胎儿出生后，尽管儿科医生采取很多措施，还是没有保住。
>
> 　　在查阅病历的过程中，陪同孕妇家属一起查阅的同科室另一名医生了解到，孕妇家属对胎儿的结局理解，对医院和赵医生不但没有不满意，还很感激医院和赵医生做的大量工作，查阅病历只是想了解更多的情况。得知这个消息后，赵医生松了一口气，又恢复到积极的工作状态。

【问题】

上述案例中，赵医生与孕妇及家属在孕期和分娩过程中的沟通有不当之处吗？

【解析】

国家二孩政策出台以后，高龄女性怀孕比例增加。高龄女性的怀孕成功率降低，孕期及生产过程风险增加，二胎有问题的风险也增加。在孕前，医生应该详细告知注意事项和可以选择的怀孕方法。孕期产检时，除关注胎儿外，也要关注孕妇本身的健康情况，及时发现合并症并及时处理。因为高龄，孕中期需要做有创的产前诊断，这会增加流产和感染的风险，医生需要提前告知并签署知情同意。胎儿如果有问题，是否继续妊娠也需要详细和孕妇及家属沟通。赵医生在不同的环节，不但自己做了沟通，重要的时候还和科主任一起跟孕妇及家属沟通，并签署书面意见，是有效积极沟通，孕妇和家属是理解的。

【相关法律法规】

《医疗纠纷预防和处理条例》第十三条：

医务人员在诊疗活动中应当向患者说明病情和医疗措施。

《医疗纠纷预防和处理条例》第十六条：

患者有权查阅、复制其门诊病历、住院志、体温单、医嘱单、化验单（检验报告）、医学影像检查资料、特殊检查同意书、手术同意书、手术及麻醉记录、病理资料、护理记录、医疗费用及国务院卫生主管部门规定的其他属于病历的全部资料。

知识点

高龄女性妊娠时，应告知以下内容：①不能成功怀孕的概率增加；②怀孕后孕妇原有疾病加重的可能；③妊娠期孕妇发生自身并发症的概率增加；④有创的产前检查增加；⑤胎儿出生缺陷发生率增加；⑥分娩过程中风险增加；⑦提早考虑大孩的心理变化；⑧其他内容。

第二节 入院环节沟通

本章提到的入院环节，是指从门诊医生根据患者病情开具住院证开始，到患者住院开始治疗之前的一段时间。这段时间可以短至不到 1 天，也可长至几个月，跟患者等候住院的时间长短和住院后开始治疗的时间有关。患者在这个环节可以接触到门诊的医护人员，办理住院手续的接诊人员，包括医保部门和财务部门的人员，住院后会接触到病房的医护人员。明确需要住院治疗后，患者对自己的疾病状况有了初步的了解，开始更多地关注可以住院的时间，等候住院期间自己的疾病是否会变化，入院后治疗的方法、治疗的效果及治疗可能产生的副作用和住院的费用；也会考虑住院的环境，住院期间的生活，会期待自己的主管医生是自己认可的。在这个环节，患者及家属心理会有更多的不确定性，如着急、焦虑、期待等，医务人员需要做好充分的沟通和宣教，避免因为沟通不够引发纠纷。

案例一

患者，女，21 岁，大三学生，因下腹胀 2 个月，在母亲陪同下来院就诊。该女大学生 2 月前自觉下腹部隆起、腹胀，无明显腹痛，月经正常，无阴道异常出血，无大小便异常。自认为是长胖，未引起注意。周末回家洗澡时其母亲发现明显小腹隆起，随后带其来诊。经门诊张医生检查，结合 B 超和肿瘤标志物结果，诊断为左卵巢肿物，良性可能大。因肿物大小 14cm，建议住院手术。开好住院证后，因病房床位紧张，需要回家等住院通知。门诊张医生告知女大学生及其母亲目前诊断的情况、计划住院后的手术方法、手术对将来生育的影响、腹部切口的情况等，同时告知女大学生及其母亲在等候住院期间应避免剧烈活动，如有腹痛等情况随时来看急诊。并将告知内容简要记录在门诊病历。女大学生向学校请假在家休息等候住院通知。

一周后，一个 50 多岁的男人来医院投诉门诊张医生，说她对患者不负责任，导致患者急诊手术。经医患办公室工作人员询问得知，这个男人是张医生门诊看过的女大学生的父亲。3 天前女大学生在家做瑜伽时突然肚子痛，在家门口医院看急诊诊断为卵巢囊肿破裂、腹腔内出血，急诊做了手术，因手术医院不是女大学生的医保定点医院，现在以张医生对女儿告知不够来投诉，要求医院承担急诊手术的费用。

【问题】

上述案例中，张医生需要对女大学生的急诊手术承担责任吗？

【解析】

门诊工作繁忙，医生和患者沟通的时间受局限，容易产生告知不充分的情况，因而更需要对特殊患者进行充分的有效沟通。对于一名医学知识欠缺的 21 岁大学生，门诊张医生把其母亲列为病情告知对象是一个很好的决定，不仅告知了手术的有关情况，还告知等候手术期间要避免剧烈活动，以免肿瘤破裂，并把告知内容记录在病历，已经很好地尽到了告知义务。女大学生认为做瑜伽不是剧烈活动，导致肿瘤破裂，张医生不承担任何责任。经过查看门诊病历及医患办公室工作人员解释，女大学生的父亲表示理解并撤销投诉。

> **知识点**
>
> 医生需要对自己的专业非常熟知，这是医患双方做好充分有效沟通的前提。医生对疾病的诊断、鉴别诊断、治疗方法、治疗的效果、治疗的并发症了解后，用通俗易懂的语言跟患者及其家属交流，这样才可能取得好的沟通效果。卵巢囊肿治疗之前最常见的并发症是囊肿的扭转和破裂，所以这样的患者明确诊断后，医生有义务告知这一风险，并告知患者避免以上情况的方法。

案例二

患者李某某，女，45岁，因月经量多就诊，经检查诊断为子宫肌瘤，中度贫血。门诊马医生告知患者需要手术，并告知手术方案，计划完善化验后开住院证等候入院，患者咨询马医生是否可以做腹腔镜微创手术，如不可以就转去别的医院，马医生回答患者医院腹腔镜手术肯定没有问题。患者担心近几天无法住院，就需要下一次月经干净后才可以手术了。于是，在门诊化验没有结果之前就想办法住到了郭医生主管的病房。住院第二天，患者所有手术前化验结果回报，发现李某某为丙肝，因为丙肝患者腹腔镜手术后器械的消毒方法和时间与普通患者不同，郭医生的手术患者多，一般不会对丙肝患者进行腹腔镜手术。郭医生告知李某某需要开腹手术时，李某某立即大闹起来，说门诊时特意问过可以腹腔镜微创手术才住院的，现在说不可以，要求赔偿自己的门诊化验费用和住院2天的费用。

【问题】

上述案例中，李某某的要求合理吗？马医生和郭医生的做法有问题吗？

【解析】

随着医学技术的发展，微创手术在妇科手术中的比例越来越高，有的医院可以达到80%以上；微创手术因为创伤小、恢复快也受到越来越多的患者青睐。门诊马医生根据李某某的病情，告知可以微创手术，但不足的是没有告知李某某医院做微创手术的前提是没有传染病。病房郭医生对患有丙肝的李某某告知只能进行开腹手术，是为了遵守医院规定和保证腹腔镜的使用效率。但郭医生在李某某化验结果出来前就收其入院也违反了医院的住院流程。经协商，郭医生在手术日最后一台为李某某做了腹腔镜手术，李某某负担了器械消毒所需要的额外费用。

> **知识点**
>
> 1. 根据《内镜清洗消毒技术操作规范（2004年版）》的要求，凡进入人体无菌组织、器官或者经外科切口进入人体无菌腔室的内镜及附件，如腹腔镜、宫腔镜等，必须灭菌。有学者进一步建议，对乙肝和丙肝患者使用后的器械均用2 000mg/L含氯消毒液浸泡，30分钟后再进行清洗处理，各种仪器导线均用2 000mg/L含氯消毒液沾湿纱布擦洗，擦洗完后再用流动的清水擦洗两边，处理完后再按常规方法进行灭菌。对于HBsAg阳性、肝功能异常者，术后器械应先行浸泡消毒，1小时后清洗维护，再放入甲醛箱内进行第二次消毒，时间不少于24小时。
>
> 2. 对于需要住院治疗的患者，为了解患者的全面情况，排除治疗的禁忌证，避免收住院后发现不适合住院的情况再办理出院，提高病房床位使用率，一般医院都会规定，所有化验在门诊完成后结果合适才收住院（急诊除外）。
>
> 3. 患者住院后，一般会接受主管医生的全面检查和讨论，决定治疗的方法。在治疗开始之前，病房主管医生需要与患者及其家属做充分的沟通。沟通的主要内容包括：患者的权利、患者病情、医疗水平现状、可供选择的治疗方法、患者预后、所需费用、教学实习情况等。在沟通的过程中，要实事求是，避免夸大病情或夸大治疗效果，注意与门诊医生所做过的沟通呼应。同时要鼓励患者建立战胜疾病的决心。治疗方法的选择要有患者及其家属签署的知情同意书。负责沟通的医师如果有疑问，应请上级医师一同与患者谈话。

案例三

患者车某某，女，32岁，丈夫刘某某，34岁，二人结婚3年，未育。车某某因体检发现宫颈细胞学有问题，高危型HPV检测阳性，经阴道镜下活检病理证实为宫颈高度癌前病变（CINⅢ），收入院拟行宫颈冷刀锥切术。住院医师姜医生在交代手术有关问题时，车某某询问姜医生，为什么自己会感染HPV，姜医生毫无顾忌地说，是因为性生活造成的。听到这句话，车某某的丈夫刘某某及同病房其他两个患者都用异样的眼光看着车某某。谈话在尴尬的气氛中结束。不一会，病房就传来车某某的吵闹声，原来她在责备自己的丈夫刘某某，说丈夫是造成自己感染HPV的原因。

【问题】

1. 上述案例中，车某某为什么会在医生交代病情后跟自己的丈夫吵架？

2. 姜医生做的有无不妥之处？

【解析】

年轻妇女HPV感染率为15%～40%，持续的高危型HPV感染是导致宫颈发生病变的主要原因。性生活是HPV感染的主要途径，但不是唯一途径。直接或间接接触感染者的衣物、生活用品、用具等也可能被感染。正是因为姜医生在沟通时没有告知患者性生活只是HPV感染的主要途径而不是唯一途径，导致患者认为自己的感染肯定是丈夫造成的，因而发生了争吵。同时，因为一般人会认为感染HPV不是光彩的事，车某某认为同病房其他患者也不应该知道自己的隐私。所以，姜医生在交代患者病情时，一方面自己要准确掌握疾病的有关知识，另一方面，涉及患者隐私时，要注意场合，避免患者尴尬。

知识点

1. 除专业知识外，医生应学习一些沟通知识。要选择合适的沟通对象，对于没有民事行为能力的患者，要选择其监护人或代理人沟通。对于未婚的年轻人，除了跟患者本人沟通外，还要向其父母交代病情。沟通时要用通俗的语言，避免使用生硬的医学用语。沟通过程中要注意倾听患者及其家属的问话，了解他们的疑问和关注点，然后有针对性地解释和沟通。重要的沟通内容要记录在病历中。沟通的目的是让患者了解其自身疾病，接受医生治疗方法的建议，配合医务人员战胜疾病。

2. 门诊医生与患者及其家属沟通时，由于门诊患者多，时间紧，往往容易沟通不充分。门诊医生对于需要住院的患者沟通的主要内容应包括：患者的诊断、目前的身体状况、需要的治疗方法、治疗的成功率、治疗可能带来的副作用、治疗的大概费用、住院的大概天数、还需要进一步检查的内容、在住院前需要注意的事项、主管床位医生的联系方式等。对于特殊患者，如恶性肿瘤患者，门诊医生在沟通过程中还应体现出同情和关怀。长期在门诊的医生应注意主动与管病房的医生多沟通，了解病房的要求，以免与患者沟通时出现与病房不同的观点，增加医患矛盾的隐患。

第三节 治疗环节沟通

妇产科患者在治疗前会对治疗的效果产生期待，但对治疗的并发症没不了解。治疗后患者会把治疗效果和预期对比，甚至把治疗的花费跟效果对比。因而医生要把握每个治疗环节沟通的侧重点，掌握医疗活动中医生与患者的沟通方式，以达到医患之间最流畅、最有效的沟通，防止医疗争议的发生。

案例一

王主任在完成了一天的手术后，到病房巡视患者，突然看见一名中年女性从医生办公室出来，抹着眼泪说："我不治了，不做手术了，我要出院。"王主任来到医生办公室，就听见住院医生小刘说："都这个岁数了，子宫上又长了这么多个瘤子，还不肯切除子宫，真不知道她是怎么想的！"主治医生小赵说："拒绝手术是她的权利，我又不能逼她，保留子宫的手术风险太大，我是不会给她做的！"

王主任回顾了一下病例：万女士，48 岁，因"月经量增多 3 年，继发贫血 1 年入院"，患者 3 年前出现月经量增多，逐渐加重，近 1 年因为月经量多和阴道流血时间长，导致继发性贫血，经妇科检查和超声检查，发现患者有多发子宫肌瘤，大小从 1～8cm 不等。万女士 25 岁结婚，自然分娩两个孩子，现均身体健康，没有再生育的要求。

患有多发的子宫肌瘤绝经期的女性，目前子宫已有孕 16 周大小，确实不适合保留子宫。如果选择子宫肌瘤剔除手术，保留子宫，可能会增加手术的时间和术中出血，而且很有可能会有小的肌瘤残留，术后有复发的风险，确实不是首选治疗方案，赵医生的治疗方案是正确的。

王主任来到了万女士的病床前，经过深入地沟通，了解到原来患者虽然没有再生育的要求，但是近年来和丈夫的感情不太好，听说她要切除子宫，丈夫更是提出如果没了子宫就要离婚。

虽然王主任并不认同这种观点，但还是和他们夫妇再一次进行了沟通，充分告知了子宫切除手术和子宫肌瘤剔除手术的利弊与风险，万女士和丈夫坚持保留子宫。最后，王主任为万女士实施了子宫肌瘤剔除手术，剔除了 40 多个子宫肌瘤，手术中因患者出血多，进行了输血治疗，但万女士毫无怨言，出院时对王主任再三感谢。

【问题】

1. 王主任和赵医生的治疗方案分别考虑了哪些因素？

2. 为什么从医疗角度来看，最适合患者又最安全的方案却不能被患者接受？

【解析】

妇产科疾病常常涉及婚姻、家庭和两性关系等个人隐私。如子宫肌瘤患者有许多治疗方式，需要医生耐心倾听患者诉说，认真询问病情，了解过去的治疗史，结合检查结果准确判断病情；根据医疗条件告知患者不同方案的利与弊，与患者商量治疗措施；最后根据实际情况、年龄、患者治疗愿望和生育要求确定治疗方案。另一方面，治疗方案的制订也要考虑患者的家庭、文化背景、经济状况和心理承受能力。有些患者对复发、二次手术的担心超过了对丧失器官带来影响的担心，治疗方案的选择应倾向一次性根治手术；对非常看重器官的存留，甚至因为丧失器官而引起心理问题的患者，在治疗方案的制订上也要加以考虑。

万女士夫妇的感情问题，当然不是保留了子宫就可以解决的，但这毕竟会是影响因素之一，因此在治疗方案的选择上也应该为患者考虑。当然，这种考虑不能违背医疗原则这一前提。

医患沟通的目的是使医患双方对诊疗方案达成共识，共同承担责任，实行医患双赢。充分的沟通促进了相互信任和理解，使治疗方案的制订更加合理。即使出现不尽如人意的情况，医患双方都有心理准备，也可以降低医患冲突的风险。

知识点

1. 妇产科疾病常常涉及婚姻、家庭和两性关系等个人隐私，如生殖道畸形直接关系到性生活的质量，继发不孕症可能与婚前性行为、人工流产等有关，性传播疾病可能与不洁性生活史有关，前置胎盘可能与多次宫腔操作、手术史有关，分娩、引产等均和婚姻、家庭有关。

2. 妇科疾病的手术治疗可能涉及能否保留生殖器官、维持生育功能的决策，直接影响患者日后的家庭生活，故患者对手术治疗的必要性、危险性都有迫切了解的愿望，这时就要理解患者的心理需求，并且与患者及家属进行充分的解释和沟通，与他们达成共识，做出适当的决策。

案例二

姜某，39 岁，婚后多年不孕，反复求治，终于成功受孕。怀孕 18 周到医院进行产前检查，医生告知她属于高龄初产妇，在妊娠和分娩过程中有高于普通孕妇的风险，姜某表示理解。医生进一步告知了高龄产妇的胎儿发生唐氏综合征(21 三体综合征)的风险，建议其做羊水穿刺检查胎儿的染色体。但姜某担心有创的羊水穿刺检查会造成流产，不肯接受，仅接受了唐氏筛查，结果为低危。此后姜某按时接受产前检查，未发现胎儿异常，直至妊娠 39 周入院。经骨盆鉴定、胎儿体重评估及胎位的检查，姜某有自然分娩的条件，可以试产。但姜某及其丈夫坚持孕妇为高龄初产妇，而且胎儿宝贵，坚决拒绝自然分娩，要求剖宫产。

医生在姜某及家属的坚持下，为姜某实施了剖宫产。新生儿眼距宽，鼻根低平，眼裂小，有内眦赘皮，外耳小，手指粗短，手掌见通贯掌纹。经检测血染色体，证实为21三体综合征。

产妇及家属认为医院有过失，要求赔偿，理由为：①产妇为高龄初产妇，但医院未为其实施羊水穿刺检测胎儿染色体，导致患有21三体综合征患儿出生；②产前检查中多次超声检查均未发现胎儿异常；③剖宫术后，产妇需要2年才能再次妊娠，而产妇已近40岁，2年后再次妊娠机会很低。

【问题】

在姜某的产前检查和分娩过程中，医生在沟通中存在哪些问题？

【解析】

妊娠、分娩是女性生育年龄阶段的一个生理过程，在这个过程中可能出现许多病理变化。由于少数人对孕期保健认识不足，不能按时进行产前检查，或认为一些检查或治疗对胎儿不利而加以拒绝，以致孕期的某些病理现象未能及时发现和治疗。然而一旦因延期就诊或延误治疗出现不良结局，患者和家属不能正确面对现实，可能会将责任推给医方，由此引起医疗纠纷。

部分产妇及家属因为惧怕分娩时的疼痛，或误认为剖宫产对胎儿和产妇有利，或对剖宫产可能出现的不良影响缺乏了解，导致在分娩方式的选择上医患双方不能取得一致意见。经常有产妇或家属在无任何手术指征的情况下强烈要求剖宫产。

该案例引起医患纠纷的原因，一方面是患者多年受孕不易，担心有创操作导致流产，拒绝介入性产前诊断，且存在侥幸心理，盲目相信唐氏筛查的结果；另一方面，误认为剖宫产对胎儿有利，而忽视了手术的弊端。

但是，医生在自身医疗技术和沟通方面也存在不足。首先，虽然医生告知了高龄产妇的胎儿发生唐氏综合征（21三体综合征）的风险，但沟通不够充分，这与医生的沟通技巧相关。沟通失败后应由有经验的上级医生进一步沟通，尤其应完善流程和相关医疗文书记录。其次，治疗方案的选择应该遵守医疗规范，医方未针对高龄产妇行唐氏筛查的诊断价值予以充分沟通，使其盲目相信"低危"的检查结果。第三，应按法规完善医疗文书，剖宫产前充分告知相关风险。

> 知识点
>
> 1. 产科疾病或分娩并发症，如脐带脱垂、子宫破裂、羊水栓塞、产后出血等，往往病情变化快，一般均在瞬间发生，且会对母儿产生严重危害。一旦发生，家属往往不能理解，极易造成医患纠纷。因此，医患之间需要反复沟通，使孕产妇知晓妊娠、分娩的风险，理解医学的局限性，积极配合，顺利度过这一阶段。
>
> 2. 社会因素和心理因素在妇产科疾病的发生、发展过程中起着重要的作用，与疾病的诊治效果也密切相关，可直接影响妇产科疾病的转归。与患者交谈时，医务人员应首先根据个人的知识和经验，对患者的职业、性格、文化修养、疾病种类及病情程度等作出判断，以便选择恰当的交谈方式。

> 案例三
>
> 冯某，51岁，退休干部，因"绝经3年后阴道流血"入院。经诊断性刮宫，病理结果提示子宫内膜腺癌。经磁共振检查，未提示病变侵犯子宫肌层。根据术前的相关检查，诊断为子宫内膜腺癌Ⅰ期，行子宫内膜癌分期手术。
>
> 患者术前已经清楚自己患了癌症，精神高度紧张。刘医生在术前交代病情的时候，虽然也提到了根据术后的病理结果，有后续放疗和化疗的可能，但怕加重患者的思想负担，并没有详细说明；为了安慰患者，刘医生告诉她现在子宫内膜癌的治疗效果很好，又是早期疾病，不用担心，做完手术就好了。冯女士对刘医生非常感激。
>
> 刘医生为冯女士施行了先进的腹腔镜下手术。手术非常顺利，彻底切除了病灶。但术后的病理结

果显示病变为子宫内膜中分化腺癌，侵犯了子宫肌层，肌层的脉管中可见癌栓。这些都是影响预后的高危因素，因此刘医生又为冯女士制订了进一步的化疗和放疗方案。

刘医生告诉冯女士，根据术后病理结果，证实子宫内膜腺癌Ⅰ期的诊断，但有复发风险，所以需要放疗和化疗。冯女士虽然也频频点头，接受治疗方案，但却问道："大夫，我是不是已经处于疾病晚期了，癌细胞已经转移了。"又问道："大夫，我的病变切干净了吗？是不是因为手术没切干净，所以还得放化疗啊？"不仅如此，她还问道，"是不是因为我做的是腹腔镜手术，要是做开腹手术就能切得更干净啊？"

刘医生感到很委屈，觉得自己为患者着想，术前没有过多地强调术后放疗和化疗的可能，结果现在反而造成她的不信任，认为是手术做得不彻底才需要放化疗。早知如此，还不如当初不顾她的感受，说得越重越好。

【问题】

医生在沟通中存在哪些问题，导致患者对诊疗过程的不信任？

【解析】

妇科肿瘤各有其特点：宫颈癌可以早发现，早治疗；子宫内膜癌的最终诊断和治疗依靠病理结果决定；卵巢癌往往发现已经是晚期，需要比较大的手术，甚至化疗，预后不良。

对这些疾病，医患之间需要反复沟通，使患者知晓各种治疗方法的利弊及远期风险，与医生共同决策。

> 知识点
>
> 医生向患者及家属交代病情，要尽量通俗易懂，避免过多地使用对方听不懂的专业术语，避免强求患者及家属即时接受事实，避免刻意改变对方观点。对可能发生的不良情况应尽量事前交代全面，充分履行告知义务。当患者拒绝医生的建议时，要明确告知其风险，必要时请上级医师再次告知，同时告知患者的多个家属，如还不同意，应留下书面沟通记录。

第四节　出院环节沟通

出院环节是指从医生开具出院医嘱到患者离开病房回家的这一段时间。一般是医生上午开出院医嘱患者下午办理出院，或者医生下午开出院医嘱患者第二天出院。得知可以出院后，患者及家属一般都比较高兴，跟入院时的担心和沉重心理不同，这个时候多是高兴和放松，即使是肿瘤患者知道还需要再次入院继续治疗，也会为短暂的回家休息而轻松。医生在患者出院之前，一定是对患者的病情进行了评估，认为患者符合出院条件才会开具出院医嘱。出院前医生与患者及家属的沟通很重要。

> 案例一
>
> 患者欧某，女，26岁，未婚，俄语翻译。因绒癌Ⅳ期、5-氟脲嘧啶、放线菌素D第三疗程化疗后，病情稳定出院。出院时病房医生跟前两次化疗结束时一样，通知欧某叫上家属一起沟通出院后注意事项。欧某对医生说自己父亲很忙，前两次都来过，知道回家后的注意事项，这次就不来了。医生还是很认真地告诉欧某回家后的注意事项，特别是第三次化疗后，副作用发生率会更高。同时，跟前几次一样，医生把自己打印好的满满一篇A4纸的化疗后注意事项交给欧某，告知回家仔细阅读并执行。一周后，急诊抢救一名患者，正是欧某，原来欧某前两次化疗后反应都不严重，认为医生交代的化疗后注意事项是吓唬人的。这次就没有按照医生的交代执行，没有每周查两次血常规，回家后连续3天腹泻，每天6次以上，不敢进食，进食后呕吐，也没有按照医生交代的注意事项及时回医院输液，觉得自己可以扛过去。7天后自觉虚脱、头晕、乏力，身上很多出血点，被家人送来医院急诊。急诊检查发现，欧某体温39.0℃，血压80/50mmHg，白细胞0.8×10^9/L，血小板20×10^9/L，全身弥漫出血点。立即行消炎、止血、升白细胞治疗，联系输注血小板。经过1天抢救，患者无好转，出现脑出血症状，最终呼吸心跳停止。

【问题】

上述案例中,医院需要对患者的死亡负责吗?

【解析】

化疗是绒癌的有效治疗方法,化疗药物会有很多毒副作用,如血液系统、消化系统副作用等。化疗导致的患者死亡率为1%左右。因而,化疗前医生需要跟患者签署知情同意书。化疗的血液系统毒副作用,如白细胞和血小板减低大多出现在化疗后10～14天,血小板低导致脑出血严重时可以危及生命,所以出院时医生要明确告知患者及家属注意事项。本案例中医生不但认真告知患者出院注意事项,还根据经验印制了书面告知内容给患者。遗憾的是患者不以为然,导致了悲剧的发生。患者家属告至法院,法院审理后认为医院诊断治疗不存在过错。

案例二

患者宋某某,女,42岁,因子宫肌瘤住院,行腹腔镜下子宫肌瘤剔除术。手术后恢复好,医生通知其可以出院。术前医生就告知宋某某及其家属,子宫肌瘤剔除后有复发的可能,手术后需要定期复查。出院前,主管医生再次跟宋某某沟通,告知出院后的注意事项,包括手术后肌瘤的复发可能,下次门诊复查时间等。宋某某出院后遵从医嘱,定期复查。一年后B超提示宋某子宫小肌瘤3cm,宋某某跟门诊医生平和地说:"医生,我的肌瘤复发了,您看需要怎样处理?"医生告知其可以定期随访后,宋某某平静地回家了。

【问题】

上述案例中,宋某某手术后肌瘤复发,为什么没有怀疑是医院的责任?

【解析】

对于年轻女性,子宫肌瘤剔除术是治疗子宫肌瘤的方法之一,但手术后20%～30%的患者可能复发。子宫切除不会有肌瘤的复发,但患者不会再有月经。医生在手术前和患者出院时均告知其肌瘤复发的可能,选择肌瘤剔除的手术方法经过了患者及家属的知情同意,所以出院后一段时间患者肌瘤复发,没有出乎患者的意料,因而会理解并接受。

知识点

1. 出院患者的主要沟通内容 患者出院时大多认为病已治好,自己是正常人。但实际上出院只是患者主要的治疗完成,病情稳定可以回家休养或回家口服药物;有时候是因为医院病床紧张,患者回家恢复。出院时的沟通非常重要,沟通的主要内容包括:治疗后患者的病情,出院后的注意事项,如少活动、继续服用药物等,主动电话追问手术后的病理结果,门诊复查时间,住院期间的费用,追访等。

2. 特殊患者出院时的沟通要有针对性 需要跟患者及家属同时沟通,必要时书面沟通并有患者家属签字。化疗患者出院的注意事项比较多,给患者一份详细的书面注意事项是一个比较好的选择。带有引流管或尿袋的患者要告知其注意事项和更换时间。手术后不适合立即怀孕的情况要同时告知夫妻双方,以避免意外妊娠的发生。

第五节 随访环节沟通

患者出院后的随访是了解和关心患者病情、总结临床经验及进行科学研究的重要方法。患者出院后的心理与住院时有所不同,因此医生了解并掌握患者的心理感受,掌握随访时患者关注的内容,有效地进行沟通,才能够达到随访的目的。

案例一

患者苗某某,女,58岁,两年前做了宫颈癌根治术,手术后接受了巩固性放疗,治疗后一直在王医生的门诊随访。苗某某不是本地人,距离王医生的医院有1 000km的路程,但每次随访苗某某都不辞劳累坐火车来找王医生。苗某某不仅自己信赖王医生，身边的亲朋好友身体不适时也会介绍王医生的门诊。原来王医生不仅在看门诊时态度好，每次都会详细地给患者查体、化验，然后告诉患者目前的病情，回去以后的注意事项，对患者偶尔出现的某项指标异常总会详细分析，打消患者的疑虑，增强患者的信心。针对患者害怕复发的心理，王医生还会有针对性地进行心理疏导，让患者养成好的生活习惯，督促患者锻炼身体。经常有患者哭着来门诊，经过王医生的门诊处理，患者笑着回家了。

【问题】

上述案例中，患者为什么会和王医生这样融洽？

【解析】

患者经过治疗后，特别是恶性肿瘤患者，随访时最担心的事是病情复发。出院后很容易轻信各种广告和别人的传言，或无所适从，或误入歧途。王医生针对患者的心理，在仔细评估患者身体状况的基础上，个体化地给予指导，针对患者担心的问题——沟通，并进行心理疏导，得到了很好的沟通效果，深受患者满意。

案例二

患者卢某某，女，65岁，因卵巢癌行减瘤术后，化疗8个疗程，治疗后4年内定期回医院随访。近两年未见到患者的随访记录。因科研资料的需要，医院安排住院医生李医生进行随访，以了解患者的治疗效果，统计5年生存率。2个月前李医生按照患者登记的地址写了随访信，但未收到回信。为及时完成随访，李医生按照病历登记的电话用医院固定电话打了过去。电话接通后是卢某某的女儿接的电话。李医生说："你好，我想问一下你母亲现在怎样？"卢某某的女儿说了一声她不在就挂了电话。李医生想询问具体情况，电话再打过去就被挂掉。

【问题】

上述案例中，李医生为什么没有随访成功？

【解析】

肿瘤患者治疗后一般依从性都比较好，会定期主动来医院门诊随诊，如果超过时间没有随诊，医生要考虑患者病情的因素，特别是老年患者。为总结资料，完善患者的资料是有必要的，主动随访是一个方法。为减少被患者当成骚扰电话的概率，随访者可以先发个短信介绍自己，或者提一下当时患者的手术医生名字，会有利于沟通；主动介绍一下打电话的目的会减少患者的戒备心理；以关心的口气来询问患者病情会得到信任。经了解，该案例中卢某某半年前因心脏病已去世，患者女儿被陌生人问及母亲状况当然不会高兴回答。

案例三

李医生是妇产科的一名年轻医生，上级医生交给他一项任务，负责一个课题的随访。上级医生的课题是有关高龄孕妇产后新生儿结局的研究，李医生负责电话随访已经出院一个月以上的产妇及其新生儿的近况。李医生经过准备，拿到了近半年出院的符合科研条件的1 000名产妇的电话。按照计划，李医生开始给产妇电话："喂，您好！我是某某医院的李医生，你和宝宝出院后怎样了？"一天下来，李医生打了近200个电话，但得到的有用信息不足四分之一，一半多的人接到电话听到李医生的第一句话就立即挂断电话，甚至还有不少人没等李医生说完就骂道："又是推销的吧，你从哪得到的电话？"李医生很郁闷，费了半天劲没得到有意义的随访信息，还遭到别人骂。

【问题】

上述案例中，李医生的问题出在哪？

【解析】

产妇出院后，很怕打扰，产妇自己需要休息，新生儿更是大多时间在睡觉，怕受打扰。所以随访时打电话的时间很重要，最好选择吃饭时间的前后。近几年，产后推销的骚扰电话特别多，产妇很反感。李医生打电话的时间把握得不是最好，自我介绍也缺乏可信度，因而随访的效果不好。电话接通的第一句话可以称呼一下产妇的名字,然后可以提一下产妇的主管医生,这样可以增加产妇的信任度,取得信任后再和产妇聊随访内容比较可行。

知识点

1. 出院患者的随访方法 患者出院后,往往还需要继续服用药物,观察治疗后病情的变化,需要康复训练、饮食的指导等,特别是恶性肿瘤患者,需要终身随访。医院为了教学和科研的需要,也需要对患者的治疗结果进行完善的总结和统计。随访是达到上述目的的主要途径。随访的方法包括患者门诊随访、信件随访和电话随访。门诊随访是患者主动回医院,信件随访过去使用较多,但近些年人员的流动性比较大,信件随访的成功率大大降低。电话随访的使用越来越多,效果较好。

2. 电话随访的技巧 随访医生首先要先阅读患者的有关资料,全面了解病情,列好需随访的内容。接通电话后有礼貌地称呼患者,主动介绍自己,按照事先预定的随访内容进行询问。其次,针对患者的情况提出建议,并提供相关的健康知识,有针对性地提供心理支持,让患者享受到被关注被尊重的愉悦,使"以人为本"的理念得以体现。

在随访的过程中,医生要有耐心,认真倾听,切不可中途厌烦地打断患者或过早下结论及解释,要用"换位思考"的方式与其沟通,并表示理解其当时的偏激行为,待其情绪平缓和冷静后,主动消除医患之间的隔阂,共同携手对抗疾病。

若遇到临终及已故患者的家属,首先应该对患者已故的消息表示痛惜,并使用和谐诚恳的言语进行交谈,使其能正确认识并坦然接受事实,减轻家属心理上的压力,恢复正常的生活。

(王建东)

(感谢首都医科大学附属北京妇产医院计划生育科李长东主任提供的部分案例)

推荐阅读资料

[1] 王敬民,石红. 叙事医学在妇产科人文实践中的作用和意义. 医学与哲学,2018,39(20):78-81.

[2] 贾西彪."同理心"在医患沟通中的应用及典型案例研究. 中国医学伦理学,2016,29(1):133-135.

[3] 王锦帆. 医患沟通. 北京:人民卫生出版社,2013.

[4] SILVERMAN J, KURTZ S, DRAPER J. 医患沟通技巧. 2版. 北京:化学工业出版社,2009.

[5] 殷大奎. BENJA 分钟 C B. 医患沟通. 北京:人民卫生出版社,2006.

[6] SURBONE A. Cultural aspects of communication in cancer care. Support Care Cancer,2008,16(3):235-240.

[7] GOLDIN M S,ALIBALI M W. Gesture's role in speaking, learning, and creating language. Annu Rev Psychol,2013,64:257-283.

第七章 儿科医患沟通

第一节 儿科医患沟通特点

儿科涉及的对象包括新生儿、婴幼儿、学龄前儿童、学龄儿童及青春期儿童。儿童发育的个体差异很大，现在儿科将研究对象限定为 14 岁及以下。

（一）儿科疾病特点

儿科疾病常常起病急，临床表现不典型，疾病容易反复且变化多端，各年龄阶段的儿童患病种类不同，对致病因素所致的病理反应与成人也不同。

1. 儿科疾病多以起病急、变化快为特点。

2. 儿科疾病与成人疾病相比，症状、体征常不典型，易出现全身症状。

3. 儿童尤其是婴幼儿对疾病的耐受能力差。

4. 儿科常常被称之为哑科。

5. 儿科的辅助检查手段相对有限，对及时明确诊断会产生影响。

6. 年龄在 3 岁以内的婴幼儿，由于处于生长发育初期，其中枢神经发育不完善，对外界刺激的反应较强，症状、体征容易泛化。

（二）儿童沟通特点

儿童时期是人类发育最旺盛、变化最大，也是可塑性最大的时期。儿童的心理在这个时期完成了从无到有、从低到高、从简单到复杂、从萌芽到成熟的整个发展过程，是接受教育最有效的时期，因而受到社会及家庭的极大关注。

1. 自我表达能力差　婴幼儿患病不会通过语言表达其不适和要求，一些幼儿也不能完整、准确地自我表达病情，常靠家长描述。

2. 情感控制能力低　儿童患者的心理活动大多随情景变化而迅速变化。学龄前和学龄期儿童认识事物时常以自我为中心，情绪变化快，情感控制能力较成人明显低下。尤其是 3 岁以下儿童，更是缺乏理解能力及对因果关系的判断辨别能力，缺乏情感控制能力。如婴幼儿患者在候诊时，一旦看见穿白大衣的医生，或被抱上诊疗床，通常马上精神紧张、哭闹不安。

3. 患病后心理变化大，呈现情绪化表现　一方面由于不能很好地表达自己的意愿，儿童常用哭闹来表达意愿。如婴儿生病时，表现为长时间的啼哭，并且不吃不喝，一般措施不能使哭闹停止。另一方面生病后的心理打击，考验着孩子们的心理承受能力，特别是在疾病和治疗所产生的痛苦面前，患儿常常会将自身的弱点暴露出来。各种矛盾和变化造成患儿容易出现焦虑、抑郁、社会适应能力倒退等问题。

4. 检查及治疗时不易合作　儿科患者与医护人员的配合性差。儿童注意力相对不集中、转移较快，容易被外界事物所吸引。有些孩子生性好动，医务人员询问病史时常很难控制，做体格检查、治疗时部分患儿表现出不合作。因此，医务人员必须要有足够的耐心，有时甚至需反复多次才能获得正确的检查结果。

5. 独立性与依赖性不相适应　随着年龄的增长，儿童的独立性和主动性也逐渐增强，不愿别人把自己当小孩子看待，喜欢表现自己的能力，他们不再愿意顺从，不愿听取父母及其他成人的意见，常处于一种与成人相抵触的情绪状态中。

6. 患病后依赖性增强　儿童就诊由父母或其他家属陪同前来，孩子依赖性明显。住院期间离开了家庭，脱离了学校、社会环境，患儿（尤其是独生子女）突然面对一个陌生的环境，心理上会有一个不适应的过程，对家属依赖性增强。

案例一

患者秀秀,12岁女孩,因"1型糖尿病酮症酸中毒"入院。入院后医生见秀秀意识模糊、病情危重,建议家属将秀秀转入ICU病房治疗。

在征得家属同意后,医生将意识模糊的秀秀转入ICU病房,经过治疗,秀秀的病情逐渐好转,意识恢复清醒。

清醒后的秀秀发现身边没有一个亲人,周围都是全身插满导管的患者,和戴着帽子、口罩,看不清面容的医护人员,一种恐惧感油然而生。秀秀叫住忙碌的护士:"阿姨,我爸爸妈妈呢?"护士看着秀秀惊恐不安的神情,回答道:"他们在外面呢,等到了探视时间,你就能看到他们了。"秀秀躺在病床上辗转反侧,突然和护士说:"这里一件我的东西都没有,我得出去取。"护士安抚着秀秀:"你想要什么呀,我让你家里人探视的时候给你带进来好不好?"这时候,秀秀突然情绪激动地说:"不行,我必须出去。"说完就拔掉留置针,向病房外跑去。护士急忙追了出去,好在病区有门禁系统,秀秀出不去。护士告诉秀秀:"这里是ICU病房,在病情平稳之前是不可以随意出去的。"这时候秀秀突然情绪激动,尖叫起来:"一定是我爸爸妈妈不要我了,把我送给你们了,你不让我出去,我就跳楼。"护士发现事态严重了,赶紧一边安慰秀秀,一边通知值班医生。最终,值班医生破例让秀秀的妈妈在非探视时间进入ICU病房,在妈妈的安抚下,秀秀最终平静了下来,配合医护人员的治疗。

【问题】

1. 医生如何在患儿住院时,掌握患儿的心理状况,并加以沟通和安慰?

2. 出现患儿逃跑的情况时应如何应急处理?

【解析】

青春期的患儿处于独立性和依赖性相互转化的过程。他们的行为常常表现出成人感与幼稚感的矛盾,开放性与封闭性的矛盾,渴求感与压抑感的矛盾,自制性和冲动性的矛盾,所以行为方式常常变化多端,难以揣摩。对此儿科医护人员对于这类孩子一定要多给予关注和关心,及时发现患儿的情绪变化,防止意外情况的发生。

秀秀住院了,并且在不知情的情况下到了一个陌生的环境,缺少了家人的关怀和伙伴间的乐趣,从来没有离开过家的秀秀对父母和家庭的依赖感油然而生,一种孤独和被遗弃感让她恐惧住院。心底的冲动让秀秀不计后果地希望回到她熟悉的环境中,甚至用死亡来威胁。

各个医院都有陪住制度和探视制度。入院时医护人员应向患者及其家属口头告知,并有书面的签字认可。儿科患者住院期间不允许擅自离开病房外出。一旦发生意外,一定要在第一时间与患儿监护人及时进行沟通,同时通报相关科室,联合处理突发情况。

知识点

1. 对儿科患者的沟通,不单纯是医疗信息的沟通,还应该注意各个阶段患儿的年龄特点,关注他们的心理状况,及时发现问题。

2. 病房应该有紧急应对措施,对于突然发生的状况,应启动紧急处理流程,及时通知相关部门,多部门积极配合。

（三）家长的身心特点

儿科医生的服务对象,不仅仅是不能表达或者不能完全表达自己病情、意愿的患儿,还包括心急如焚甚至情绪激动的家长。因此,儿科的医患沟通既包括与患儿的沟通又包括与家长的沟通。

孩子是家庭的中心,孩子患病后,家长难免紧张、焦虑。对于住院患儿的家长更是如此,他们除了要为孩子的健康担忧外,还会因为陌生的环境产生紧张和焦虑,同时对于医生的医疗技术水平、一些有创性的检查、药物治疗的副作用及住院后加重的经济负担等产生的担忧也会接踵而来。

患儿家长的身心特点主要包括以下内容。

1. 焦虑和紧张　患儿家长通常对就诊流程和医院环境感到陌生,又对患儿的病情进展感到忧虑,因此会产生焦虑、紧张的情绪。常表现为反复询问病情,要求医护人员不断探视,唯恐患儿病情恶化。

2. 容易情绪化 疾病诊疗期间,家长常常受患儿焦躁、易怒的情绪感染,面对患儿时家长不得不压制这些负面情绪。而当家长对医务人员时,长期受压抑的精神得不到宣泄,导致家长出现哭泣、愤怒等情绪化的表现。

3. 对治疗效果的期望值过高 由于医疗知识的缺乏,家长通常认为医生能够"包治百病",并且可以"药到病除",无法接受患儿的病情进展,希望患儿能迅速康复。

4. 家长对患儿过分迁就、照顾和溺爱,缺乏对患儿自我控制能力的要求 家长通常认为患儿生病住院是由于自己照顾不周引起的,患儿不思饮食、过度依赖父母等表现更加重了这种自责心理。导致家长对患儿过分溺爱,一味迁就患儿的无理要求。

5. 怀疑和不信任 一方面,家长常常将现代医学技术无法达到的疗效,理解为医生的医术不高,从而对医务人员产生怀疑的情绪,尤其是在疑难病或病情较为危重的情况下,易出现信任的缺失。另一方面,在医务人员执行一些有创性操作时,尤其是在操作失败的情况下,家长极易产生不信任的情绪,会出现强制要求更换医务人员的表现。

6. 不易做到换位思考,医患理解和沟通效果下降 患儿家长对医务人员工作中劳累和压力的了解较少,无法理解医务人员在治疗过程中遇到的问题和难点,很难站在医生的角度思考问题。因此患儿家属易对医生产生误解,使得双方沟通的效果下降。

7. 过度自我保护,个人利益最大化 一方面,由于医学知识的缺乏,患儿家属经常通过网络或书籍查阅疾病相关资料,详细了解各种药物的作用及副作用。当家属对患儿使用药物的副作用无法接受时,易对治疗方案产生怀疑,甚至拒绝治疗。另一方面,随着医疗费用负担的加重,患儿家属极易产生负面情绪,导致医患沟通的失败。所有的父母都希望给孩子最完美的东西,期望孩子比别人能得到更多,这就会出现个人利益与群体利益的冲突,产生矛盾。

(四)儿科医患沟通的特殊性

二孩政策之前我国大多数家庭只有一个孩子,孩子被视为全家的重中之重。二孩政策实施后,生二胎的父母年龄偏大,对孩子的溺爱心理更加明显。孩子患病全家紧张,儿科医生成为患儿全家的希望寄托。治疗过程中一旦沟通不及时或表达方式不当,很容易影响正常医疗活动,甚至导致医患矛盾和纠纷。儿科的医患沟通具有独特的形式和特点。

1. 儿科医生的主要沟通对象不是患儿本人,获取的患儿信息与成年患者提供的信息相比,客观性、真实性有着显著差异。儿科医患沟通是通过患儿父母和/或其他监护人完成的,通过监护人叙述患儿基本信息和描述患儿表现,医生得出诊断、进行治疗。儿科医生所获得的信息不是患儿本身的准确感受,而是家长的理解和主观判断,造成儿科病史资料搜集工作很难做到完整、系统、真实,从而增加了诊治的难度,其客观性、真实性与患儿实际情况有差异。

2. 治疗的满意度不仅与医疗效果相关,而且与沟通的程度相关。交流的体验及理解大多来自患儿的监护者,而非患儿本人。故儿科的医患沟通较其他科室更加复杂,也是儿科医生一个非常重要的技能和手段。

3. 沟通的复杂性 由于儿科服务对象的特殊性,儿科医生不但需要和患儿沟通,还需要与患儿的监护者沟通,因此对儿科医务人员交流沟通能力的要求更高。有时家长提出的问题并不是关于疾病的医学知识,而是护理患儿过程中所产生的困惑,需要医务人员的安慰或解释。

(五)儿科医患沟通对策

在儿科临床工作中,医患沟通主要在医务人员和患儿的家长之间进行,但也不能忽视与患儿建立良好的沟通,实施有效的医患沟通是改善医患关系的有效途径。因此重视"医患沟通",提高"医患沟通"能力在儿科临床工作中十分重要。虽然沟通中会遇到各种各样的难题,但我们只要用心去思考,用心去做,医患沟通就能顺利进行,就能取得很好的效果。

1. 对患儿

(1)建立良好关系:医务人员首先要学会爱孩子,初次接触就要和孩子建立良好的关系,尽快解除患儿的生疏感、恐惧感,如对婴幼儿可以给予微笑抚摸、拥抱,给他/她感兴趣的东西;较大儿童可以给予适时的夸奖、赞美。

(2)查体及做各种检查治疗时注意方法:动作尽量轻柔,天气较凉时医务人员先暖手及听诊器等,不给患儿突然的刺激；对较大儿童询问病史时耐心听其讲述，适时给予肯定和引导。

（3）与不同年龄阶段的患儿沟通的方式方法有区别：婴幼儿不会说不会表达，而是哭闹，医务人员在接触婴幼患儿时尽量减少对患儿的额外刺激，语言亲昵、爱抚轻柔；对于那些能够听懂话的婴幼患儿要有耐心，以安抚、引导为主；学龄期患儿认知功能和学习能力非常强大，已经形成了独特的个性，医务人员要有足够的耐心倾听，尊重患儿的个性，并适时地给予重复和肯定，表示理解和支持；青春期患儿独立性和主动性会明显增强，与之沟通要用平等的态度，努力使自己成为这些患儿的"速成朋友"。

（4）对于特殊患儿：如对青春期患者、留守儿童、学习成绩较差的"问题儿童"等多给予关心、鼓励、支持，每次查房及进行治疗时可以和他们谈谈疾病以外他们感兴趣的话题，取得他们的信任和配合。

2．对家长

（1）医务人员要充分理解家长的焦虑和担心，在自己认为是"小病"的时候也不能认为家长小题大做，而是要耐心劝慰和安抚他们，表示理解他们的心情。

（2）耐心细致地做好病史询问、查体、治疗及关于疾病预后、发展、转归的解释，认真回答家长的每一个问题。

（3）与不同疾病状态的患儿家长沟通需要不同的方式方法：与轻症患儿家属沟通时，医务人员需要有耐心，注重理解；与重症患儿家属沟通时，必须本着实事求是的原则，如实地告知家长患儿病情的严重性，消除家长的侥幸心理；与慢性病患儿家属沟通时，需要了解他们的心理动态，给予他们信心，帮助其坚定对抗病魔的决心。

（4）对于不了解疾病知识、不配合治疗的家长，要及时进行疾病知识的宣教，并告知本次操作的重要性、目的、操作方法、简单步骤，以最轻柔、最熟练的动作完成操作，尽最大的努力减轻患儿的不适，使家长和患儿配合治疗。无论遇到什么情况，都不要与家长发生正面冲突，以免引起矛盾。对于个别素质差、文化水平低、无理取闹的家属，要不卑不亢，冷静处理。

3．医务人员自身

（1）加强责任心教育，提高医务人员职业道德水平。

（2）加强"三基"培训，熟练掌握专业知识和操作，使家长充分信任主治医护人员的能力和技术水平。

（3）入院初次沟通一定要耐心、详细，用专业知识通俗地解释疾病的发展变化，告知目前治疗方案，解答家长的疑问，安抚情绪，取得家长信任。初次沟通效果将直接影响整个治疗过程。

（4）勤查房，及时发现疾病变化：要细心观察，善于发现病情变化，及时给予正确、恰当的处理。让家长放心，患儿满意。给家长解释疾病每一个变化的因果，合理解释检查结果的诊疗意义。

（5）适时关心家长及患儿在院期间的生活、心理状况，尽可能解决他们的困难。

（6）提高医务人员的语言技巧，在组织业务学习的同时，也要学习沟通方面和儿童心理、家长心理方面的知识。沟通过程中要留意沟通对象的情绪状态，注意自己的情绪，学会自我控制，适时减压，调整工作状态，每天以良好的心态和饱满的工作热情面对患儿及其家长。

案例二

患者莎莎，3岁，由于疾病入院。入院时莎莎妈妈忙着办住院相关的手续，医生询问病史时仅对关于疾病的问题进行了询问，其他问题没有来得及问，就被其他急诊患者叫走了。因为莎莎的疾病特殊性不能陪住，莎莎妈妈办好相关手续后离开。

第二天，当妈妈来探视的时候，看到护士正拿着一朵鲜花陪莎莎玩耍，突然情绪激动地喊叫起来。原来莎莎对花粉过敏，爸爸妈妈在春季都特别注意让莎莎减少外出的次数。莎莎妈妈一再强调医生没有问莎莎是否对花粉过敏的问题，而自己也不清楚孩子对花粉过敏需要告知医生，这完全是医生的错。并向其他家属诉苦，造成多名家属在病房大吵大嚷，为莎莎抱不平。

经过调查发现，医生处理完急诊患者后寻找家属继续问病史，此时莎莎妈妈不在，医生对莎莎的姑姑进行了询问，姑姑并不知道莎莎对花粉过敏的事情，由此引起了误会。

【问题】

1.沟通时如何保证系统、完整，避免遗漏？

2. 如何在询问病史时保留证据？

【解析】

医生在询问病史时，应该在一个相对安静、固定的地方询问病史，最好在医生办公室。要保证询问病史的系统性和完整性，一定要在既往病历的模板上逐项询问，不能漏项和跳项。要通过不同的途径和方式询问病史，确保内容真实、可靠。要避免随意站着问询病史，这样容易被其他事情打断而影响沟通的效果。

要有证据意识，在首日病程日志的最后要有家长对病史陈述的签字认可记录。必要时可通过录音、录像设备取证。

【相关法律法规】

从 2010 年 3 月 1 日起，在全国各医疗机构施行修订完善后的《病历书写基本规范》，于 2002 年颁布的《病历书写基本规范（试行）》（卫医发〔2002〕190 号）同时废止。《病历书写基本规范》对各医疗机构的病历书写行为进行了详细规范，以提高病历质量，保障医疗质量和安全。其中，对医患双方易发生误解、争执的环节，提出了明确要求。

2013 年 11 月，《医疗机构病历管理规定（2013 年版）》，对于病历管理工作进一步进行了规范。

第二节　儿科门诊医患沟通

门诊是医院面向社会的窗口。儿科门诊的特点为患者数量多、人员密集、易交叉感染、停留时间相对较长。儿科门诊常常是家属比患者多，医护人员不仅接触患儿，更多地要与患儿家长进行沟通和交流。

儿科门诊医患沟通包括几个步骤：接诊环节沟通，病史询问，查体环节沟通，检查环节沟通和治疗环节沟通。

在门诊，儿科患者及其家属容易表现出更多的情绪波动，如恐惧、紧张、焦虑、抑郁等。家属更希望得到医护人员的重视，得到医术高明的医生诊治，尽早确诊，使用最佳治疗方法，迫切希望得到显著的治疗效果。

患儿家属随着患儿的情绪波动，可能表现出心烦气躁，容易发生医患、护患、患者与患者之间的矛盾。而家长的怨气又会转移到医护人员身上，使医护人员成为发泄的对象。这些因素可造成就诊环境气氛紧张，情绪传染，进而影响医患关系，甚至影响到诊疗过程及诊疗效果。

儿科患者家属的非理性行为远远高于其他科室，但真正涉及医疗行为造成赔偿的医疗责任问题却比其他科室少很多。投诉的主要问题是挂号难、住院难、人多拥挤、等候排队时间长等。

一、接诊环节沟通

门诊沟通需要利用最短的时间，获得最重要的就诊信息。医生的耐心和倾听能力很重要，适时引导更为重要。

儿科就诊与成人不同，因无法了解患儿的真实感受，家长焦急的心情容易造成各种非医疗因素问题的滋生。家属会提出各种要求，造成就诊的无序状态。所以良好的门诊管理能力和医生对患者的管理与掌控能力是保障正常门诊医疗秩序的关键。医生应当在沟通中体现出平等，而不是强势和高高在上。

（一）接诊前可能出现的问题

患者在还没有接诊时就有可能出现医患纠纷，这也是医务人员需要注意的问题。

案例一（第一部分）

小丽是父母做了三次人工受孕后产下的孩子，在全家人的精心照料下长到 8 个月，是家庭中的重中之重。这天小丽突然发烧，全家人用尽了方法体温也没有下降。家里人不知如何是好，孩子姥姥催着妈妈去挂号处挂号，自己先去候诊室排队。

到候诊室姥姥发现就诊人数太多，而这时候女儿打来电话说儿科医生的号已经挂满了，姥姥心急如焚。抱着小丽去候诊台找护士，说孩子小，高热，而儿科医生的号挂满了，要求护士为小丽安排医生。年轻的护士拒绝为其安排医生。姥姥觉得护士是瞧不起她，认为她不想付诊费，情急之下大吵大闹起来,最终护士和接诊医生沟通,通过为小丽加号解决了这一问题。

候诊过程中小丽哭闹得越来越厉害,姥姥发现加号的小丽前面排了很多人,间或有来晚了已经过号的人优先就诊,加上之前的不愉快,小丽姥姥态度十分不好地要求护士立即给小丽安排就诊,护士没有同意,和小丽姥姥吵了起来,原本就吵闹的候诊室顿时乱成一锅粥。

【问题】

1. 引起纠纷的原因是什么?

2. 如果是你接诊,应该怎么做?

3. 门诊管理流程上有什么问题?应该如何改进?

【解析】

本案例充分体现了当今社会家庭对孩子的安危冷暖过分焦虑,一切以孩子为中心,甚至要求社会都以自己的孩子为中心的心态。个人利益至上,缺乏容忍、分享,社会公共道德观念滑坡等一系列社会问题,在医院这个场所得到了充分的表现。

此纠纷的形成原因包括:社会原因,家庭组织结构,家长知识水平与道德理念,家庭育儿和教育方式,护士的工作耐心,医生的沟通、疏导和管理患者能力,以及门诊流程管理等一系列问题。问题不大,却与当今社会状况紧密相关,又涉及医院的方方面面。

就诊顺序管理是医院流程管理的一个重要方面。医院要在精细化管理上下功夫,避免管理不严造成纠纷。另一方面医生上岗前需要再次系统培训,除了专业的学习,也应该重视人文知识的学习,学习基本的医患应对方式。

知识点

合格的临床医生不仅要有全面的医学专业知识,还需要学习社会学、教育学和心理学等一系列人文知识,并能在日常工作中加以灵活运用;医生不仅需要对自己的医疗工作进行管理,还需要对患者进行管理,甚至对患者的家属进行管理。良好的患者管理能力,是一种掌控局面的能力,需要长期有意识的锻炼。这种管理能力不完全依赖个人的力量,也需要医护人员多方良好配合,相互补充才能圆满完成管理工作。

儿科门诊容易发生无序就诊,也时常有无号就诊的情况发生。这种情况可能由婴幼儿疾病变化快、家长个人利益与需求不同等多种因素导致。儿科患者家属常会对就诊顺序提出异议,找出各种理由要求提早就诊,引发医疗外需求和纠纷。一个家长提出要求,其他家长就会群起响应。这种混乱也许发生在护士分诊台,也许发生在医生诊室,常常会影响正常的医疗秩序甚至引起严重的纠纷。

正确的解决方式如下。

1. 护士分诊应做到以下几点。

(1) 刷卡分诊时就提前告知就诊顺序,避免患者家属异议。

(2) 医院入口处安排试表处,候诊时也可以试表,若发现高热患儿及时给予处理。

(3) 健康宣教:使用展板或电视循环播放健康宣教片,让家属在候诊时了解儿童疾病护理基本知识。家属在学习中等候,缓解焦虑心情,避免因护理不当在候诊时发生高热惊厥。

2. 接诊医生应做到以下几点。

(1) 对待一般性抱怨的患者,医生以接待患者为主,等轮到抱怨的患者就诊时再给予适当的解释。

(2) 因家属吵闹影响正常就诊时:①医生告知正在就诊的患者,目前环境无法正常就诊,以获得正在就诊的患者和家属的理解与支持。②停下接诊患者的工作,主动积极解决问题。对正在吵闹的患者做最简洁的说明:"如果如此吵闹大家都无法正常就诊,耽误了所有人的时间。"(威慑)"大家大老远跑来挂号都不容易,前后顺序差一两人,不会耽误大家很多的时间。"(安慰)③当着所有人的面,把就诊顺序重新叫一遍(明确后续工作)。④需要与护士进行沟通或求助时,不能自顾自地离开,这样可能会引发更大的意见,使矛盾扩大化。一定要对患者有所交代,甚至让其他患者家属协助叫护士前往援助。

3. 管理者从医院管理上改进。

（1）采取分时段就诊：避免患者过于集中就诊，有利于减少等候时间，减少滞留的人群，避免纠纷。

（2）将预约顺序、挂号顺序和就诊顺序等多个序列问题，采取统一的模式排序，对工作进行精细化管理。

（3）门诊管理者可以根据就诊高峰和低谷随时进行调整，实施一定的人员调整措施。

（4）儿科医护人员不足常常是引发医患双方不满的重要原因。合理的医护人员配比需要卫生行政部门、卫生教育部门等多部门配合才能完成。

（二）接诊之初

接诊之初是通过最开始的接触，通过言语和非言语沟通，形成初步医患关系的阶段。

案例一（第二部分）

终于轮到了小丽就诊，一家人一边抱怨等得久，一边进入诊室。然而护士严格执行"一医一患"制度，仅允许一位家属带着患儿进入。小丽正在发热，迷迷糊糊地睡在裹得严严实实的厚被子里面，小脸通红。疲惫的李医生正在忙着看前一个患者病历的书写，头都没有抬起来，嘴里问着："怎么不好？"姥姥没有说话，心里十分不舒服。李医生见患者家属不说话，抬起头来不耐烦地问："问你话呢，怎么不好了？"小丽姥姥反驳："我这大老远来的，你也不好好跟我说话"。李医生原本就因为小丽姥姥在候诊室吵闹而不愉快，此时更是气愤万分，脱口而出："爱看不看，不看出去！"

【问题】

1. 医生接诊有什么问题？

2. 医生应该采取什么更加合理的方式进行沟通？

3. 小丽此时有什么问题需要关注？

4. 姥姥有什么问题需要关注和沟通？

【解析】

ER-7-2-1
儿科门诊医患沟通
（视频）

国外的问候模式：站起来，开门迎接患者，弯腰握手，互致问候。

中国特色的问候：通过简洁问候建立和谐医患关系。抓住患者特点，说一句针对性的话，通过语言建立和谐、良好的关系，拉近距离，减少猜疑和隔阂，为后续问诊、诊断和治疗打下良好的基础。

接诊之初，患者及其家属对医生形成初步印象，为后续检查、诊断、治疗及有针对性的沟通打下基础的关键阶段。语言、语气、语调、眼神和肢体语言都会在患者心中形成第一印象，为后续沟通和应对方式打下基础。如此重要的一环，千万不能忽略。实际工作中因医生工作繁忙，很多方面容易被忽视，为后续医患沟通不畅埋下隐患。

医患沟通需要通过语言表达，也包括眼神和肢体语言的表达。通过这些步骤，医生获得信息，表达关切，表示了解，进一步问询，完成整个过程。医患沟通除了信息沟通，还包括情感沟通，这样才能感知病患，形成良好的医患关系。与患者沟通，最直接的说法就是把患者当"人"，而不仅仅是了解疾病。

沟通的方法得当，患者会相应采取信任的态度完成后续沟通。如果方法不当，患者感觉不好，便会采取不信任、不配合的态度，表现出负面情绪，非常容易造成后续的沟通不畅、检查和治疗的依从性差，形成医患纠纷的隐患。

本案例中，医生接诊忽视了与患者的眼神和情感交流，这是每一位医生都应该做到的细节，可以为后续良好的医患关系打下初步基础。

小丽姥姥年纪大了，本身就怕冷，更担心小丽冷，一层一层的被子给小丽捂着。小丽姥姥心疼小丽，却对高热孩子的护理知识知之甚少，造成小丽高热时散热不良，容易发生"捂被综合征"，甚至高热惊厥。老年人又容易自以为是，难以改变固有心态和习惯。中医常说热生火，热生痰。很多上呼吸道感染的患儿就是因为护理不当，造成肺受热，容易发展成下呼吸道感染，甚至发展成为肺炎。如果医生一味地批评小丽姥姥，还会引起小丽姥姥不高兴，引发纠纷。

医生一定要向家属言简意赅地说明高热惊厥的凶险与危害，以及应该采取的最基本的护理方式。这些虽然不属于医生的工作职责，但是很有必要告知家属，否则若因护理不当造成问题，家属会认为是治疗的责任，引发意见和纠纷。

讲述涉及护理的知识会让家属有意外收获,感觉温暖和满意。这些护理知识的传授,一定要在家长乐于接受的条件下讲述才有效。千万不能采用生硬的说教方式,引发不愉快和纠纷。故建议采取玩笑的方式缓解家属的紧张情绪。

例如,可对老人们说:"孩子穿得过多,吃得过多,造成内热、积食,引发生病,叫作"亲奶奶病",是因为爷爷奶奶们的爱心造成的"。这时候家属就能欣然接受医生的建议,而且还会笑着感谢医生的建议,春风化雨地解决尴尬局面。

正确的解决方式:儿科门诊医生工作繁忙,环境嘈杂,常常发生同一时间需要应对多位患者和家长的问题。合理对同时发生的问题进行有序管理是门诊医生的一种工作能力和技巧,能够起到事半功倍的效果。

门诊医生每天处理很多个患者,但对于每一位新患者来说,都是第一次接触医生,第一次的感受至关重要。医生一定要学会换位思考,不能忽略患者的第一感受。所以医生接诊每一位新患者前一定要进行"清零工作"。

"清零工作"包括以下几点。

1. 手头工作暂时完结。

2. 整理思路、调整工作状态。

3. 整理情绪。

知识点

1. 对患者表达关切的步骤。

第一步:对患者用尊称,把患者当人而不是当病。切忌叫号不叫名,否则会让患者及其家属感觉很不舒服。

第二步:语言语调、眼神的关注、肢体语言都能表达出对患者的关注。如果医生忽略这些,就会让患者感觉到不被重视、被忽略,感觉医生傲气,态度不好。

第三步:安慰患者及其家属:让"姥姥"焦急的心情暂时得到缓解。

第四步:通过语言交流确定知情人和病史陈述者。

第五步:发现就诊的主要问题。

2. 时刻防止患儿高热惊厥　高热惊厥容易发生在婴幼儿体温骤升或骤降的时候。体温上升前容易出现末梢循环不良、四肢冰凉、寒战,寒战使得肌肉产生大量热量,体温迅速升高,此时是婴幼儿最容易发生高热惊厥的时期。初当父母,对于婴幼儿的护理知识不了解,常常为了给孩子御寒,反而造成孩子散热困难,更促发了高热惊厥的发生。

3. 对于患儿的疾病转归和恢复速度,护理因素大于治疗因素　三分治七分养,治是治疗,养则是护理。治疗是根据诊断对症处理的方法。合理的护理则决定疾病的转归和恢复的速度。护理包括穿着、饮食结构、饮水、睡眠和环境等因素。所以对于家属护理知识的指导也至关重要,但常常被医生忽视。

二、病史问询

儿科家属尤其是婴幼儿的家长,对于孩子的疾病缺乏经验,因无法亲身体验患儿感受,常常描述啰嗦,抓不住重点,此时医生若表现出不耐烦,就容易引发纠纷。带患儿就诊的人不一定是每天照顾患儿的人,因此家属描述的病史和症状与实际情况有可能存在差异。一旦医生追加询问,他们会一片茫然,不知如何回答。所以有经验的医生会有重点地逐层询问病情,如发病时间、加重的情况、伴随的症状等。

案例一(第三部分)

虽然对医生不满,但小丽姥姥出于担心,急切地想和医生说明情况。从人工受孕开始讲起,讲了很久也没有讲到发热的事情。此时已经临近下班时间,李医生实在没有耐心再听下去,打断姥姥:"别说那么远的,这次怎么不好了?"一经打断,姥姥反而说不出来了,只能叫小丽的妈妈和爸爸进来。

不明情况的妈妈和爸爸进入诊室,向姥姥询问情况,三位家长自顾自地说起话来。混乱的环境让李医生着急："诊室里保持安静，说说孩子到底怎么了。"妈妈听到一声询问，马上回答道："她就是发烧。"李医生抓住一个问题赶紧问："烧多长时间了？多少度呀？吃什么药啦？有咳嗽、流涕吗？有饮食不好，腹泻，呕吐吗？"

　　单就"多少度"这个问题，家长们又七嘴八舌地讨论了起来……

【问题】

1. 医生如何使家属有序回答，发现有用信息？患者家属管理还包括哪些？

2. 医生如何理清问诊思路，合理引导患者及家属？

3. 如何理清病史陈述的真实性与可靠性，如何明确是否存在隐瞒病史或小题大做的问题？

【解析】

问诊需要在最短的时间内简明扼要地了解基本病史，这是一名医生工作效率的最好体现，也是体现医生对患者及其家属管理能力的重要阶段。

1. 患者管理包括以下几点。

（1）就诊顺序管理。

（2）表述病史简明扼要，重点突出。用最短时间、最简洁的方式清晰地描述病史和主要的阳性及阴性体征。

（3）在医生有技巧的引导下，家属按照医生需求快速明确地表述病史。让家属积极配合，而不是相互牵制，引发矛盾。

（4）抓住重点问题，逐层深入询问，理清疾病特点，便于诊断和鉴别诊断。

（5）询问病史中，对于描述的可靠程度要形成初步认识。了解病史者与描述病史者可能不是同一人，应进行甄别。

2. 由于家长对其子女患病产生的焦虑心情、对医疗环境的生疏和对疾病的恐惧等，常常情绪激动、自说自话，无法较好的完成与医生问答式的沟通交流。此时，接诊医生应注意以下几点。

（1）建立良好的医患沟通氛围。医生首先应主动创造一种宽松和谐的环境，给予患者家属适当安慰等，以解除患者及家属就诊时的不安情绪。若有多个家属同时在场，指定一名与患儿接触时间较长、对病情发展较了解、情绪较为平稳的家属作为主要叙述人，其他家属则从旁补充。5～6岁以上儿童，可让他参与补充叙述病情细节，但注意其记忆及表达准确性。

（2）询问具有系统性和目的性。认真对待家属提出的每一个症状，因为家长最了解患儿情况，最能发现早期的病情变化。但由于其表述缺乏条理及完整性，接诊医师要主导谈话，对每个症状逐一纵向深入询问，避免不必要的重复。且每次只提一个问题，且越容易回答越好。条理清晰的提问也可以增加家属对医师的信心。

（3）询问过程中做阶段性小结。第一，帮助医生本人在大量错杂的信息中理清思路，避免重要信息遗漏；第二，重复患者提供的信息以核实其准确性；第三，让家属了解医生已在一定程度上掌握了患者病情，缓解家属焦虑心情；第四，连续的提问可能使家属感到疲惫、被责难，需要适当停顿过渡，让家属放松休息、减轻防御心理，并将注意力重新放在与医师的交流上。

（4）注意语言的使用。第一，当观察到家属对症状的描述出现困难时，提供比喻和例证，如"这个包块摸起来硬到什么程度？像石头，还是像鼻头"，但注意不要使用诱导性、暗示性语言，如"用了这种药病情好多了，对吗？"第二，适当予以家属评价、赞扬、鼓励性用语，有助于促进患者家属的配合，受到鼓舞而积极提供信息。第三，对于患者提出的问题，不能随便应付"不知道"，也不能胡乱解释，向患者适当提供自己了解的情况供家属参考，有助于增加家属对医师的信任和配合。

3. 儿科患者特点是患儿不能清楚描述症状，需要家属给予说明，但家属说明的客观性和真实性是不确定的。常有如下情况。

（1）家长无法感知孩子的感受，导致无法表达或表达不确切。

（2）由于恐惧心理而隐瞒病情。

（3）夸大病情，希望引起医生重视。

（4）不同人不同感受，症状描述不一。

选择合适的人描述病史非常重要。如果让小丽姥姥叙述，有可能抓不住重点，还可能会夸大症状。小丽妈妈描述病史可能相对客观，但一些确切信息有可能描述不清。小丽爸爸估计是一问三不知。医生应充分利用每个人的优势，由小丽妈妈说明，小丽爸爸汇总应该是比较客观和真实的。

所以在门诊短短的数分钟里，医生要管理患者，要找重点人询问重点病史和症状，这确实是需要技巧和经验的。

知识点

1. 儿科询问病史的重点

（1）确认掌握患儿病史的人及其与其他家属的关系，有侧重点地询问，但不能忽略其他人的感受。

（2）有效简洁地询问病史是门诊医生的基本技能。掌控问诊的节奏和内容，抓住重点，忽略与疾病无关的内容。

2. 儿科接诊询问病史时应当注意以下事项。

（1）侧身斜对患者。

（2）眼神关注患者及其家属。

（3）及时发现需要马上处理的问题。

（4）确定病史掌握者和病史描述者，两者可能是同一人，也可能是不同的人。

（5）安排好其他家属。

三、查体环节沟通

查体环节是根据病史描述，通过查体明确症状和体征，医生形成初步诊断思路，开出必要的相应检查，进一步明确诊断的过程。查体环节包括查体和简单器械检查的过程。

案例一（第四部分）

李医生终于在七嘴八舌中问完了病史，打算给小丽查体。拿着听诊器对小丽姥姥说："把孩子的衣服解开，我来听听。"

这时候小丽姥姥抱着小丽已经冒汗了，急忙解开一层层的被子，一层层的衣服。小丽看着大人们手忙脚乱的样子，也开始紧张，两眼圆睁。李医生拿着听诊器准备听诊时，小丽突然哇哇大哭起来。

李医生举着听诊器，却只能听到哭声，只得看看皮肤，摸摸肚子。当他拿着压舌板和手电筒准备看口腔时，张嘴大哭的小丽又突然紧闭嘴巴，牙关紧闭，说什么也不张嘴了。

李医生和小丽姥姥都努力想让小丽张嘴，几个人有人把头，有人把嘴，一阵忙活，像是在打仗。小丽哪里受过这个罪呀，小丽姥姥也着实心痛。

医生检查完口腔还要检查鼻子和耳朵。小丽活泼好动，不愿意被束缚。医生提醒孩子妈妈："扶住了，别让孩子乱动。"小丽妈妈也努力地扶着孩子的头，防止乱动。可是这时有东西吸引了她的注意力，她突然转头，妈妈没有防备，双手滑脱，医生的探针碰到了孩子的耳道。小丽痛得哇哇大哭，小丽妈妈十分心痛。一场纠纷由此引发。

【问题】

儿科查体过程中应该注意哪些问题？

【解析】

儿科门诊查体特点：孩子年龄小，配合性差，又充满恐惧感，而且大人的紧张情绪孩子能感受到，很容易发生情绪传染。儿科门诊的最大困难就是查体。争取患儿配合，在合适的时间查体，能起到事半功倍的效果。不能在患儿恐惧、敌意很强时强行查体。患儿大哭，反而张嘴，此时是查口腔情况的最佳时机。

医生可根据孩子情况，灵活掌握检查顺序，引起患儿反感、疼痛的检查可以放在最后进行。儿科门诊查体不单纯是医患配合，与家属的沟通和配合也至关重要。家长在一旁逗着孩子，分散孩子注意力，让孩子放松,同时家长还要很好地固定住孩子乱动的身体,才能使查体顺利进行。

知识点

1. 查体准备工作

(1)双手温柔、温暖,避免不良刺激。

(2)查体需要在自然光线下进行,有利于辨别肤色等体征。夜间查体也一定要在光源充沛的房间进行。

(3)检查器械的温度应合适,避免寒冷刺激,包括听诊器、血压计、各种袖带和压舌板。

(4)器械光滑、清洁,适合孩子使用。

(5)危险器械应远离孩子的接触范围,避免意外发生。

(6)体温、身高体重可以由试表处统一测量,家长陪伴,到时间及时取出温度计。就诊时最好不要试表,否则容易发生温度计滑落的情况,水银外漏会污染空气。

(7)可以使用玩具类物品吸引孩子的注意力,解除孩子的恐惧心理。

2. 患儿体位 门诊患儿就诊时常常采取家长环抱,孩子坐在家长腿上的姿势,如果担心孩子双腿乱动,可以让家长双腿夹住孩子的双腿。

需要特殊查体时,在患儿配合的情况下,也可以采取平卧位。

四、检查环节沟通

门诊常用的化验检查:血常规、便常规、尿常规、胸片、心电图、超声检查等。选择的检查要根据病史和查体决定,既不能图省事,该查的不查,又不能过度检查。

儿科患者家属管理,实际上是一种让患者家属在最短的时间内,有效配合医生,积极快速地完成相应检查,最终得到明确的诊断,确定治疗方案并达成共识,进而顺利完成治疗的过程。

案例一(第五部分)

经过查体,除了发热,李医生没有发现小丽明显的阳性体征。为进一步明确诊断,李医生建议让小丽查一个血常规,明确是细菌感染还是病毒感染。

小丽姥姥一听说要抽血,马上又紧张起来,担心抽血会对孩子有什么不好,担心孩子会哭,担心接触其他患儿会交叉感染。小丽姥姥担心地问:"一定要抽血检查吗?能不查吗?"

李医生和患者说了一个上午了,嗓子已经有些嘶哑,又没有时间喝水和上厕所。望一眼外面拥挤的患者,耐心已经消磨殆尽,再不愿多解释了:"必须查,交钱去吧。"

小丽姥姥只得拿着化验单,不情愿地再问:"在哪儿查?在哪儿缴费?"

【问题】

1. 门诊必需的检查有哪些?

2. 如何避免过度检查?

3. 如何简要告知家属检查的必要性?

【解析】

与患者的症状、体征、诊断和治疗相呼应的检查是必需的检查,而与症状、诊断和鉴别诊断关系不大的检查建议不要盲目使用。

简要地向患者家属说明检查的必要性,有利于患者家属积极配合。但家长心疼孩子,总想着不查行不行,一个月前检查过行不行。医生要简要说明:"不进行基本的血常规检查,无法判断是细菌感染、病毒感染,还是其他致病菌感染,会影响后续的诊断和治疗,无法用药。"一般情况下家长都能欣然接受。

对于急性发热的患儿,血常规检查是门诊最基本的检查项目,是对诊断的印证。治疗后血常规各项数值的恢复也能印证治疗的效果。如果家长仍不能接受相关的检查,一定要告知后果,并在病历中给予记录:家属拒绝相关检查。必要时让家属签字确认,留存证据,以便后续发生纠纷时取证。

知识点

1. 过度检查

(1) 指不加选择地进行无指征的全方位检查。

(2) 对诊断意义不大的不必要检查。

(3) 与疾病无关的非常规检查，与临床症状、体征、病情、诊断依据不相符。

(4) 违反医学诊疗常规，做无关的辅助检查。

(5) 已经明确诊断，仍进行不必要、重复的检查。

(6) 重复检查，即同一检查项目在较短时间内反复或不必要地重复进行。

2. 检查缺失　诊断治疗必需的检查项目缺失或不及时，会影响诊断或延误诊断和治疗。

3. 检查的告知　患者需要的检查，医生一定要进行简单的解释和说明，否则会因告知不足，影响患者的知情权和选择权，此时医生应承担相应的责任。

特别是医保外自费项目，要明确告知，并征得患者同意，必要时签字认可。三级以上的医院化验单可以互认，尽量减少患者经济负担。必要时可以给予复查。

五、治疗环节沟通

了解了基本的症状、体征和化验结果，就应该形成对疾病的初步判断。对于疑难病例则需要进一步完善检查、住院进一步检查或请专家会诊。对于门诊能快速诊断的疾病则进入了治疗阶段。

案例一（第六部分）

根据小丽的症状、体征和化验结果，李医生判断小丽存在病毒感染，但是除了发热之外，没有明显的其他阳性体征，不能用简单的上呼吸道感染来解释。再结合小丽年龄特点，李医生判断小丽不能除外幼儿急疹。李医生向小丽家属交代："幼儿急疹是 8 个月左右小婴幼儿常见的发热性疾病，常常会发热 72 小时，之后出现热退疹出。"

小丽姥姥一听很着急："幼儿急疹，这是啥病呀？啥叫热退疹出呀？是麻疹吗？不能招风吗？要捂着吗？要忌口吗？"

李医生又用通俗的语言向小丽姥姥解释热退疹出。

小丽姥姥又担心起来："啊，要烧 72 小时呀，还不把孩子烧坏了呀！到 72 小时烧还不退怎么办呀？"

【问题】

如何在儿科门诊简明扼要地向家长解释疾病的发生发展过程，既不用浪费很多的时间，又不会让家长感觉敷衍？

【解析】

儿科门诊常用的治疗包括口服药、输液、雾化治疗等。

1. 口服药治疗　包括西药和中药。西药一般味道甘甜，孩子容易接受，但会有一定的副作用。中药治疗常常应用到儿科的治疗中，效果好，但味道苦，孩子接受困难。常常有家长因患儿不吃苦药而依从孩子，放弃基本治疗，造成治疗不顺利，反而怪罪医生治疗不当。

2. 输液治疗　随着抗生素合理应用概念的普及，输液治疗应该采取"能不输液尽量不要输液"的原则。避免滥用抗生素，防止输液不良反应和各种副作用。

儿童不同于成年人，病情变化快，所以需要每天根据患儿病情变化调整药物，不适宜一天开出连续几天的输液。但有些家长迷信输液，一看孩子发热，不管什么原因，就要求医生给予输液。一旦医生拒绝，还会引发纠纷和不满。

3. 雾化治疗　目前雾化治疗是一种应用于下呼吸道感染的良好的治疗方法，可以有效地控制呼吸道症状，减少输液天数，有替代输液的趋势。雾化治疗副作用小，快捷，但雾化器的噪声容易造成孩子恐惧，所以可以让孩子入睡后再进行雾化治疗。

医生一定要明确告知治疗的必要性，药物的服用方法、疗程、副作用等基本信息，还应明确告知，孩子小，病情变化快，有变化随时就诊。

儿科门诊常常出现家长抱怨："两分钟就给我们打发出来了，解释了几句话，也不明白啥意思。再想问，医生忙得团团转，又感觉不好意思，可是为了孩子还是得问。"

除了解释疾病，对于基本的护理知识、疾病的转归，医生都应该给予简单的交代。本案例中3天后小丽虽然退热了，但是并没有出现明显的皮疹。由于全家在医院待了半天，正赶上流感高峰期，全家一个个都感冒了，到第5天小丽又再次出现发热。

所以医生在告知时一定要留有余地，万一过了3天孩子仍发热不退，或出现新的问题，一定要再次就诊。避免家属对于医生的诊断治疗提出质疑。

在临床实际工作中，医生需要告知患者及其家属治疗有风险，药物有副作用，医生的医疗同样也承担着风险，尽量让患者及其家属理解医生工作的不易。

医生的知识都是从书本上学来的，能够用通俗易懂的语言和患者沟通不是一两天就能掌握的。这需要日积月累，医生不仅要在工作中总结，还要向同行学习，向患者学习。知识渊博的医生，这方面的经验越丰富，越能获得患者的信任。

第三节　入院环节沟通

患儿及其家属从门诊来到病房，由于对陌生环境的生疏感，会产生各种猜想。这时候医生的热情接待，一个眼神、一个微笑都能缓解患者及其家属的焦虑心情。

入院沟通包括几个步骤：入院接诊；病史询问、查体；告知基本病情，初步诊断方向，检查和治疗初步方案。

一、入院接诊

患者办理好住院手续进入病房后，按照病房管理流程，由主班护士接待患者。主班护士将患者介绍给责任护士，由责任护士对患儿和家长进行具体的初步介绍，减少患儿和家长的陌生感。这是病房与患者建立良好医患关系的第一步。

> **案例一**
>
> 王医生刚刚查完房，被护士和病案室同时催促尽快下医嘱、完成病历。正在忙碌中，护士通知来新患者了，请王医生接诊患者。王医生看着没有忙完的工作，叹了口气，走出医生办公室接待患者。
>
> 王医生从护士手里接过住院单和病案首页，浏览了一下。对患儿说："你是小豆豆吗？"豆豆害怕地缩在妈妈怀里，王医生温声地哄着："你看，阿姨手里没有针也没有药，就和你说说话好吗？"声音不大，带着关切。豆豆妈妈看着和蔼的医生，像是看到了亲人，陌生感减轻了很多，马上滔滔不绝地说起了豆豆的病史。
>
> 王医生听了两句，打断了豆豆妈妈的讲述："您先别着急，我给孩子听诊一下。"豆豆看到医生手中的听诊器，又开始大哭大闹起来，豆豆妈妈也拿豆豆没有办法。王医生取下听诊器，放到豆豆手中："这个是听诊器，一点都不疼，你先给阿姨听一听吧。"豆豆摆弄着听诊器，似乎没有那么害怕了，乖巧地让医生听诊。王医生听诊之后，和豆豆妈妈说："您孩子的基本情况我已经了解了，病情不是很危急，先让护士带您去病房休息一下，孩子一直站着也累，稍后我再去找您可以吗？"
>
> 豆豆妈妈听说孩子的病情不危急，顿时放下心来，跟着护士到病房耐心等待。

【问题】

1. 接诊医生应该注意什么？
2. 病房的王医生是如何让豆豆妈妈快速化解陌生感的？

【解析】

入院接诊过程是患者及其家属与病房医生首次接触的过程，是医患关系开始建立的第一步。良好的接诊过程有助于医患之间建立信任、尊重的关系，可以给患者治疗的希望和动力，

ER-7-3-1
儿科入院环节沟通
（视频）

为后续建立和谐的医患关系打下良好的基础;有助于增加患方的依从性,达到良好的治疗效果。

医生对儿科新患者的入院接诊与责任护士的接诊内容有交叉,重复内容可以加强患者及其家属的了解,医生不能因重复而遗漏。入院接诊包括以下内容。

1. 打招呼,向患者及其家属表达关爱和友善。

2. 医生自我介绍。

3. 基本情况介绍,包括病种、主治医生、主任医生、护士长、责任护士。

4. 环境介绍,如诊室床位、周围环境。

每一位儿科医生的工作都十分繁忙,但接诊第一印象是后续医患关系的基础。因此,对于这个第一步要非常重视。

儿科医生要通过沟通表达关切,热情主动地与患儿及家属进行沟通与交流,让患儿及家属熟悉医院环境,信任自己。所以以情动人,表现出关爱和可信赖,对于儿科医生十分重要。本案例中接诊的王医生通过与患儿的肢体接触、温和的语言、微笑的眼神表达了对患者的关心和爱护,很快赢得了家属的信任。

正确的解决方式如下。

1. 整理手头工作,调整心情,以新面貌迎接新的患者。

2. 快速了解患者的基本信息。

3. 从言语和行为中对患者表达关爱,拉近距离。

4. 让患者及其家属感到亲切、稳妥、有依靠。

二、询问病史、查体

病房的病史询问不同于门诊,要求更详细更全面。询问病史时需要注意沟通的技巧:①耐心倾听,尽量不要打断描述;②追问细节,适时表现出关心和体贴;③对于家长描述的病史,完成首程病历后,一定要监护人签字认可。

在病史问询中,除了了解疾病信息外,一定要了解患者的患病经历、感觉、想法和期望,否则就是单方面只了解病、不了解人的状态,不能达到全方位了解患者的目的。

询问病史不仅出于诊断疾病的需要,在医疗纠纷层出不穷的今天,询问病史与医疗风险的关系也非常密切。一旦发生医疗纠纷,病历也就成了医务人员及院方举证的主要证据。这时,如果询问病史有遗漏,或患者提供的病史不可靠,或者病历书写有错漏,则可能使医院处于不利地位,甚至可能会因此败诉,承担赔偿责任。

患者及其家属提供的病史资料不完全、不准确或不真实,可将医生和医院置于不利处境。这就从另外一个角度提醒医生和医院管理者,应切实做好病史询问及其真实性、可靠性和完整性的鉴别或鉴定工作。但事实上这一工作难度很大,医方对于患方提供的病历资料是否可靠难以把握,即使不可靠也往往无能为力。这是由于医方对于病史提供者(患者或其家属、陪同者)所提供的信息正确与否没有客观证据,当患者或其家属、陪同者对相关内容(如某种传染病、性病等)予以否认时,医方没有证据证明其正确与否,更无法规避由此而带来的医疗纠纷和风险。

在有限的时间内需要投入时间和精力进入患者的世界,这种心理的投资一定是有回报的,这种回报就是医患关系的和谐,患者的配合及良好的依从性。患方的期望得到满足,依从性就会好,配合就会更佳,这将提升患者的满意度,最终取得良好的治疗效果,达到医患双方的期望目标。

在临床上,实习生和住院医师因有更多的时间与患者和家属沟通,患者的意见和纠纷比较少。

案例二

毛毛已经4岁了,因胸痛到内科住院检查。询问病史时家长否认既往疾病史,入院查体时也没有发现明显的阳性体征。毛毛住院后经常与病友玩耍,入院后几天,毛毛突发高热,医生查体发现毛毛左肺出现湿啰音,经胸片确诊为小叶性肺炎。家属一口咬定毛毛住院时没有发现肺部的病变,小叶性肺炎是医院诊疗方法不当造成的,要求医院承担责任。医院在前几天的病历记录中也确实没有左肺湿啰音的记录,不能认定患儿入院时存在肺部感染,只能说是一笔糊涂账。

【问题】

临床工作中如何避免出现此类问题？

【解析】

在儿科患者的查体中，常常由于患儿的哭闹而影响查体的效果，但不可因此就中断查体，或省略某些步骤。这易导致某些阳性体征的遗漏，而引起诊疗上的麻烦。

在病历书写中更应该注意儿童查体的描述。随着电子化病历的普及，复制病历十分容易。又因为儿科医生工作繁忙，偶有忽略而不能仔细核对细节，病历上常常会出现一些让人啼笑皆非的描述，甚至会因此而惹上医疗纠纷，造成败诉而赔偿。

> **知识点**
>
> 儿科查体中应该关注的问题：
>
> 儿科病房查体，多数在患儿父母在场的情况下进行，这就要求儿科医生既要有良好的心理素质，又要有熟练的查体技能。患儿通常抵触医生的查体，在查体时哭闹、叫喊，不仅影响查体的准确性，还会引起家长心理上的不舒适感。因此在首次接触患儿时应尽量语气和蔼，动作轻柔，让患儿充分了解问诊、查体的过程，以减少患儿的抵触感。孩子小，容易被激惹，所以动作要轻柔，将刺激性查体放在最后进行。

三、告知基本病情、初步诊断方向、检查和治疗初步方案

医生经过接诊，问询病史、查体和门诊基本的化验检查，会形成初步判断。之后医生应该向患者及其家属解释患者的基本病情、初步诊断和治疗方案，并达成共识，为下一步的检查和治疗打下良好的基础。

> **案例三**
>
> 美美今年6岁，因"1型糖尿病酮症酸中毒"入院，经过治疗后，美美的酸中毒情况已经纠正，病情趋于平稳。
>
> 这一天，王医生将美美的爸爸妈妈叫到医生办公室交代病情，告知其父母美美的疾病需要终身治疗，目前有两种治疗方案，一种是"胰岛素泵治疗"，另一种是每天四次皮下注射胰岛素。爸爸妈妈听到后倾向于每天四针的方案，但王医生认为"胰岛素泵治疗"更适合美美。
>
> 王医生和美美的妈妈说，美美日后还要上学，上学后需要自己在学校注射胰岛素。孩子还小，自己注射胰岛素会出现出血、感染、胰岛素吸收不良等情况。胰岛素泵是由护士直接将针埋在孩子的皮下并固定的，不会影响孩子的正常生活，而且胰岛素泵是24小时持续泵入胰岛素的，和"四针"方案相比大大降低了各种意外发生的风险，虽然比"四针"方案昂贵，但更适合孩子。
>
> 经过王医生的劝说，美美的父母决定为美美选择胰岛素泵治疗。

【问题】

王医生的告知有什么可取的？在基层工作中可能有哪些落实上的困难？

【解析】

王医生选择在医生办公室向美美的父母交代病情，这是一个相对安静的环境，能够缓解美美父母焦虑的心情。但是基层工作中，办公室有几个医生同时办公，患者家属来来往往，并不能保证安静的环境，也只能因陋就简。嘈杂的环境容易对家长的情绪产生负面影响，不能使其平复情绪，反而会使家长更加焦虑不安，不能放心孩子的治疗。

按照中国医师协会的建议，在对患者及其家属进行告知时，应该置于一个有录音录像设备的房间，保留告知的音像资料，有利于一旦发生医疗纠纷时的取证工作，使告知过程有据可查，但很多医院在建设设计时没有考虑到这方面的需求。

知识点

入院告知内容：

1. 病情告知 如实告知患者所患疾病的名称、现状、程度、发展趋势和可能发生的危害健康的后果等诊断结论；但出于防止病情急剧恶化、避免对患者造成不利后果的善意考虑，也可对患者本人迟延告知，而告知其监护人或委托人。

2. 治疗告知 如实告知对患者所患疾病将采取的治疗方案和治疗措施，以及为避免危险所采取的预防措施。

3. 风险和预后告知 如实告知治疗措施可能或必然产生的危险，或因患者体质特异可能发生的过敏、排异、恶化和并发症等其他损害后果。

4. 费用告知 如实告知患者治疗疾病应当承担的费用及其计费依据。

5. 医院基本情况告知 对医院的基本情况、技术设备状况、医务人员职称、医疗专业特长、管理规章制度、患者的权利、收费标准等公示或告知患者，以便患者熟悉环境和医护人员。

第四节 治疗环节沟通

儿科医生与患者家属的沟通与成人不同，尽管孩子是患者，但家长在医患关系中起着举足轻重的作用。因此，与患儿的沟通在很大程度上是与患儿家长的沟通。

医生应以疾病事实为基础，本着实事求是的原则，真实、准确地进行表述。如果患儿病情严重，如白血病、恶性淋巴瘤等，虽然对家长会造成很大的思想负担，但是医生必须如实交代病情，实事求是地讲清疾病的严重性，解除家长的疑虑和侥幸心理，使其正视现实。一旦确诊，医生有必要同时会见患儿双亲。医务人员与家长之间的谈话应避免让患儿听到，不应在患儿面前流露出消极情绪。若医生过于"善心"，交代病情时只是和颜悦色、轻描淡写地说上几句，会使家长误认为病情很轻微，可能会引起不必要的纠纷。

儿科治疗环节沟通的内容主要包括：

1. 治疗前沟通 在治疗之前需要向患方及其监护人告知患儿目前的基本症状、体征、化验检查结果、初步诊断的疾病及根据诊断准备进行的治疗。具体包括：①治疗的名称；②治疗的目的；③治疗过程中可能发生的情况，如药物不良反应等；④治疗后的效果分析，包括痊愈、好转、效果不佳，甚至病情加重的可能性。

2. 治疗中沟通 患儿对治疗有恐惧心理，配合性差，甚至拒绝治疗、哭闹，这都会影响治疗效果。所以医务人员不但要治病，也要做深入细致的情感交流，通过对患儿的体贴关怀、抚触、陪伴、拥抱，获得患儿的信任和情感依赖，争得其配合。具体应该包括：

（1）治疗前的准备：一些治疗前的特殊要求需要提前一天开医嘱，并向患者及其家属交代，让患儿及家长在身心上都有充分准备，如空腹、禁食水和肠道准备等。

（2）治疗过程中的沟通：告诉患儿现在要做的治疗和这种治疗的优缺点，告知其可能会痛苦，但这是一过性的，医生会尽快想办法减轻其痛苦；告诉患儿配合的必要性，配合医生就会加快速度，减少痛苦。

3. 治疗后告知

（1）告知检查结果，对相关的阳性和阴性结果的意义进行简要分析。

（2）告知疗效。

（3）告知预后。

案例一

李医生今天下急诊夜班，一晚上忙着处理急诊患者，现在终于可以休息一会了。但是在下夜班前需要和自己主管患儿的家长沟通病情和后续治疗的问题。李医生通过呼叫器呼叫小美妈妈来办公室，同病房的家属说小美妈妈不在病房，李医生又呼叫了小明妈妈。正在李医生和小明妈妈交谈的时候，小美妈妈急匆匆地走进办公室，快言快语道："什么事啊，饭都没吃就被隔壁床叫回来了。"李医生示意她稍等，继续和小明妈妈沟通，小美妈妈在一旁越等越焦急："你什么意思，我饭没吃完你把我叫回来，我回来了你又不理人，什么医院呀。你们服务太差啦！我要投诉你们。"李医生已经没有精力和小美妈妈争吵了，她耐心地听着小美妈妈抱怨，小美妈妈抱怨了一会终于安静："怎么不说话，不是找我吗？"李医生有气无力地说："是的，我刚刚找您沟通孩子的病情，您不在我又找了其他患者的家属，您稍等一下可以吗，我和小明妈妈说完，马上就和您说小美的情况。"

【问题】

如果你是李医生会怎么样做？如何缓解小美妈妈的情绪？

【解析】

倾听是一种解决矛盾的方法，沉默是缓解怨气的良方。一个巴掌拍不响，对方没有对手也就逐渐偃旗息鼓了。对话与争吵都是一种有来有往的过程。李医生声音不大，对方喊叫了半天，听不清李医生在说什么，声音也逐渐变小了。

每个人都希望自己有一个健康的身体，生病是无奈的。疾病的发生也是不能自行控制的，人一旦生病住院，其精神上和肉体上都很痛苦。因此，对于患病的人都应该关心、爱护。

一般情况下，患者的生理需要能被医护人员熟悉并了解，而患者的心理需要则难以发现，易被忽视。而当一个人患病住院时，他们的心理需要往往和生理需要一样重要。孩子因疾病住院而没有选择在门诊治疗，说明疾病治疗不顺利，或者已经到了比较严重的程度。这时候孩子来到病房，既要适应陌生的环境，有些还要接受与父母暂时分别的紧张焦虑。所以不管是孩子还是家长内心都十分脆弱。

案例二

老王的小孙子住院后需要做胃镜检查，当时只有局麻下的胃镜检查。为了孩子的诊断治疗，家属鼓起勇气答应做检查。在检查过程中，孩子很紧张，双手乱抓影响了操作的进行。这时站在旁边的主管医生小李伸出双手抓住了孩子的双手，从始至终一直紧握着孩子的手，孩子顺利地完成了检查过程。过了一段时间，有患者找正在病房忙的小李医生。走到病房门口一看，原来是老王。老王一看到小李，马上走过来，双手紧握小李医生的手，感激地说："孩子回家说一直有一个叔叔握着我的手。我一直在打听，原来做检查的时候是你呀，帮孩子渡过了难关。你不知道在检查时孩子多么孤独无助，是你的一双手让孩子感觉到安全、有依靠。太感谢了，你的好我们全家记一辈子。我这次回来复查，特地到病房来看看你。小李医生心地善良，是个好大夫呀！"

【问题】

如何让儿童患者感受到医生的关爱？医生如何表达对患儿的关爱？

【解析】

对孩子的关爱是表现在每天的日常工作中的，查房时亲切地叫一声孩子的昵称，抚摸一下孩子的肌肤，给予玩具抚慰等都能让孩子感觉到关爱。虽然孩子不会表达，但是对于关爱他的医护人员的依赖是能够看出来的。

案例三

欣悦是刚刚工作的年轻医生，喜欢与孩子亲热，常常在休息时间陪孩子玩耍，照顾孩子的生活。

小萌萌从小就怕穿白大衣的医生，看到其他医生总是怕怕地躲到妈妈身后，医生对萌萌的任何触碰都会使她大哭大闹。但萌萌在看到欣悦时却主动露出了微笑，拉着欣悦的手给她介绍自己的玩具。上级医生见状，让欣悦负责萌萌的检查，萌萌对欣悦十分信任，配合地完成了查体工作。

【问题】

如何让新患者尽快适应新环境，减少陌生感？医护人员能做些什么？

【解析】

在孩子的眼中整洁的衣着、善良的笑容是美丽的，关爱的表达不仅停留在外表，更是心的交流。儿科医生应当从内心喜欢和爱护患病的孩子，给予他们能够触摸到的关爱，才能够赢得孩子的接受和喜爱。

知识点

知情不同意的处理方法

知情不同意是指患者、患者家属或其他法定代理人,在充分知情的情况下不同意医方对疾病的诊断措施、诊断或提出的治疗方案,拒绝配合治疗或拒绝履行签字同意等手续的行为。

知情不同意可区分为部分不同意与全部不同意。其中包括诊断方法、治疗方法、手术与否及手术方案、用药选择、费用的耗费等方面的不同意。

对患者或其家属提出的各方面不同意见,医生在综合分析自身的意见和患者、家属提出的意见后,仍认为医方的意见是科学合理的话,应再次或多次向患者或家属耐心说明,并陈述利害关系,说服他们同意医师的意见。如患者仍坚持己见,则应区别不同情况予以处置。

1. 如患者出于降低费用的原因,提出改用其他治疗方法或其他药物,而对疗效及患者康复没有严重影响,医生可考虑接受患方意见,修改原有治疗方案。

2. 患者出于提高诊断的准确率和治疗效果,提出种种补充或修改意见,且这种意见有其可取之处,并愿承担费用,医生可以接受患者的意见,修改原有方案,形成新的知情同意书。

3. 患者从他处得知另有其他治疗方法,且自认为这种方法优于医生向其提出的治疗方案,不同意或怀疑医生提出的诊断措施或诊断结论,要求另选医院,医生在向其说明后仍不接受,可同意其选择,并协助做好转院或其他手续。如在转院中可能出现危险,医生应明确告知或劝阻;劝阻无效时,应要求患者完善自动出院申请书等书面手续。

4. 对患者已明确表示的不同意,如患者的意见可能危及患者的生命,或可能给患者健康带来不利影响,医生应向患者或其家属再次充分说明;对于仍坚持其意见者,须签署相关文书,并在病程记录中如实记录,且需由两名以上医生签字确认。

5. 所有不同意,都要明确记录在案,以备查用。对拒绝检查、拒绝手术、拒绝尸检等行为应与患者或代理人、委托人签署相关协议书。

第五节　出院环节沟通

儿科住院的整个治疗过程是针对患儿的,家长对于患儿的治疗效果没有亲身体验,无法具体了解,完全听由医生的描述,容易产生质疑。患者出院后就面临着后续治疗如何进行和何时复查的问题。如果缺乏合适的告知方式,家长往往会一头雾水、手足无措,所以出院环节的沟通也同样是一个相当重要的过程。

出院沟通的内容包括目前疾病基本情况、出院诊断、出院带药、药物用法、出院注意事项和随诊要求。具体内容包括:

1. 出院手续的办理,复印病历和保险报销信息的告知。

2. 出院带药、用法和疗程。

3. 出院需要观察的内容。

4. 出院后随诊方案,包括随诊的意义、时间、随诊需要携带的各种资料等。

5. 定期复查的项目和间隔期。

6. 出院后护理和饮食需要注意的问题。

案例一

小天妈妈对小天的学习要求极高,小天在巨大的学习压力下病倒了,医院诊断为窦性心动过速。为了治疗疾病,小天一家人千里迢迢地来到三甲医院,终于住上了院,妈妈和奶奶心想一定要把小天的病彻底治好,经过七天的治疗,小天家属接到医生通知,说病情平稳可以出院了。奶奶大感意外:"这么快就好了,千里迢迢地来到大医院,七天就让我们出院了,我孙女还虚着呢,这可不行,一定得彻底好了才能出院。"于是奶奶、妈妈和医生大吵大闹起来，坚决拒绝出院："你们就是欺负我们外地人，这不是赶我们走吗？"

医生和小天家属反复沟通，告知小天的疾病是无法根治的，只能通过生活方式的调节和定期复查来解决。最终和小天妈妈加了微信，同意以后小天出现任何问题都可以随时通过微信沟通，小天的家属才同意出院。

【问题】

1. 小天这么快就控制了病情，为什么小天妈妈不能接受，反而大闹医院？

2. 医生有什么经验教训需要吸取？

ER-7-5-1
儿科出院环节沟通
（视频）

【解析】

小天是全家的重心和希望，稍有不适家人就会提心吊胆。在当地发现小天心脏有问题，医生说这个病难治，有可能会有生命危险，小天妈妈从小天生病的第一天起，就抱着一定要到最好的医院，找最好的医生，把小天的病彻底治好的心情，千辛万苦地来到这家医院。

但是到了大城市的大医院，她们面临的是更多的患者，更长的排队和等待。小天妈妈一方面希望把小天的病彻底治好，另一方面又根深蒂固地认为小天的病难治，有可能是终身疾病，不能接受门诊随诊的治疗方式，所以就会认为医院"欺负"她们。这种广泛性焦虑甚至诱导小天妈妈产生受迫害感。同时，医生的工作确实存在一些缺陷：一方面入院时医生对于小天妈妈的期望值和心理状态不了解，没想到一个简单的通知出院会闹得整个病房不能正常工作；另一方面，入院时对于后续诊断、治疗、治疗效果和出院标准的问题也没有和小天妈妈沟通，突然通知出院，确实让小天妈妈没有心理准备。

患者的满意度不单纯与医生、医院提供的服务有关，更重要的是与患者的期望值和现实的差距有关。期望值低，容易满足，满意率高；期望值高，不容易满意，则满意率自然降低。

第六节　随访环节沟通

各年龄阶段的儿童患病种类不同，疾病的季节性差异明显，临床表现也常常不典型，并且疾病容易反复且变化多端，所以医生应根据疾病的不同和患儿转归可能出现的情况，因人而异地完成随诊方案，并与患儿及家长沟通。具体内容包括：

1. 了解患儿出院后的治疗效果、病情变化、恢复情况和复查时间。

2. 分析复查的各种检测结果，并告知患儿及家长。

3. 后续治疗方案是否需要改变。

4. 对医疗效果、医疗环境和医护服务是否满意。

5. 预约下一次的复查和随访时间。

案例一

小培因疾病住院治疗，经过积极的检查和治疗，孩子病情很快得到了控制。医生向小培妈妈告知出院注意事项。全家欢天喜地地接孩子回家。到家后一家子高高兴兴地大吃了一顿，亲戚朋友一大堆人都来祝贺。孩子很快就出现了不适症状，小培爸爸质疑孩子不是治好了吗？怎么病情更重啦？这不是医院骗我们钱吗？小培家其他亲戚也在旁边添油加醋，小培爸爸更恼火了，也不听小培妈妈的解释，全家赶到了医院。到病房就不管不顾地和病房工作人员吵了起来。

【问题】

1. 为何会发生纠纷？

2. 医生应该如何避免此次纠纷？

3. 患者家属应该注意些什么？

【解析】

1. 经病房调查,分析此纠纷发生的原因有:

(1) 医生仅对患儿的母亲进行了口头告知,妈妈文化有限,对于医生的快速叙述一知半解,又不好意思再问。

(2) 医生告知小培妈妈,小培的疾病需要长期治疗,饮食控制十分必要,还要注意预防感染,但小培妈妈没有将相关问题及时与其他家庭成员进行沟通。

(3) 小培妈妈知道应该对孩子的饮食进行合理安排,对其他家庭成员的热情张罗也感到很无奈,虽然进行了劝说,但其他家人不理解。

2. 针对此次事件,医生应吸取的经验教训有:

(1) 医生除了对患儿家长进行口头的健康教育之外,一定要有书面的说明。建议在出院证明中注明出院注意事项,包括药物治疗方案和疗程、随诊须知、复查内容、饮食和特殊护理要求等,并叮嘱家长要严格执行。

(2) 要对具有一定认知能力和理解能力的孩子进行健康宣教,让他们加强对疾病的认识和自我保护意识。

(3) 在疾病护理和饮食健康宣教工作中,护士的角色也同样重要。

(4) 对于慢性病要加强管理,对患病儿童应进行教育,增强其应对疾病的自信心,同时增加疾病方面知识的教育,如组织专病健康讲座、特殊病夏令营等。让相同疾病的孩子在一起,共同学习,共同交流,增强治疗疾病的信心和依从性。

(乔 虹)

推荐阅读资料

[1] 杜英,赵丽. 儿科患儿家长的心理反应及对策. 当代医学,2011,17(02):123.

[2] 刘丽. 解析儿科护理中的护患沟通技巧. 世界最新医学信息文摘,2018,18(74):271.

[3] 张春霞,崔春肖,王晓飞. 浅谈儿科护理中的护患沟通. 中西医结合心血管病电子杂志,2019,7(04):132.

第八章　特殊疾病患者及家属的医患沟通

第一节　特殊疾病患者心理行为特点

一般来说，特殊疾病的特殊性表现在：①病情严重，需要长期持续治疗；②治疗费用高，经济负担重；③疾病对患者及其家庭的影响重。医生在与特殊疾病患者进行沟通时，应了解国家和地方政府关于特殊疾病的医保政策、申请及就医流程，并予以告知；医生还应了解特殊疾病患者特殊的医疗需求和特殊的心理-社会需求、患者及其家属在患病后的心理与行为特点，采用"以患者为中心"的沟通模式，为患者及其家庭提供医疗帮助和人文关怀。

> 案例一
>
> 李爹爹最近被确诊为帕金森病，需要长期服药并定期到医院复查。主治医生和他讨论制订了后续的治疗方案，并嘱咐他出院后去办理"特殊疾病"申报手续。只有在申请获得批准后，他才能到"特殊病种"定点医院就医，享受"特殊病种"医疗费用报销的相关待遇。李爹爹没有完全听明白医生的话，不知道怎么申请"特殊病种"，感到很茫然。

【问题】

1. 在你工作的医院，哪些疾病属于特殊疾病？如何申报"特殊疾病"？
2. "特殊疾病"患者在就医和医保方面有哪些政策性的便利？
3. 与特殊疾病患者的沟通一般需要注意哪些事项？

【解析】

由于特殊疾病对患者及其家庭的影响大，国家和地方政府有特殊的医疗管理政策。但是多数患者对这些政策知之甚少，他们需要了解后续的就医流程，盼望医生给予详细的指导。因此，医生在与这类患者沟通时，需要对患者的疾病给出明确的诊断，并将后续的治疗方案、本地关于特殊疾病的医疗管理政策、申报"特殊疾病"治疗的办理程序和特殊疾病患者的就医流程告知患者。

特殊疾病是一个很笼统的概念，这个词语经常出现在医保管理办法或门诊规范化管理文件中，不同省市的管理文件对特殊疾病的病种有不同的限定。《北京市基本医疗保险特殊病种管理规范（2008）》中包含的特殊病包括：患恶性肿瘤需放疗和化疗、肾透析、肾移植术后抗排异治疗。2016年增加了血友病、再生障碍性贫血、肝移植术后抗排异治疗、肝肾联合植术后抗排异治疗、心脏移植术后抗排异治疗、肺移植术后抗排异治疗等。2017年增加了多发性硬化、黄斑变性眼内注射治疗。以上疾病患者可按相关规定在其选定的特殊病种定点医疗机构提出申请，备案就医。《成都市基本医疗保险门诊特殊疾病管理办法（2014）》中列出了四大类共计30种特殊疾病，其中包含精神类疾病、心脑血管疾病、糖尿病、慢性活动性肝炎、肝硬化、重症肌无力、帕金森病、硬皮病、肺结核、甲状腺功能减退或亢进、类风湿关节炎、恶性肿瘤、器官移植术后抗排斥治疗、系统性红斑狼疮、血友病、再生障碍性贫血、肾病综合征、慢性肾脏病等。《武汉市城镇职工基本医疗保险门诊治疗部分重症疾病规定（2018）》列出了7种重症疾病和24种慢性病，前者如高血压3级、糖尿病合并并发症、重症精神病、恶性肿瘤放化疗、慢性肾衰竭需做肾透析治疗、肝肾移植术后抗排斥等，后者如慢性肾衰竭、慢性阻塞性肺疾病、慢性肺源性心脏病失代偿期、重型再生障碍性贫血、血友病、系统性红斑狼疮、帕金森病及帕金森综合征、血管介入治疗术后、心脏瓣膜替换术后、孤独症、重症肌无力（中度全身型及以上）、有严重神经功能缺损的脑血管疾病后遗症等。

参保人员患有管理文件中限定的某一病种需门诊治疗的,由本人填写《基本医疗保险特殊病门诊申请表》,并附相关病历和医学检查报告,报属地医疗保险管理中心,由医疗保险专家咨询委员会进行集中鉴定,符合条件的发放《特殊病门诊医疗卡》。申请人取得《特殊病门诊医疗卡》后的次月开始享受特殊疾病门诊待遇。特殊疾病门诊待遇及患者住院费用起付标准的计算方法,不同省市有不同规定,需要医生在沟通过程中给予解释和说明,或者请患者向医院医保管理部门、辖区医保管理部门进行咨询。

特殊疾病患者由于疾病严重,或者慢性疾病需要长期治疗,会承受精神上、经济上的压力,医生应给予同情和支持,主动告知患者医保政策和资源、生活方面的注意事项等,让患者感到温暖和被关注的感觉。如果患者年龄大、理解能力不足或者行动不便,则请家属陪同就诊,并交代有关事宜。

案例二

患者章某,56岁,退休教师。自幼患有遗传性重症肌无力,她的母亲、妹妹和女儿也都不同程度地患有肌无力。章老师将自己比喻为坏掉的松紧带,失去了原有的弹性和功能。她渴望奇迹发生,能够找到治疗这种疾病的办法。她不止一次对大夫说,如果有治疗方法她愿意试验品。肌无力属于进行性疾病,章老师目前只能在助行器的帮助下生活。她有很多担心,担心疾病进展会随着年龄增加、身体变胖而加重,担心有一天其他器官功能也要衰退。她感谢自己的父亲和丈夫一直不离不弃地陪护,也担心女儿的婚姻是否牢固,还担心小外孙的健康。当女儿因工作收入低、想换份工作时,章老师极力劝阻女儿。她的看法是"只要收入稳定,哪怕工资低一点,也不要轻易放弃这份工作。"章老师夫妇每月可以领取180元国家给独生残疾子女的补助,他们一分也没舍得花,拿这笔钱为外孙购买了健康保险。

【问题】

1. 上述案例中,患者章某一家面临的困难来自哪些方面?

2. 这类疾病的患者和她们的家庭具有怎样的心理与行为特点?

3. 这类患者及其家庭需要怎样的支持和帮助?

【解析】

重症肌无力属于特殊疾病,这类疾病的特殊性在于:

1. 病程长,且慢性进行性发展,结局不良。

2. 疾病负担重,对医保的依赖性强,需要特殊的医保政策和特殊的医疗管理流程支持。

3. 工作、家庭和个人生活质量受到严重影响,需要全面的社会支持。

4. 患者及其家庭的精神压力大,需要医务人员的特殊指导、支持和帮助。

面对这类特殊疾病患者,医生不仅仅要关注她们的疾病,更要关注疾病给他们自身及其家庭带来的深远的心理-社会困境。患者的心理困境表现为弥漫性的焦虑,主要是因为这类疾病属于慢性进行性疾病,未来的危险和诸多不确定性长期笼罩在患者心头,导致其长期紧张、担心甚至抑郁。患者的社会困境表现在家庭关系、工作状况、经济负担、子女健康和社会保障等诸多方面。虽然医务人员无法直接帮助他们解除这些社会困境,但可以通过倾听患者诉说的方式来缓解其内心的痛苦,鼓励患者接受和面对疾病带来的身体变化、积极乐观地生活,医生可以提供更合理的诊疗方案来减轻患者的经济负担,可以介绍有关的医保政策或管理信息,为患者就医打开方便之门,还可以通过讲解预防性知识指导患者早期干预子女的健康问题。

焦虑是一种惶恐、忧心忡忡的痛苦体验。焦虑情绪在临床患者中普遍存在,而且这种焦虑情绪对很多患有慢性严重疾病的患者而言不可避免。根据患者担心的对象,可以将焦虑分为结果焦虑(对于疾病和治疗结局的担心)和过程焦虑(对临床治疗过程的担心和恐惧)。案例中章老师的焦虑反应主要来自于对疾病不良结果的预期,这些不良预期使她对于威胁性刺激的警觉性增加,特别关注危险的信号。由治疗过程引起的焦虑一般来源于患者对治疗风险、药物的副作用等不确定信息的威胁性解释,患者的这些威胁性解释中有合理的方面,也包含很多不正确的观念。另外,短期内适度的焦虑可以帮助患者应对和处理压力事件,但长期、过度的焦虑即病理性焦虑,则不利于疾病治疗,甚至可能导致疾病恶化,或者诱发心理问题,医生应该予以关注和处理。

缓解患者焦虑的有效办法包括:①及时发现患者的担心焦虑,并予以理解;②了解患者具体担忧的对象,针对特定的担心对象,可以通过合理的解释,改变患者不合理的看法和观念,在一定程度上缓解其不必要的焦虑;③疾病教育、鼓励支持性心理治疗及抗焦虑药物能够减轻患者的焦虑,必要时请精神心理科医生会诊。

案例三

患者梁女士,42岁,乳腺癌术后,准备进行第一次化疗。化疗还没开始她就备受煎熬,听说化疗非常痛苦,一想起来就浑身发紧,手脚冰凉。惶惶不安的状态导致她吃饭没胃口,睡觉不踏实,还经常被噩梦惊醒。梁女士长得很漂亮,一头乌黑的卷发更为她增添了几分妩媚。化疗期间头发会掉光,这是她最难以接受的,她害怕见到光头尼姑一样的自己,所以她常在心里犹豫纠结诸如"做不做化疗呢?""是不是化疗也没用呢?"之类的问题。

【问题】

1. 上述案例中,梁女士表现出的是一种怎样的心理?
2. 这样的心理状态会带来哪些不利影响?
3. 如果你是这位患者的接诊医生,应如何与这类患者沟通?

【解析】

癌症是一种特殊的心身疾病,心理 - 社会因素在疾病发生、发展过程中起重要作用。这些心理 - 社会因素包括患者的人格特征和患病前后的心理 - 社会应激。案例中梁女士正处在心理 - 社会应激状态,表现之一是畏惧创伤性治疗。化疗是一种创伤性治疗,很多患者都会产生恐惧心理;他们害怕化疗的毒副作用,害怕化疗不起作用,犹豫纠结。这种恐惧且带有矛盾冲突的心理不仅出现在初次化疗的患者中,也出现在多次化疗的患者身上。临近化疗时,他们会天天寝食不安,甚至一听说"化疗"二字,或一想到要去医院就会浑身打战、双脚发抖。其次是回避心理,尤其是化疗导致的脱发会使患者的个人形象受损。有时候患者仅表现出来的是回避治疗,但更深层的原因是回避个人形象受损,回避自尊心受伤。

癌症患者的恐惧和回避心理若过于强烈,就会对治疗产生不利影响,甚至导致患者疾病恶化,所以医务人员要在化疗前、化疗过程中与患者沟通,予以心理支持、心理疏导。

强烈的心理 - 社会应激会对疾病的治疗产生负面影响。心理神经免疫学认为,心理社会因素及由此引起的应激一方面可以单独发挥作用抑制癌细胞的凋亡,另一方面可以降低机体的免疫功能,导致肿瘤细胞逃避凋亡,增加肿瘤进一步扩散的概率。Argaman等通过动物实验证实,不良应激可以使动物机体 IL-1β 水平升高,而高水平的 IL-1β 增加了动物肿瘤扩散的概率,与外周血 IL-1β 促使肿瘤细胞逃避凋亡、肿瘤血管生长及肿瘤转移密切相关。因此,患者的不良应激和不良的情绪状态可能加重病情,影响疗效。

对应激反应强烈的患者可进行心理 - 社会 - 行为干预。相关研究表明放松训练、认知调节、情绪调节、正念治疗及提供社会支持等方式可有效降低患者的应激反应,并可能改善患者的免疫功能。

案例四

患者张师傅,49岁,患肾病综合征已经3年。3年来他去了几家医院治疗,用了两年的激素,但疾病没有明显的好转;尿蛋白始终在 ++~+++,肌酐在 $100\mu mol/L$ 左右浮动。患病初期他积极配合治疗,希望自己能尽快好起来。3年的病痛折磨、2年多的治疗艰辛、沉重的经济负担和不明显的治疗效果让张师傅渐渐对治疗丧失了信心,也让他对生命失去了信心。最近一段时间,他不愿说话,懒得活动,整天唉声叹气,每次去医院都得家人极力劝说。家里的气氛受他的情绪影响显得阴沉、压抑。

【问题】

1. 患者张师傅近期的表现是否属于心理异常?
2. 产生这种心理异常的原因在哪里?
3. 医生如何帮助患者减轻这种异常心理?

【解析】

肾病综合征(nephrotic syndrome,NS),通常被纳入特殊疾病范畴。该病病程长,治疗复杂,且治疗效果不确定,容易复发,并发症复杂;激素治疗引起的满月脸、向心性肥胖、脱发等副作用,使患者的外形改变;

肾病综合征的医疗费用高，给患者及其家属带来巨大的精神和经济负担；加之患病后社会活动受限，与外界联系减少，这都会使患者出现悲观、自卑等消极情绪，严重者出现焦虑、恐惧、抑郁等不良情绪。该案例中，张师傅表现出的是比较明显的抑郁情绪。患者在治疗初期有非常强烈的治疗动机，但是经过大量的努力后，如果见不到治疗效果，患者容易产生"习得性无助"。这种无助感长时间存在容易导致抑郁。由于肾病综合征、肿瘤等特殊疾病的疾病特点和治疗难度，患者很容易出现抑郁状态，这就要求医生要经常通过沟通引导患者观察治疗效果，并给予患者不断的鼓励和关心。比如，在治疗期间引导患者关注治疗的局部效果或短期效果，学会对局部效果给予积极评价，学会体察局部效果带来的正面体验。在沟通过程中可以帮助患者体察正面感受，学会用正向思维看待治疗及其效果，这样做可以有效预防"习得性无助感"和抑郁症状的产生。如果患者抑郁焦虑症状明显，可以使用抗抑郁剂、抗焦虑的药物进行治疗。

有研究报告，患肾病综合征时间超过 1 年的患者中，出现抑郁的比率为 47%。抑郁情绪的主要表现是情绪低落，愉快感缺乏，无力，活动减少，对生活失去兴趣，自卑，悲观厌世，自责，感到自己拖累了家人。抑郁还常伴有以下躯体症状：食欲缺乏，体重减轻，性欲和性功能下降，失眠（早醒尤为常见）及各种躯体不适。

抑郁产生的重要原因之一是"习得性无助"。"习得性无助"是指因为反复的失败或惩罚而产生的一种对现实的无望和无可奈何的行为、心理状态。"习得性无助"理论的提出者是美国心理学家 Seligman。他对"习得性无助"产生的原因和产生过程进行了如下解释。

1．在付出努力却没有结果的"不可控状态"中体验各种失败与挫折。

2．在体验到失败和挫折的基础上，产生"自己无法控制行为结果和外部事件"的认知。

3．形成"将来结果也不可控"的预期，"结果不可控"的认知使人觉得自己对外部事件无能为力或感到无所适从，自己的反应无效，前景无望，即使努力也不可能取得成果，也就是说，"结果不可控"认知和预期使人产生无助感。

4．表现出动机、认知和情绪上的损害，严重影响后来的行为。

知识点

1．特殊疾病患者由于疾病严重，或者慢性疾病需要长期治疗，患者和家属会承受精神上、经济上的压力，医生应给予同情和支持，主动告知患者当地的医保政策和资源及生活方面的注意事项等，让患者和家属感到温暖和被关注，有助于患者的治疗。

2．慢性进行性躯体疾病患者容易出现焦虑或抑郁症状。焦虑是一种紧张、惶恐、忧心忡忡的痛苦体验，并有心慌、肌肉紧张、头痛、背痛、尿频及坐立不安、震颤等症状。抑郁表现为情绪低落，愉快感缺乏，无力，活动减少，对生活失去兴趣，自责，自卑，悲观厌世，食欲缺乏，体重减轻，性欲和性功能下降，失眠（早醒尤为常见）及各种躯体不适，甚至消极自杀观念或者行为。医务人员应在临床工作中及时发现这些不良情绪，加以干预和处理。

3．针对特殊疾病患者，医生应通过沟通引导患者学会观察治疗效果，对局部效果或者短期效果给予积极评价，学会体察局部效果带来的正面体验，并给予患者不断的鼓励和关心，使受帮助的患者学会用正向思维看待治疗及其效果。

第二节　精神类疾病患者的医患沟通

现代医学倡导的生物 - 心理 - 社会医学模式认为，精神疾病的发生、发展和转归是生物 - 心理 - 社会等多因素影响的结果。因此，精神疾病的治疗和预防不能只关注药物，心理干预和社会支持在健康转归中也发挥着非常重要的作用。精神科医生应该遵循生物 - 心理 - 社会医学模式，除使用药物治疗外，还应该注重同患者和家属的沟通，向患者提供心理 - 社会支持。医生对患者的关怀和心理疏导除了能够提高患者对医生的信任和治疗依从性外，其本身也能够对精神疾病起到治疗作用。另外，精神科医师在临床实践中要接触不同类型的精神疾病患者，如精神分裂症、躁狂症、抑郁症等。不同类型的精神疾病患者心理上都有不同于常人且表现各异的特点。精神科医师要了解不同精神疾病患者及其家属的心理与行为特点，面对不同类型的患者，要在"生物 - 心理 - 社会医学模式"指导下采用不同的沟通方式。

案例一

李某，男，18岁，高三学生，由妈妈带着到某精神专科医院心理科就诊。李某进入高中后经常睡觉多梦，醒来后浑身没力气，考试成绩不断下滑。已经休学一年，现在复学。但他上学后睡眠依然不好，经常夜里出虚汗，白天感觉筋疲力尽。可男孩不想再休学，感觉非常痛苦。到心理科请求做心理咨询。以下是接诊医生和家长的对话。

医生："你这种情况需要药物治疗，高考前吃上3个月，一直吃也行。"

家长："药物有没有副作用，这么大的孩子吃药会不会对药物形成依赖。"

医生："高考的孩子吃药的多了！"

家长："医生，您看孩子心理上需要怎么调节或注意什么呢？"

医生："我们这是医院，只谈药，不谈心理。"

家长："咱这不是心理科吗？"

医生："对呀，我们只谈治疗心理病这方面的药啊。"

家长："是不是体质的原因，加强锻炼会不会改善些？"

医生："这方面我没办法回答你，你问他自己（患者）。"

虽然医生的语气一直很平和，但患者家长感觉心里非常窝火，回家之后还一直抱怨自己找错了医生。

【问题】

1. 精神专科医院心理科的医生对前来就诊的患者说"我们这是医院，只谈药，不谈心理"，你是否认同这位医生的观点？

2. 精神科医生应该借助沟通给予患者哪些支持和建议？

【解析】

"只谈药，不谈心理"是部分精神科医生头脑中固守的一种错误观念。这种观念对精神疾病的理解和治疗理念还停留在生物医学模式上，认为只有通过药物才能缓解患者的症状，精神科医师没有义务向患者提供心理 - 社会支持。然而，现代医学倡导的生物 - 心理 - 社会医学模式则认为，除了要运用药物进行精神疾病的治疗和预防，更要注重心理干预和社会支持的作用。尽管精神科或心理科门诊患者数量多，难以开展实际的心理咨询与治疗，但这并不意味着医院就只谈药物，不谈心理。医生应该利用短暂的问诊、病情解释和制订治疗方案的时间，指出患者心理上存在的问题，并提出心理干预建议。也就是通过沟通过程向患者提供心理调节建议和社会支持。

在本案例中，医生与患者及其家长的沟通可以围绕以下要点展开：

1. 解释抗焦虑药的作用机制，讲解用药方法、原理和注意事项，打消患者和家属的顾虑。

2. 帮助患者分析焦虑产生的原因，建议其调整学业目标定向，淡化班级排名，放下过高的成绩预期，将学习目标转移到具体学业知识的理解和掌握上。

3. 教给患者和家长一些简便易行的情绪调节方法，如放松疗法和合理情绪疗法。

案例二

王先生带着生病的妻子到医院精神科就诊。

医生："您好！请坐。"（热情地同患者打招呼，并用手示意患者坐下）

医生伸手接过家属递过来的挂号条，用亲切而温和的目光看了一眼患者。

医生："张小杰，你多大啦？"

患者："25岁。"

医生："你哪里不好？"

患者家属："医生，她最近睡眠不好，食欲减退，最难受的时候心脏跳动快，有点心律不齐的感觉，心慌得厉害，身上没劲。"

医生："这些是身体方面的问题。身体不舒服，心情也会受影响吧？"

患者："哎……（叹气），每天睁开眼睛就觉得特别痛苦，生活看不到希望，觉得生命太长。每天只能靠看电视剧熬时间,什么也不想做,也做不了;不愿意出去,也不愿意见人。"

医生:"就想与世隔绝?"

患者:"嗯,是的。"

在家属和患者的叙述过程中,医生认真地听着家属的叙述,时而跟患者求证一些模糊的信息。通过倾听与澄清的过程,医生给出了明确的诊断"抑郁症"。然后同患者和家属一起制订了"药物+心理咨询+生活调节"的治疗方案。

【问题】

1. 如何评价以上案例中医生与患者和患者家属的沟通?

2. 你认为医生的哪些言语和做法值得学习?

3. 与抑郁症患者沟通时应该注意哪些问题?

【解析】

在本案例中,医生面对的是一位抑郁症患者,与其沟通时要充分考虑患者的心理与行为特点。首先,抑郁症患者没有谈话的欲望,回答问题反应迟缓。面对这种情况,医生应热情主动地同患者打招呼,通过亲切温和的目光和语调营造出一种关怀、接纳的氛围。为了全面而准确地采集病史,医生在家属叙述病情时,应边倾听边向患者求证澄清。其次,该抑郁症患者情绪低落,兴趣索然,主观痛苦感强烈,自我认知存在偏差。医生为了充分了解患者的内在感受,运用了一些简洁的开放性问题,如"哪里不好",引导患者讲出有关疾病的情况、想法、情绪和感受。另外,当患者诉说自己"不愿意出去,也不愿意见人"的状态时,医生给出的回应是:"就想与世隔绝?"这句回应是一种"同理心"的表达,医生通过进一步澄清患者的感受,确认自己是否理解了患者的状态和感受。

对精神疾病患者来说,良好的医患关系是治疗的开端,也是治疗的重要组成部分。而关怀、接纳、理解、尊重和耐心倾听是良好医患关系的基石,这些基石需要通过有效的沟通才能铺就。本案例是一个"以患者为中心"的沟通案例,医生说话并不多,但他的一举一动都表达了对患者的关怀、接纳和尊重,恰当的反馈与回应又向患者传递出医生已经准确理解了他的病情和感受。不过在此沟通案例中,医生也有需要改进的地方,比如应该更多鼓励患者自己来叙述病情和病史,加强医生与患者本人的交流。

抑郁症患者的心理行为特点包括:

(1)情绪低落:终日无精打采、郁郁寡欢。

(2)丧失生活兴趣和愉悦感:患者在生活中丧失了主动性,对任何事情都缺乏兴趣和热情,内心痛苦,感觉度日如年,生不如死。

(3)精力不足或过度疲劳:患者自感反应缓慢,懒得活动,感觉工作学习都很困难;感觉自己处于孤立无援的境地,看不到希望,就像掉进大海或深渊一样;自感过度疲劳,打不起精神。

(4)自信心丧失和自卑:患者总是毫无理由地自责或有过分的罪恶感。

(5)自杀观念或行为:希望自己死去或者遭遇意外,或者反复出现死或自杀想法,甚至付诸实施。

医生应以关怀、接纳和尊重的态度同患者交谈;鼓励患者自己叙述病情和病史,以便直接了解患者的认知和体验;由于患者缺乏说话的动力,医生可以采用开放式和封闭式问题相结合的方法问诊;在不伤害、不暗示患者的前提下寻找机会了解患者是否存在自杀观念或自杀行为倾向,以便加以预防或干预。

案例三

黄某,女,23岁,大学肄业,5年前确诊为精神分裂症。患者刚结婚不久,为了生小孩,停药1个月,病情复发被送回医院,住院8天后吵着要求出院。家属请主治医生帮忙劝说。下面是医生和患者的一段对话。

医生:"来,请坐。听说你妈妈来看你了,说你有进步,不像那天说话那么乱了,是不是?"

患者:"是,还有哪天我说话乱?"

医生:"嗯……你刚住院那天,还有一次家人来看你,当时你唠唠叨叨说了好多,听着也特别乱。"

患者:"是吗?我现在也住了那么多天了,应该也差不多了吧?"

医生:"住几天了?"

患者:"住8天了。"

医生:"啊,8天药物还没起效呢,你觉得这8天就够了吗?"

患者:"那您说,也就1个月左右?"

医生:"对,我们急性期治疗是1个月左右。"

患者:"那1个月以后呢?"

医生:"这些天你先安心治疗,也许1个月就好了。"

患者:"都是'也许',没有一个确定的日期。出去治疗也一样。"

医生:"那可不一样,在医院治疗我们可以密切观察你的用药效果。"

患者:"我和您直说吧,吃这些药对我一点作用都不起。"

医生:"为什么呢?"

患者:"因为我没病。"

医生:"那你觉得有病没病该由谁来判断呢?"

患者:"你觉得该由谁来判断呢?"

医生:"我觉得应该由大夫来判断。"

患者:"你判断得了吗? 你只会问我妈,'孩子怎么样了?' 你是根据我妈的反应来判断我的病情,你没有看到我个人情况怎么样?"

医生:"我每天也跟你聊了呀!"

患者:"那哪叫聊天呀,你只会问这问那。"

医生:"那我们一起回想一下我们以前聊过的内容……"

患者:"好。"

【问题】

1. 请分析以上医生和患者的对话,指出与精神疾病患者的沟通困难在哪里?

2. 在与这类患者沟通时,医生应该保持什么样的心态?

【解析】

ER-8-2-1
精神疾病复诊医患沟通
（视频）

该案例中的患者是一位精神分裂症患者。患者在发病期间一般不认为自己有病,不愿意接受治疗,治疗的依从性也就很差,所以医生要花费很大精力劝导患者安心接受治疗。其沟通过程存在如下困难:首先,患者在发病期间,一般缺乏自知力,思维缺乏逻辑性。本案例中,患者前边已经承认了治疗的效果,但后边又全盘否定了。言语中缺乏逻辑性,因果关系颠倒。在这种情况下,医生无需同患者争辩。其次,精神分裂症患者病前的个性中往往就包含着敏感多疑等特点,这些特点在治疗期间容易表现为过度防御或攻击性。在此案例中当医生说她"不像那天说话那么乱了。"患者马上警觉地问:"还有哪天我说话乱?"这是一种过度防御的表现。而下面这段对话则表现出强烈的攻击性:

医生:"那你觉得有病没病该由谁来判断呢?"

患者:"你觉得该由谁来判断呢?"

医生:"我觉得应该由大夫来判断。"

患者:"你判断得了吗? 你只会问我妈,'孩子怎么样了?' 你是根据我妈的反应来判断我的病情,你没有看到我个人情况怎么样?"

医生:"我每天也跟你聊了呀!"

患者:"那哪叫聊天呀,你只会问这问那。"

当患者有攻击性言语时,医生要警惕自己的情绪和态度,不要出现反向攻击的态度和行为。以怒制怒只会破坏关系,建议采取的方式是转移谈话的角度,带领患者回到理性和逻辑上来。在本案例中,医生较好地调整了谈话方向:"那我们一起回想一下我们以前聊过的内容……"这样便可以避免沟通中与患者的一场争端。

与精神疾病患者的沟通是一项非常具有挑战性的任务,要求精神科医生更多地了解精神疾病患者的特点,保持一种平和的心态和体谅的态度。时刻牢记患者的某些言语和行为方式是其疾病的一部分。

精神分裂症患者病前的个性特点可能表现为孤僻、胆怯、敏感、内向多疑、好幻想、思维缺乏逻辑性,这些个性特点本身就会给沟通带来困难。大多数患者在发病前都受到了不同程度的社会心理刺激,如失恋、失业、破产、家庭纠纷、升学受挫、丧失亲人等,还有部分患者可能是因为躯体性疾病之后诱发起病。在发病期间,患者可有幻觉、妄想、行为紊乱等,医生与患者的有效沟通对于评估患者的病情和提高治疗依从性具有非常重要的意义。

因此,在面对具有上述特点的精神疾病患者时,建议医生在沟通中掌握以下原则。

1. 正确认识精神分裂症患者　①言语和行为的正常与异常只是程度上的差别,并不是非此即彼;②精神分裂症患者除了疾病所导致的异常外,其他方面与正常人没有太多的区别,所以医务人员应尊重患者的人格,尊重患者应该享有的权利;③精神分裂症患者在患病期间,其自知能力、自控力和行为责任能力受损,患病期间的违法行为应根据情况部分承担或不承担法律责任,医务人员不应以道德标准和法律规定来评价患者的行为。

2. 清楚解读精神分裂症患者说话的内涵　精神分裂症患者往往生活在自己的精神世界里,他们常常以言语或象征性的方法来表达自己。所以医务人员应认识到患者的言语和行为都是有意义的,不能简单地视其为胡言乱语。在沟通过程中,医生要有意识地通过交谈探寻其言语和行为背后的意义,并采用恰当的言语和象征性方式与患者沟通,以便更好地理解精神分裂症患者的内心世界。

3. 谨慎说话,并充分接纳和尊重患者　精神分裂症患者的人际知觉非常敏感,所以医务人员与患者说话的音调、韵律、声音强度、肢体语言及沟通的内容要十分谨慎。对不了解的地方应坦白向患者承认,或要求再次说明;对违背客观事实的地方,医生可以同患者一同还原客观;对不合乎逻辑的地方,医生可以和患者一起一步步重新回到逻辑的轨道上。

4. 针对精神分裂症患者的症状表现,采用不同的沟通策略　①对存在幻觉和妄想的患者,应保持沉默、仔细倾听,接受其真实感受,不加评判,不要过多加以解释和干涉,更不要和患者争辩。但在适当的时候,要以稳定、清楚的态度陈述事实,并告诉他/她那些感受和想法正是疾病的症状表现。②对有被害妄想的患者,不能轻易与他们发生身体碰触,以免患者误以为你怀有敌意。③对疑心重的患者,切勿在其面前或他能看到却听不到的地方窃窃私语或动作神秘,以免使他误会你背后说他坏话。

知识点

1. 生物-心理-社会医学模式　1977年美国罗彻斯特大学医学院精神病学、内科学教授恩格尔(Engel.GL)提出了生物-心理-社会医学模式。该模式认为导致疾病的不只有生物学因素,还有心理因素和社会因素。生物学因素主要包括躯体疾病,由遗传导致的易感染性、性别、年龄变化、药物/治疗作用等;心理学因素主要包括人格、能力水平、认知风格、应对方式和情绪状态等;社会学因素主要包括社会支持、社会活动、压力事件、经济来源、宗教信仰和健康行为等。三个因素重叠产生对疾病的认知评价和应对行为。因此,预防与治疗疾病的方法也应该从生物、心理、社会这几个方面来寻找。

2. 生物-心理-社会医学模式强调医学实践要从关注疾病向关注患者转变,重视对患者的关怀与尊重。特别是面对精神疾病患者时,要把他们作为具有生物属性和社会属性的整体的人来看待。医生的任务是从倾听患者的患病体验开始,对疾病作出诊断;使用开放式提问引出患者的故事,同时去理解患者对疾病的解释模式;在沟通中探索患者关注的问题,向患者传递理解并表达共情,以此作为调动患者治疗主动性和家属配合的切入点。

3. 医生与精神疾病患者沟通时应保持关怀、接纳和尊重的态度,鼓励患者自己叙述病情和病史,以直接了解患者的认知和体验;医生可以根据患者的病情采用开放式提问,或者开放式与封闭式提问相结合的方法问诊;注意对自杀、自伤、伤人、外跑等行为倾向的评估,并给予相应的预防或干预措施。

第三节　传染性疾病患者的医患沟通

传染病是由各种病原体引起的能在人与人,或人与动物之间相互传播的一类疾病。其特征为:有病原体,包括病毒、细菌、真菌、螺旋体、原虫等;有传染性,其传播途径包括空气传染、飞沫传染、粪口传染、接触传染、垂直传染和血液传染,有些传染病患病一次可以产生终生免疫,有些却不能治愈。上述疾病特点使医生与传染病患者的沟通呈现出许多特殊性,需要医生在实践中充分了解传染科患者的社会 - 心理和行为特点,理解医患沟通在缓解患者心理压力中的重要作用,掌握与传染病患者沟通的要点、伦理要求和实践技能。

案例一

患者小张,今年 30 岁,因最近两周咳嗽、头痛持续不好,而且还有低热、淋巴结肿大现象。两周来他一直按感冒治疗,但未见好转。社区卫生院的医生建议他到传染科门诊就医,以下是他和传染科医生的对话。

医生:"请坐,你哪里不好?"

小张:"大夫,我最近感冒了,老也不好。找您来看看是不是得了其他病。"

医生:"其他病? 你指的是什么病?"

小张:"噢,没有什么,就是有些担心。"

医生:"嗯,跟我说说担心什么?"

小张:"我这些天总是低热不退,还头痛、咳嗽,到其他医院看,医生还说我淋巴结肿大,我就是担心……"(欲言又止)

医生一直听着患者的叙述,见患者欲言又止,就直截了当询问:"你是怀疑自己得了什么传染病吗?"

小张:"嗯,我担心自己得了艾滋病。"

医生:"噢,那你跟我说说为什么有这种担心呢?"

小张:"我从网上查了我这种症状,跟艾滋病很像。"

医生:"还有吗?"

小张低着头吞吞吐吐:"还有就是,我以前去过不好的地方。"

医生:"噢,我清楚你的担心了。我们来做几项检查就清楚了……"

【问题】

1. 这位医生的病史采集过程是否和你熟悉的采集过程有区别? 区别在哪里?

2. 你对这个病史采集过程如何评价?

【解析】

艾滋病是一种严重危害人类生命健康、家庭稳定和社会经济发展的传染性疾病,因其传播与吸毒和不良性行为相关联,所以在人们心中是一种带有"污名"的疾病。这类传染病患者一般都存在非常复杂的内心冲突和挣扎,他们对自己是否患病疑虑重重,他们害怕疾病后果,希望尽快治疗;又担心患病信息被周围人知道而疏远自己,或丢失工作,或对自己重要的人(如朋友或恋人)产生影响;他们担心被医生追问生活史而让自己不良的生活经历曝光,担心医生鄙视他们。如此复杂的心理背景往往会给医生采集病史带来挑战,这就需要医生采用"以患者为中心"的病史采集模式。

本案例提供了一个"以患者为中心"的病史采集范例,在整个过程中,医生没有从自己的经验和医学固有的诊断模式入手,而是紧紧围绕患者的猜测和担心,通过探查患者的猜测和担心完成了病史采集。

艾滋病污名化比较普遍。污名(stigma)是指某类人群在社会上体验到的被贬低、被排斥的社会身份。在我们的生活当中,许多疾病都存在污名现象,如麻风病、精神疾病、乙肝、艾滋病等。这些污名现象的存在,不同程度地阻碍着受污名者的向上流动,使得这部分人处在一种弱势状态,令其蒙受强烈的羞耻感和罪责感,损害了身心健康,进而产生强烈的对社会疏离感和被排斥体验,严重者还导致反社会行为的出现。艾滋病污名化体现在三个方面:首先,由于艾滋病的传播与吸毒、不良性行为等相关联,人们对艾滋病患者往往给以负面的道德评价。其次,人们害怕通过偶然的接触被传染,因此艾滋病患者很容易被贬低、被排斥。再者,人们一般认为艾滋病会严重威胁到个体的生命健康和社会功能,所以会有"谈艾色变"的反应。艾滋病污名化现象让艾滋病患者就医时面临强烈的内心挣扎。

"以患者为中心"的病史采集有别于传统的病史采集方法。传统的病史采集方法在医学实践中已经根深蒂固,它强调"以疾病为中心",强调疾病所导致的客观生物学指征,关注病理性疾病,专注于人体功能失常的各个部位。但是这种"以疾病为中心"的病史采集模式容易忽视患者的"疾苦",它不去理解疾病对于患者的意义,也不会把疾病放入患者的生活和家庭的背景中来分析,"患者的担忧被抛置一旁,而只关心器官的功能"。"以患者为中心"的病史采集采用"开放式提问开始,封闭式提问结束"的方式询问就诊原因,通过"邀请-倾听-确认"三个环节的往复查清病史。当患者陈述不确切或语义模糊时,医生通过追问来澄清。

本案例中患者一直说自己"有些担心",这个模糊的话语包含着复杂的隐情,医生直接提问"跟我说说担心什么""你是怀疑自己得了什么传染病吗",一个开放性问题和一个封闭性问题就明确地澄清了患者的主诉。为了问明患者的全部意向,医生要养成追问"还有吗"的语言习惯。问这句话的目的是保证患者已经说完了他/她认为应该告诉医生的全部内容,以挖掘出深层次的信息,包括不愿意讲述的事情,或者对疾病的感受,内心的顾虑或担忧等。本案例中医生的一句"还有吗"就引出了患者不愿讲述但对诊断具有重要意义的信息。为了给患者鼓励,医生可通过点头微笑,或一些支持性的话或一些示意语,来辅助患者讲述,如"我理解""请继续""是的""后来呢""怎样""嗯"等。使患者感觉到自己能够被接纳、被理解、被尊重,这是处在被社会排斥恐惧中的患者最渴望得到的。

案例二

一对年轻夫妇在城里打工。一天,丈夫因感冒发热、四肢无力来医院检查,血液化验显示"乙肝阳性",但肝功能指标正常。这对夫妇带着化验单找医生看化验结果,医生看着化验单随口说出,"乙肝阳性",这句话在患者心中引起了非常强烈的反响,以至于医生后面说了什么话,全然没有进到患者耳内。此后,患者一直认定自己患有"乙型肝炎",多次到肝炎专科医院就诊,耗尽了夫妇打工挣来的全部积蓄。

【问题】

1. 在该案例中医生的沟通是否存在问题?如果有,问题出在哪里?

2. 沟通不到位会产生什么样的后果?

3. 发生在类似情境中的医患沟通应该注意哪些方面?

【解析】

本案例中的沟通问题出现在告知检查结果和解释问题环节上。医生在告知患者检查结果时过于草率,遗漏了向患者及家属详细解释"乙肝阳性"与"乙型肝炎"区别的环节,而且忽略了核查患者理解情况的环节,导致患者错误地理解了检查结果和自己所患的疾病,进而产生了严重的医源性疾病,并造成精神和经济负担。

避免这类医源性疾病的有效措施是耐心细致地向患者解释医学检查结果。解释病情、检查结果、治疗方案是医患沟通的重要内容。在这些环节上要求医生掌握如下沟通策略:

1. 评估患者先前所掌握的知识,例如"我不知道您是不是了解乙肝阳性和乙型肝炎?"

2. 探知每个患者对信息的需求愿望,例如"关于这个病您希望了解什么?"

3. 医生把信息分成小块,传达给患者,避免一股脑向患者投注大量信息。本案例中,医生不应笼统地告诉患者"乙肝阳性",而是应该将告知和解释内容分成三部分:①先向患者解释清楚"乙肝阳性"是哪几项阳性;②解释这几项阳性代表什么意思;③说明"这几项阳性和肝功能指标正常"联合起来意味着什么。

4. 在解释问题的推进过程中,随时核查患者是否理解。如果患者在理解医生给出的信息时出现了偏差,医生要予以纠正。本案例的问题就出在这里。

5. 以患者反馈为指南,确定下一步所要提供的信息。比如,直接询问患者是否需要了解其他信息,从而防止遗漏。医生可以使用如下问句:"您还需要了解哪些信息?"

6. 对患者提出的问题给予反馈。

知识点

在解释问题过程中,特别强调医生要"随时核查患者的理解"。有三个因素影响着医患沟通的效果,如果医生不注意随时核查患者的理解,患者就很可能被错误的信息误导。这三个因素包括以下几点。

1. 临床医生和患者往往以不同的方式看待疾病　大多数患者经常会自然而然地探寻和思考造成自己身体不适的原因,从而形成自己的解释。人类学家 Kleinman 认为患者对疾病都有他们自己的解释模型。如果医生对"腹痛"的解释是溃疡,认为是幽门螺杆菌的感染,并为其开出抗生素等药物。而患者自认为是饮食不当,受凉或脾胃不和等原因造成腹痛。由此就可能会导致患者对医生的怀疑,甚至不会服用医生开出的药物。特别是在当今这样一个信息社会里，很多与医学相关的知识和信息都可以在网络中搜索。当人们感到身体不适时，首先要上网，把自己的感觉与网上的内容对号入座，进行自我诊断。但是，网络上的信息不一定准确和规范，而多数患者并不具备网络信息准确性的甄别能力，所以他们的自我诊断不一定正确。因此，弄清患者对自身疾病的解释模型，是医患沟通的重要任务。这对于制订患者认同的治疗方案、实现良好治疗效果至关重要。

2. 患者的情绪化反应会影响其倾听 当患者及其家属突然听到医生对自己疾病的诊断属于具有不良预后的恶性疾病，或者是患者认为的不好疾病时，会产生情绪化的反应，如惊愕、木讷、怀疑、恐惧、抱怨、懊恼、愤怒、绝望等。当他们完全被情绪笼罩时，"耳朵会关闭"，理性思维会停滞或偏离到消极的想象或推理中。此时，如果医生仅停留在自己的医学世界中，不顾患者和家属的反应，不停地解释医学信息，是不能达到解释效果的。因此，在解释问题的过程中，医生应注意觉察和把握患者的状况，鼓励患者宣泄情绪、表达其对疾病的看法，并以适当的方法对患者及家属的情绪进行疏导和安抚，纠正其不正确的认知。

3. 多数医学术语和知识超出了患者的理解范围，作出通俗化解释对年轻的医生而言是一件很困难的事情。由于大多数患者和家属没有医学基础，因而不具备医学思维方式，不理解医学专业术语。有时医生自认为一些事情很简单，应该是众所周知的，无须作出过多解释，而患者恰恰对此并不理解。比如，医生告知患者是窦性心律，而有些患者就会把窦性心律误解为是一种心脏疾病，因而产生焦虑情绪；医生应该接着告诉患者窦性心律是正常的。有些临床医生不善于解释，他们往往认为对患者解释问题是一件非常困难和麻烦的事情。一项研究表明，医生用了不到 1 分钟向患者解释问题，而他们自己感觉花费的时间是实际时间的 9 倍。所以医生需要培养耐心，重视有效的医患沟通。

案例三

患者男性，28 岁，一名乙肝病毒携带者，未婚，研究生毕业后应聘到一家传媒公司工作。入院前出现黄疸，伴有乏力、食欲缺乏等症状，肝功能检查结果 HBsAg(+)，HBeAg(+)，抗 HBc(+)，转氨酶升高。医生诊断是乙型肝炎初次发作。患者入院治疗，治疗方案主要以保肝、降酶、退黄为主。入院初期患者非常配合治疗，效果明显。但随着住院时间延长，患者开始闷闷不乐，愁眉不展，甚至拒绝治疗。照顾其生活的母亲不知如何是好，只好请求主治医生帮忙劝劝儿子。

【问题】

1. 如果你是患者的主治医生，你如何才能了解到患者的心事？

2. 请根据乙型肝炎的发病特点，分析患者心理压力的主要来源。

3. 对于类似的传染病患者，沟通中应注意哪些要点？

【解析】

患者所患的是慢性乙型肝炎，对初次发作的患者而言，起初不会对该疾病有太多的了解，但随着住院时间的延长，他们对该病的传染性、顽固性了解增多。他们意识到治疗将是一个长期的过程，该病对工作和婚姻家庭都会带来重要影响。当疾病的这些负面信息困扰患者时，患者会非常沮丧，甚至有可能出现自暴自弃的心理。这就需要医生进行耐心、细致的沟通和积极的鼓励，帮助患者接纳疾病带来的不利影响，让心灵走出阴霾，积极配合治疗。而最佳的沟通策略是在患者刚刚确诊时，医生就通过深入的谈话，将病因、病程、预后、可能存在的风险及保护措施告知患者。具体沟通要求如下：

1. 清晰而客观地告知病情，对病因、病程和传染途径做出解释 医生要清楚地告知患者诊断结果和疾病的发展进程，同时给患者讲解这类疾病的传染途径、发病原因，科学地引导其正确认识。

2. 提供可选择的治疗方案，由患者自主选择 传染性疾病的治疗方案一般都不是唯一的，医生要把不同的治疗方案告知患者。与治疗方案相关的告知内容包括治疗措施、可能的效果和预后、治疗风险、治疗费用和相关的医保政策。不同方案各有利弊，医生可推荐自己认为对患者最适合的方案，但要尊重患者的自主权，请患者自己作出选择。这样做的好处是能够保障患者的知情权，也能使患者和家属对治疗有充分的心理准备。

3. 鼓励患者配合治疗，建立治疗自信心 乙型肝炎的传染性和顽固性特点会导致患者过于紧张害怕，特别是这类疾病对婚姻、家庭和工作的消极影响很容易然让患者对治疗失去信心。此时,医生可举出一些成功治疗的例子,鼓励患者积极接受治疗,与医务人员结成治疗同盟对抗疾病。

4. 加强健康教育,防止交叉传染　对传染病患者而言,最重要的是防止交叉传染。医生有义务向患者和家属讲解这类传染病的传播途径和防护知识,包括平日里的饮食起居、与他人正常相处的方法。例如,慢性乙型肝炎主要通过输注血液和血制品感染,或者通过不洁注射方式传染,还可以通过母婴传播感染。至于日常生活中的一般接触,如握手,则不会传染。这些知识可帮助患者有效地安排生活,避免疾病扩散和交叉感染,缓解患者的紧张情绪。

慢性病毒性肝炎患者的主要心理特点是忧郁、沮丧、焦虑、紧张和孤独。由于这类疾病病程长、反复发作、难以治愈,患者容易出现心情郁闷的情况。特别是因其具有传染性,患者在升学、就业中会受到影响,如果再牵涉到恋爱、婚姻和家庭问题,更会使患者倍感沮丧、焦虑不安,有的患者会过分关心自己的病情、反复向医护人员诉说躯体不适、症状多样化、怀疑医生隐瞒病情、对医护人员及亲属不满。

有调查显示,58.5%的肝炎患者患有不同程度的焦虑,16.1%有明显抑郁症状。慢性病毒性肝炎患者在治疗期间既害怕自己的病传染给自己的亲朋好友,又怕其他病友传染给自己其他疾病,容易将自己封闭起来,回避与他人的交往,导致患者心情更加孤独、郁闷。医务人员需要根据患者的这些心理特点,通过耐心细致的沟通向患者传输更多的科学知识,帮助患者了解疾病特点、治疗措施和预防交叉感染及感染扩散的措施。

知识点

1. 社会上许多疾病都存在污名化现象,如精神疾病、传染性疾病。这些污名化现象的存在,使得患者产生强烈的羞耻感和罪责感,影响患者就医。采用"以患者为中心"的病史采集方式,合理应用开放式提问和封闭式提问以询问患者的就诊原因,以鼓励、接纳、理解、尊重的态度对待患者,有助于医生查清患者的病史,正确诊断疾病。

2. 医源性疾病是由于医生的行为过失或不当做法引起的疾病。可分为两类:一类是由于医疗差错事故如交叉感染、给错药、打错针、开错刀、下错诊断等纯医源性因素造成的疾病;另一类是由于在医生与患者交往过程中,由于医生不良的言语、动作和暗示所引起的心理疾病或使原有病症加重。

3. 医务人员应根据慢性传染性疾病患者的心理特点与患者沟通,向患者传输更多的科学知识,帮助患者了解疾病特点、治疗措施、预防交叉感染及感染扩散的措施,从而帮助患者有效地安排生活,避免疾病扩散,提高患者的生活质量。

第四节　医生与患者家属的沟通

特殊疾病在困扰患者的同时,也困扰着患者的家庭。医生与患者家属的沟通,涉及患者治疗权、隐私权的保护,涉及治疗方案的告知与解释,涉及患者自主决策权的维护。了解特殊疾病患者家属的心理和行为特点,掌握与特殊疾病患者家属沟通的要点,保护特殊疾病患者的权利,指导家属尽到辅助治疗的义务是本节的主要学习目标。

案例一

女性患者,40岁,患偏执型精神分裂症,多年来一直怀疑爱人有外遇并且伙同别人下毒害她。家人没有想到这是一种精神病状态,只是认为她很糊涂,小心眼。后来情况越来越严重,家人想带她到医院治疗,又担心被周围人知道,遭人笑话,弄不好还会丢工作,所以一直拖延就医。直到最后严重到患者屡屡出现被害妄想,才带她到某市安定医院就诊。吃过很短一段时间的药,后来因患者极力反抗、拒绝服药,家人没有办法说服她,也不忍心强制住院,只得不了了之。近来,她的多疑症状越来越严重,但依旧拒绝服用精神类药物。她对于自己的身体健康过分关注,前段时间因为怀疑胃里长了肿瘤,做了胃镜,诊断结果明明比年轻人还健康,可刚做完一周,就又开始怀疑胃镜不准,继续怀疑胃里长了东西。因为怕死,所以讨厌黑色,拒绝参加一切亲戚朋友的葬礼,拒绝一切黑色的东西(甚至垃圾袋也讨厌黑色）。有一点儿头疼脑热就怀疑自己得了很严重的病，就想要看急诊，家人已经被折腾得筋疲力尽。最近一次，因为白天楼上的邻居家里有人去世在院子里办丧事，她就不依不饶，非要让子女给她换房住，认为别人要害死她和家人。家里人实在没有办法，只好把她送到精神病院。

【问题】

1. 精神疾病患者的家属具有怎样的心理特征？

2. 接收这类患者住院后，医生与患者家属沟通的要点有哪些？

【解析】

1. 精神类疾病患者家属的心理特点包括：

（1）患病初期的否认和拒绝：由于许多人对精神疾病不甚了解，或者对精神疾病存有歧视和偏见，所以在患者患病初期，家属往往不认为或者不接受患者的心理和行为属于病态反应，因而容易忽视或拒绝带患者就医，进而延误治疗。

（2）治疗期间的焦虑和担忧：由于在人们的印象中精神病医院的患者是"不正常的"，自知能力差，行为难以自控，患者家属往往担心患者住院治疗存在很大的安全隐患，如他人（病友）的伤害或自我伤害，医院的工作人员虐待患者等。家属还担心精神类药物副作用大，担心患者稀里糊涂吃错药或服药过量，带来更为严重的二次伤害。

（3）治疗期间或康复期，家属又容易过分迁就患者，导致家无宁日。

（4）担心患者受社会歧视，倾向于对周围人隐瞒患者病情。

（5）部分患者会遭到家人嫌弃。

2. 本案例中患者所患的是偏执型精神分裂症。这类患者的家属最初容易忽略患者的病态反应，或者单纯地将其表现解读为人品不好、性格不好，更多的是批评、指责或忽略，这会更加容易激惹患者，使得精神疾病越发严重。在是否住院治疗这个问题上，家属有顾虑；同时，面对患者对药物治疗的抗拒，家属又屈服于患者，以至于一次次被患者牵着走。医生接收这类患者住院时，要跟家属做好沟通，沟通内容包括：精神疾病的症状表现、可能的诱因、患者就医时的病情严重程度及可能的风险、要求家属配合治疗的注意事项等，还包括与患者家属讨论治疗方案等。具体沟通要求如下：

（1）患者入院时，医务人员首先要通过家属进行病史采集。

（2）明确诊断，并向家属介绍精神类疾病的发病特点，了解家属的治疗需求。

（3）向家属解释患者的病情，并给家属以安慰和支持。

（4）与家属协商治疗方案，建立治疗同盟，对家属提出配合治疗的具体要求。

（5）详细介绍医院的相关规定，以及医院对患者的保护措施。

（6）对患者家属进行宣教，帮助家属理解患者怪异的言语行为与精神症状的关系，从而改变家属对患者的态度，减轻家属的精神负担。

（7）使家属宽容和理解患者患病期间的异常行为。

（8）鼓励家属经常来医院探望患者，使患者能够尽可能多地感知到家属对他们的关心帮助，从而减少患者在住院期间的焦虑和不安定因素。消除因家属因素促发患者出现意外事故的风险。

案例二

患者赵大妈，80岁，慢性肾炎，进展为尿毒症晚期。住院治疗一段时间后，病情每况愈下。医生请家属面谈，签病危通知书。以下是医生和患者家属的谈话。

医生："你是××患者家属？"

家属："嗯，是。"

医生："我跟你说哦，老太太的情况非常不好，尿毒症晚期，你们要做好心理准备，这是病危通知书。你签一下字。"

家属："啊……哦，嗯。"

家属嘟囔着："在家时候还好好的啊，哎……"

医生："在家好好的？在家好好的那是你们没发现。我们现在只能死马当活马医了，你们一定要做好准备哦。"

（患者家属正在签字）

医生："我们现在的一切治疗只能死马当活马医了……"

家属签完字，刚走出门，医生又跟轮转大夫说："哎，我们只能死马当活马医了……"

【问题】

1. 案例中的这位医生向患者家属告知坏消息的过程存在哪些问题？

2. 在这种情形下，医生应该如何与患者家属沟通？

【解析】

本案例描述的是医生向危重症慢性肾炎患者家属下病危通知书的情景。这对家属来说无疑是一次恶性刺激，许多患者家属在描述坏消息到来时，经常用"噩耗""晴天霹雳""五雷轰顶"来描述自己当时的感受。所以医生在向患者家属下病危通知书的时候，一方面应该先做一些铺垫，另一方面应该给家属一些关怀和安慰。但在本案例中，该医生在没有对患者的病情做任何解释说明的情况下，就抛出"尿毒症晚期"的诊断结果，而且在家属还没转过神来的时候，就紧接着像处理寻常事情般要求家属签署病危通知书，更为不妥的是还口口声声说后面的治疗是"死马当活马医"。这是一个非常不恰当的告知坏消息的过程。

正确的坏消息告知过程应该采取渐进的阶梯式方式，程序和要点如下：①在初诊阶段给予危险信号提示，以便患者或家属提前有一些心理准备；②在随后的检查过程中，随时和家属沟通、讨论检查结果中出现的不良迹象；③当确切的诊断结果出来后，清楚地向患者或家属解释病情和治疗情况；④在患者对病情和治疗过程有了充分了解之后，再向家属下达病危通知书；⑤介绍后续的处置方案。根据患者的病情、年龄，患者的身体和心理承受能力及患者的家庭经济状况和社会需求向家属推荐备选处置方案或建议。

医生应了解患者和家属的想法，理解他们的担忧，并恰当地表达同情与安慰，这对建立良好的医患关系、作出最佳医疗决策、提高治疗效果等非常有帮助。

向患者或家属表达共情与安慰是告知坏消息必不可少的，但是过早或走过场式地表达同情与安慰却有损患者对医生的信任。Wasserman等认为简单的安慰本身并不是一种有效的支持性反应。如果不了解患者及家属的想法，不知道患者的担忧所在，或者在融洽的关系建立之前，医生向患者或家属表达同情与安慰，给人的感觉就会很虚假。因此，让家属感到真诚的同情与安慰应该出现在理解了患者和家属的想法、体察到患者和家属的感受之后。

医生还应提供支持，建立治疗同盟。听到坏消息后患者及家属都会产生非常无助的感觉，医生的支持性言行能够尽快帮助患者及家属恢复被"坏消息"破坏的动力系统，重新回到理智行动中来。作为住院医师，可以诚恳地向患者及家属表达："现在需要我们一起来面对这个困难，我会帮你们请其他专家来会诊，我们会尽最大努力的！"

知识点

关于告知坏消息的讨论

告知坏消息是临床沟通的重要内容，其中包括重症告知和死亡和病危告知。"告知坏消息"的过程除了医疗目标之外，还应该向患者及家人传递关怀和温暖，共同寻找希望、建立信任关系、结成治疗同盟。在实际工作中，在每一位患者身边都围绕着多个亲属，医生面临的第一个问题是：是告诉患者还是告诉患者的家属？第二个问题是：如果告诉患者的家属，应该告诉患者家属中的哪一位？这涉及患者和患者家属的管理问题。

1. 坏消息告诉患者还是告诉家属？通常情况下，医生会将重症患者的坏消息优先告诉患者家属，有时还应家属请求帮助家属向患者隐瞒病情，但这不一定是最好的选择。有时候，医生也会应患者的要求，只将坏消息告诉患者本人，而不告诉患者的家属。如果患者是一个自主性很强的人，他往往更倾向于要求医生将坏消息告诉他本人。因此，对于医生而言，应该注意平衡患者本人和患者家属的个性特点及愿望,本着对患者有利的原则,向患者或患者家属宣布坏消息。

2.如果将坏消息告诉患者家属,告诉他们中的哪一位呢?有些医生抱怨说,患者家属有很多,有时候你向这位解释完了,过不久又来一位要求重新解释,医生不得不花费很多精力应付患者的诸多家属。为避免被这类问题烦扰,医生可采取如下策略。

(1)让患者家属推举出他们家"主事的人"。

(2)医生首先将"坏消息"告诉"主事的人",并通过沟通与其建立起良好的信任关系。该家属能够在未来的医疗和医患关系处理中发挥积极作用,例如,鼓励患者与医生合作应对疾病的挑战,监督、支持患者的治疗过程,协调患者、家属与医生的关系。

(3)谨守"患者利益第一"的原则,当患者与家属,或患者家属之间在治疗方案、经济支出等问题上出现分歧并有可能耽误患者治疗时,医生不可避免地要催促患者家属尽快做出决定,此时医生与患者家属的谈话务必坚持"患者利益第一"的原则。

案例三

患者男性,49岁,主因间断乏力伴肝区不适5个月余,加重3天,被家人送到医院住院治疗。入院诊断:原发性肝癌;乙肝后肝硬化。住院第5天行经导管肝动脉化疗栓塞治疗。治疗1周后出院,出院诊断:原发性肝癌介入术后;原发性肝癌并上消化道出血;乙肝后肝硬化。4个月后患者又到该院复查腹部增强CT,报告显示:肝癌介入治疗术后,考虑肝左叶肝癌。随即再次住院,入院诊断:原发性肝癌;乙肝后肝硬化。治疗意见:建议行冷循环射频消融术治疗。1周后出院,出院诊断:原发性肝癌;乙肝后肝硬化。出院后患者将在该院门诊复查的腹部增强CT拿到外院进行专家会诊。外院会诊报告显示:腹腔动脉干及分支周围、门腔静脉间多发淋巴结肿大,考虑为转移。由此,患者家属对患者在该院的诊治过程提出质疑,产生纠纷。患方认为:医方未告知除冷循环射频消融术治疗以外的其他(替代)治疗方案,侵犯了患者的治疗权,失去选择手术治疗的机会,治疗难度增大,加重了病情,医院存在医疗过错责任,由此产生纠纷,索赔10余万元。该案最终在市医调委的主持下进行调解并达成调解协议。市医调委认为:①腹腔淋巴结转移存在;②原发性肝癌为小肝癌,第一选择应是外科手术。医方侵犯了患者的治疗权和知情权。医院存在过错。按照《侵权责任法》第五十四、五十七条规定,医院应承担责任,一次性赔付患方5万元。

【问题】

1.市医调委的裁定书中说,医方侵犯了患者的治疗权和知情权,这里的治疗权和知情权具体应该指什么?

2.如果你是患者的主治医生,在与患者家属讨论治疗方案时,应该履行哪些告知义务?

【解析】

在该案例中,医生因没有告知患者除冷循环射频消融术治疗以外的其他(替代)治疗方案,导致患者失去了选择手术治疗的机会,这意味着同时侵犯了患者的治疗权和知情权。在我国临床实践中,对于病情严重的患者,治疗方案的告知对象一般是家属,所以在上述情形下,患者家属是医生沟通的主要对象。在治疗过程中患者享有的权利是通过其委托代理人家属来实现的。《中华人民共和国侵权责任法》第五十五条规定:"医务人员在诊疗活动中应当向患者说明病情和医疗措施。需要实施手术、特殊检查、特殊治疗的,医务人员应当及时向患者说明医疗风险、替代医疗方案等情况,并取得其书面同意;不宜向患者说明的,应当向患者的近亲属说明,并取得其书面同意。医务人员未尽到前款义务,造成患者损害的,医疗机构应当承担赔偿责任。"

在日常工作中,医生的做法常常是:把患者家属叫来,直接告诉他们接下来的治疗方案是什么,对治疗方案做简要介绍之后就让他们在知情同意书上签字。这里缺少的是向患者家属说明医疗风险和可替代的治疗方案。这种做法不仅侵犯了患者的知情权和治疗权,还违背了患者的自主决策权。患者的知情权和自主决策权是患者的基本权利,是患者的宪法权利,特别需要我们用有效告知的方式予以尊重和保护。

总的来说,患者需要知道(即医生应该披露的信息)事实和风险。故医生的有效告知内容具体应涵盖:

1.所建议和实施的治疗方案的性质、特性、目的。

2.所建议和实施的治疗方案的预期效果、可预见的风险。

3.有无其他可选择、可替代的治疗方案。

4.其他可选治疗方案的预期效果,包括可预见的风险。

5.采取某种医疗方案或医疗行为的建议和理由。

有效告知的充分性,即关于信息披露到什么程度才算充分,学术界和实践中基本遵循三个标准。

1.合理医师标准 即只需告知处于在相同或相似情境下的一位"合理医师"意欲披露的信息。也就是说,由医疗专业人员依其惯例来认定披露哪些信息。

2.合理患者标准 即只需告知处于相同或相似情境下的"合理患者"作出明智的自我决策所需的信息即可。医院可以印发手册以载明应该向患方交代的问题(这些内容是以患者为着眼点的)。

3.个别患者标准 即医师的信息披露范围应以个别患者为准。此标准要求医生在履行告知义务时,要充分考虑患者的年龄、教育程度、职业、宗教、其他情形等个性化的因素,考量每个特定个体所需要的信息,故告知范围各不相同。毋庸置疑,个别患者标准最符合知情同意所秉持的尊重患者自主权的价值取向,最容易使患者找到使自己的利益最大化的选择,是最为完满的告知模式,也是信息披露模式发展的趋势。

关于有效告知的时间性问题,知情同意应是一个过程而非一个单独节点或事件,它贯穿于医患关系存续的始末。如未充分告知患者手术后的必要措施或未告知患者复检、复诊等要求而延误病情,同样违背医生的告知义务。

有效告知必须使用通俗的、患方可以理解的语言,尤其不能使用医疗的专业术语而不加任何解释。例如,一个肾病综合征的患者需要长期使用激素治疗,医生告知患者长期使用激素的副作用:"如果长期吃这个药,很可能出现'类库欣综合征'。"在这里医生使用了患者根本不能理解的术语,所以告知可能是无效的。如果医生能够作进一步解释:"'类库欣综合征'表现为面圆、肥胖、皮肤紫纹",这样就提升了告知的有效性。

知识点

1.患者的知情同意权 即患者了解自己的病情,并对医疗决定所依据的信息有充分的了解,最终自主决定自己医疗事宜的权利。表现在临床上,就是当医生对患者作出诊断或推荐一种治疗方案时,要求医生必须向患者提供充分的病情资料,在患者对病情充分了解的基础上形成对治疗方案的益处、危险性及可能发生的意外情况的充分认识,从而自主作出接受或不接受治疗的决定。

2.知情同意权是在告知、理解、同意三要素的基础上成立的。告知是同意的前提,要求医生对医疗行为相关的事实进行充分的说明;告知后真正的理解才能叫作知情,因此理解是知情同意的核心要素;而在理解的基础上由患方进行选择才是同意权。由此可见,患者的知情同意权包含了医师的告知义务,没有医师告知义务的支撑,患者的知情同意权就失去了存在的基础,医师向患者的充分说明是患者知情同意的基础与前提。

(王惠玲)

推荐阅读资料

[1] 丛昌盛,于甬华.心理神经免疫学在肿瘤学研究中的进展.中华肿瘤防治杂志,2008,15(8):635-638.

[2] 姜乾金.医学心理学:理论,方法与临床.北京:人民卫生出版社,2012.

[3] 王锦帆,尹梅.医患沟通.2版.北京:人民卫生出版社,2018.

[4] 刘惠军.医学人文素质与医患沟通技能.北京:北京大学医学出版社,2013.

[5] 朱金富,李功迎.医患沟通学.北京:高等教育出版社,2016.

[6] SILVERMAN J, KURTZ S, DRAPER J.医患沟通技巧.杨雪松,译.北京:化学工业出版社,2009.

[7] ZHAO L Y, WANG J. Research on psychological factors which influence doctor-patient communications among outpatients. Journal of Medical Colleges of PLA,2013,28(1):20-28.

[8] JANINE W Y K, HWEE S K, ISSAC L, et al. Communication skills in patient-doctor interactions: learning from patient complaints. Health Professions Education,2018,4(2):97-106.

第九章 医技科室的医患沟通

医技科室是指运用专门的诊疗技术和设备,协同临床科室进行诊断和治疗疾病的医疗技术科室。医技科室主要包括:功能检查科室(包括 B 超、心电图、胃镜等)、检验科室(包括检验、病理、输血等)、影像科室(包括CT、磁共振等)及其他科室。

医技科室具有以下特点:①工作中心围绕临床诊疗,面向临床与患者,为各临床科室服务;②专业性强,具有相对独立性;③依赖专用仪器设备和专门技术开展业务工作,注重诊断,又兼顾治疗。

随着医疗技术的不断普及和范围扩展,医技科室逐渐成为医疗服务过程的关键环节。因此,医技科室的医患关系也成为了构建和谐医患关系的重要组成部分。而医技科室往往因为本身存在检查检验程序过于复杂、技师长期高负荷工作或就医环境不佳等特点,容易引起患者及家属的不便、不满、怀疑,甚至误解,因此有效的医患沟通尤为重要。

实施检验或者检查前,医生应尽量用通俗易懂的语言讲解,也可利用人体解剖图谱或模型对照讲解,说明:①为什么要做这样的检查;②检查的价格;③检查的简单原理;④检查可能存在的风险;⑤出现相关的风险后医生处理措施及处理的可能结果等。对于特殊检查项目,相关法律法规对医务人员需要履行的义务和患者(或家属)享有的权利均有明确规定,医务人员应当及时向患者说明医疗风险、替代医疗方案等情况;不宜向患者说明的,应当向患者的近亲属说明。对知情同意签字的规定为:实施特殊检查必须征得患者同意,并应当取得其家属或者关系人同意并签字;无法取得患者意见时,应当取得家属或者关系人同意并签字;既无法取得患者意见又无家属或者关系人在场,或者遇到其他特殊情况时,经治医师应当提出医疗处置方案,在取得医疗机构负责人或者被授权负责人员的批准后实施。保护患者的知情权及隐私权,使患者更好地配合检查,有利于达到预期的医疗效果。

第一节 功能检查科室的医患沟通

功能检查科室的医患沟通要点:①功能检查的目的和意义;②有无其他替代方案;③检查的操作流程和可能存在的风险;④风险的应对措施及处理的可能结果等。沟通技巧:①语言通俗易懂;②对照人体解剖图谱或实物标本进行讲解;③用现实生活中常见的事例形象比喻来讲解;④及时了解患者或家属的心理变化。

案例一

王先生,30 岁,因近日反复上腹部隐痛、胃灼热、反酸,于某医院消化内科门诊就诊。接诊医生综合考虑后建议行胃镜检查。胃镜室检查医生告知王先生,胃镜检查比较痛苦,且有一定风险。王先生问:"有没有痛苦小、无风险的检查?"医生说:"有无痛苦的胃肠钡餐透视检查,它是从'房子'外面分析胃肠内可能的病变,但是其诊断率低、具体病情诊断差,并且发现问题后仍要进行内镜检查,因此不建议你行胃肠钡餐透视检查。而胃镜是进到'房子'里面查看病变,具有直观、高效、准确的特点,我建议你做胃镜吧。"因王先生有慢性咽炎,胃镜检查过程中恶心、呕吐等反应较重。回到门诊后接诊医生说:"没什么问题,吃点药吧",随之开了几种药物让其回去口服。王先生觉得做个胃镜太难受,并且胃镜检查结果没什么大问题,觉得接诊医生不负责任、乱开检查,遂向医院投诉。

【问题】

该医生在建议王先生行胃镜检查及检查后沟通方式有什么问题?

【解析】

1. 本案例中接诊医生未尊重患者的知情权、选择权,行内镜检查前未向患者详细说明目前的病情及检查的适应证、禁忌证、并发症及对策。同时由于患者医学相关知识的缺乏,医师沟通过程需秉承耐心、详细、语言通俗的原则,切忌使用简单、粗暴、不耐烦的方法、方式和语言。

2. 内镜检查是消化内科常见的胃肠疾病检查手段,因其具有直观、直接的特点,对胃肠疾病可早期、准确地进行诊断,从而避免误诊、延迟诊断等风险。因其咽部刺激强,导致检查过程中患者会产生极大的恶心、呕吐等痛苦,同时会增加心肺负担,使得消化道有穿孔、出血的风险,检查前应向患者详细说明目前的病情、内镜检查的优缺点,取得患者的理解和配合。

ER-9-1-1
内镜下治疗的医
患沟通(视频)

3. 由于"趋利避害"的心理因素及对医学知识的缺乏,患者一般更愿意选择"无痛苦、无风险、花费低廉"的检查。此时医生应秉承耐心、详细、语言通俗的原则,使用"胃肠钡餐造影难以有效发现问题、容易误诊、发现问题还得做胃镜"及"胃镜虽然难受,但是很快就能结束检查,并且为了及早地发现、诊断、治疗还是值得的"等语言。同时应向患者表明,医生对目前病情的考量及建议胃镜检查是经过"深思熟虑"的,避免患者对医生产生"不耐烦、不认真、水平不行"等印象。

【相关法律法规】

《医疗纠纷预防和处理条例》第二章第十七条:

医疗机构应当建立健全医患沟通机制,对患者在诊疗过程中提出的咨询、意见和建议,应当耐心解释、说明,并按照规定进行处理;对患者就诊疗行为提出的疑问,应当及时予以核实、自查,并指定有关人员与患者或者其近亲属沟通,如实说明情况。

案例二

患者老张,查胸部 CT 示"右肺下叶肿块并右侧胸腔少量积液"。行胸膜腔穿刺,胸腔积液为血性渗出液,胸腔积液癌胚抗原升高,细胞学检查未见癌细胞。主管医生小王告诉老张儿子:"您父亲目前恶性肿瘤可能性较大,还需要行支气管镜检查,该检查有一些风险,而且患者比较痛苦。"老张儿子有些不解地问:"我还以为胸穿就能确诊呢,现在又要做支气管镜,支气管镜这么痛苦,风险还大,做了一定能确诊不?"小王说:"通过胸穿我们已明确了胸腔积液为渗出液,胸腔积液癌胚抗原升高,癌症不能除外。但胸腔积液细胞学检查犹如大海捞针,未能找到癌细胞,诊断仍不能完全确定。"小王拿出支气管图谱,接着说:"支气管镜检查是将特制的内镜经鼻或经口插入气道,可直接观察气管和支气管内的病变,确定病变的具体部位和范围,并可通过镜下直视刷检及活检提高疾病的确诊率。然而,支气管镜也不能保证疾病一定能确诊。"老张儿子迷茫地问:"怎么还不能确诊呢?"小王指着老张的胸部 CT,继续解释道:"医学具有极大的不确定性,任何检查也都有一定的局限性,气管镜下活检对管腔内病变检出的阳性率较高,您看您父亲的肺部肿块在右下位置,尚不能确定是腔内生长还是腔外生长,若是腔外生长且管腔无浸润的话,镜下并不一定能看见病变,活检就较为盲目,确诊较为困难。"老张儿子焦急地问:"如果真是那样,又该怎么办呢?"小王回答:"我们会再建议做 CT 引导下经皮肺穿刺活检术,不过从您父亲病变的位置来看,距离肺周边相对较远,肺穿风险较大。所以从诊疗规范的要求及风险等角度考虑,应该先进行支气管镜检查。"老张儿子终于点头表示理解,签字同意支气管镜检查。检查最终顺利进行,并取到病变组织,确诊为肺腺癌。

【问题】

上述案例中医生的沟通成功在什么地方?

【解析】

上述案例中,主管医生小王与患者家属的沟通堪称典范。真正的知情同意,贵在及时、耐心、细致、负责、充分地告知和解释有关病情及医疗信息,并通过良好的沟通技巧,使患者理解医生的告知内容,从而作出合理的判断和决策。小王不仅告知了支气管镜检查的意义、目的、方法及不良反应,更重要的是解释了特殊检查也有可能无法确诊疾病。医学具有极大的不确定性,没有人能掌握所有的医学知识,也没有检查能确诊所有的疾病。任何检查都不完美,很少能一锤定音,这使得诊疗结果往往不能实现患者及家属所期待的理想状态。为避免由此产生医疗纠纷,应充分向患者及家属解释所有可能出现的结果,并告知进一步的诊疗计划,以消除或减轻患者及家属的心理顾虑及不良感受,提高检查时患者的依从性。

【相关法律法规】

《医疗纠纷预防和处理条例》第二章第十七条:

医疗机构应当建立健全医患沟通机制,对患者在诊疗过程中提出的咨询、意见和建议,应当耐心解释、说明,并按照规定进行处理;对患者就诊疗行为提出的疑问,应当及时予以核实、自查,并指定有关人员与患者或者其近亲属沟通,如实说明情况。

案例三

张大伯,67岁,1个月前无明显诱因出现间断全程无痛肉眼血尿,泌尿系 B 超及盆腔 CT 检查发现膀胱内占位,提示膀胱肿瘤,门诊医生建议行膀胱镜检查并活检明确诊断。张大伯在儿子陪同下到膀胱镜室准备检查,医生向张大伯讲明膀胱镜检查的风险并要求签署知情同意书,张大伯由于对检查有恐惧心理,问医生:"做这个检查痛不痛啊?"医生伸出小指头回答:"镜子有差不多这么粗,从尿道进去,你说痛不痛!"张大伯又问:"不做这个检查行不行啊?"医生回答:"不做怎么能明确诊断?不明确诊断怎么制订下一步治疗方案啊?做不做是你的自由,要做就赶紧签字,其他患者还等着呢!"张大伯匆匆看过膀胱镜检查知情同意书后签字。医生按常规给张大伯行膀胱镜检查,由于张大伯有前列腺增生,检查过程中疼痛较为明显,出现膀胱不自主收缩,膀胱镜检查过程观察不够满意,虽然可明确为膀胱肿瘤,但由于出血和膀胱痉挛,无法完整检查整个膀胱腔,输尿管口也未观察清楚,后因膀胱痉挛冲洗液反流及患者疼痛无法坚持完成检查并取活检,检查中止。检查过程中未看清肿瘤位置、数目,且没有完成取活检目的,检查后患者出现明显尿频、尿急、尿痛及肉眼血尿,患者家属认为医生未能完成检查,且造成患者人身伤害,存在医疗差错;而医生认为检查前已经向患者说明检查可能存在的风险并签字,且老年男性行膀胱镜检查发生膀胱痉挛为常见现象,由于患者不能忍耐而检查中止,不存在医疗差错,双方发生争执。

【问题】

1. 医生在检查前的医患沟通中存在哪些问题?

2. 与患者家属发生争执时,检查医生有哪些需要反思的地方?

3. 假如你是检查医生,面对目前的争执,应如何沟通?

【解析】

1. 检查医生每天面对大量排队等候的患者,难免出现急躁情绪,但患者往往由于医学知识不足,对有创性检查难免存在恐惧心理,提出自己的顾虑和担心是应该的。作为检查医生首先应控制自己的急躁情绪,耐心回答患者的疑问,打消患者的恐惧心理,使患者对医生产生信任感。本案例中,医生对患者说"做不做是你的自由",说明检查医生缺乏耐心,情绪急躁,也说明他没有尊重患者的知情选择权。在告知该检查的不可替代性时,应说明现代医学确诊疾病的依据是病理结果,不取病变组织进行病理检查,就不能确诊,也无法制订下一步的治疗方案,而不该用"不做怎么能明确诊断"回答患者。在检查前,应了解影像检查操作的合并症,并告知在检查过程中合并症可能带来的风险及并发症,避免产生不必要的纠纷。

本案例中,患者有前列腺增生病史,因检查医生未全面考虑且未告知合并症可能出现风险及并发症,导致检查失败后产生了医疗纠纷。检查过程中未按常规进行,且因表面麻醉不够充分,患者最终难以耐受而终止检查,为后来发生争执埋下了隐患。

2. 在发生医疗争议后,检查医生首先应当反思自己工作中存在的不足,是否在检查前已经充分了解患者的既往病史,并明确告知合并症存在检查失败及检查后痛苦等可能性,这样做能够让患者及家属有充分的心理准备。避免正常的检查失败和并发症被患者及家属认为是医疗过错事件。

3. 医生应当让患者及家属明白,目前出现的不适症状是临床较为常见且难以避免的情况,医生愿意并能够帮其尽快减轻痛苦。虽然需进一步明确检查,但根据目前所见,膀胱恶性肿瘤的初步诊断是可以明确的,但需要进一步手术治疗,医生可以在患者住院后在麻醉下再次行膀胱镜检查,并且如果能同期行手术治疗,一次解决检查和治疗问题,也不会再增加患者的痛苦,而不是过多地与患者争论对错。医生应帮助并尽快让患者摆脱目前的痛苦状态,取得患者的理解,消除双方的对立情绪。

知识点

1. 患者对功能性检查存在顾虑时，要充分告知该检查的不可替代性，并向患者充分说明检查可能存在的风险及并发症。

2. 部分功能性检查时患者比较痛苦，应严格掌握适应证和禁忌证。

3. 检查前应了解患者的既往病史，明确告知存在检查失败及检查痛苦等可能性，让患者及家属提前做好心理准备，避免正常的检查失败和并发症被患者及家属认为是医生操作失误。

4. 任何特殊检查均有其局限性，应向患者或家属告知，并取得理解和配合。

5. 当出现检查效果不够满意时，应将目前检查所见告知患者，让患者及家属明白，检查结果不够满意不等于检查毫无收获。

【相关法律法规】

《医疗事故处理条例》第十一条：

在医疗活动中，医疗机构及其医务人员应当将患者的病情、医疗措施、医疗风险等如实告知患者，及时解答其咨询；但是，应当避免对患者产生不利后果。

第二节　检验科室的医患沟通

检验科室的医患沟通要点：①指导患者正确做好标本采集前准备；②接收标本需做好必要的询问和告知；③对于需要重新采集标本的情况需进行合理解释；④认真谨慎对待检验结果的答疑；⑤注意语言的通俗性及沟通的语气，对紧张、恐惧的患者给予安慰。

案例一

患者刘女士，30岁，去年中秋节过后，渐觉乏力，面色苍白，低热盗汗，消瘦憔悴，发现双侧颈部包块，逐渐增多变大，倒是不痛不痒。以为是普通感冒，她试着吃了一些消炎药毫无效果。春节后，丈夫带刘女士去某医院住院详细检查。经过初诊，教授告诉她丈夫恶性淋巴瘤可能性大，还需要进一步确诊。住院第二天，年轻的高医生急匆匆来了，手里拿着一摞打印好的单子说："7床，过来签字，快点！"刘女士看着密密麻麻的文书不知所措，"你这个病不是淋巴瘤就是白血病，需要骨髓检查和淋巴结活检确诊。这些检查我们做了无数，根本不算什么，没有严重副作用，快签快做，患者还排队呢！"刘女士震惊了，泪流满面，犹如五雷轰顶！说："那等我丈夫来吧？"高医生说："你来就诊时就已经晚了，住院做骨髓穿刺和活检只是进一步确定类型，不用等家属，骨髓穿刺很简单，几分钟就做完，一次就能诊断疾病。淋巴结活检1周后也只留一个小疤，为了节省时间，我先给你做，家属来了补签。"刘女士被带进治疗室。2小时后，刘女士终于一瘸一跛地出来了，左颈部一块敷料血迹斑斑。刘女士顾不上疼痛和形象，急切地说"大夫，您看看还有办法么，我有钱，不是说可以做骨髓移植吗？求求您了"。高医生说道："我从不骗患者，等做完化疗你的一头乌发就掉完了。想完全治好是不可能的，这个病神仙也救不了你，别看你家有钱，即使做骨髓移植，严重的排斥反应也会要命的，最好让家里人做好心理准备，免得人财两空"。刘女士当场就晕过去了。家属生气万分，但为了治疗不好发作，只好劝慰刘女士。第二天，骨髓室通知骨髓稀释需要再次穿刺取材，而左颈部淋巴结活检处也出现感染、血肿，本来就贫血衰弱、情绪低落的刘女士得知自己得了血癌，一蹶不振，不思饮食，拒绝治疗，出现自杀倾向。家属要求追究医院的责任。

【问题】

1. 上述案例中，高医生的做法违反哪些医疗常规？

2. 在临床工作中，应该如何沟通以规避医疗风险？

【解析】

1. 高医生忙于工作，追求效率，单纯地认为骨髓穿刺和淋巴结活检只是血液专科最普通的检查，而且是诊断必需的,在没有充分告知检查风险、不良反应和并发症(如疼痛、出血、损伤、骨髓稀释需再次穿刺),特别是实施检查前没有刘女士或家属书面同意的情况下(知情同意书不可补签)进行了检查,侵犯了患者的知情同意权。结果产生了相关不良后果,患者和家属无法接受,可依法追究其责任。

2. 临床诊疗中,建立良好的沟通可有效规避医疗风险。在诊疗过程中始终做到"以病人为中心",平等对待及尊重患者,耐心倾听患者的诉求,学会换位思考,学会运用通俗易懂及保护性的语言全面及详尽地解释病情及诊疗操作。善于运用肢体语言拉近与患者的距离;沟通中密切关注患者心理及情绪状态,准确判断患者的认知程度及期望值,恰当地给予反馈、鼓励及引导;在家属的协助下,帮助病人调整心态,适应不同角色的转变。不使用强硬的口吻及过多的专业术语,不无故打断患者的叙述。

【相关法律法规】

《中华人民共和国侵权责任法》第七章第五十五条:

医务人员在诊疗活动中应当向患者说明病情和医疗措施。需要实施手术、特殊检查、特殊治疗的,医务人员应当及时向患者说明医疗风险、替代医疗方案等情况,并取得其书面同意;不宜向患者说明的,应当向患者的近亲属说明,并取得其书面同意。医务人员未尽到前款义务,造成患者损害的,医疗机构应当承担赔偿责任。

《中华人民共和国执业医师法》第二十六条规定:

医师应当如实向患者或者其家属介绍病情,但应注意避免对患者产生不利后果。医师进行实验性临床医疗,应当经医院批准并征得患者本人或者其家属同意。

案例二

患者老李,男性,64 岁,因"咳嗽、胸痛半年,加重伴气短 1 周"入院,胸部 CT 示"右侧大量胸腔积液",治疗小组讨论后建议行胸膜腔穿刺。主管医生小张告诉老李,"您目前胸腔积液量大,压迫肺组织,造成气短。胸腔积液是什么原因引起的,从现有的检查结果还无法判断,我们建议行胸腔穿刺。一方面通过穿刺抽取积液,可以减轻积液对肺脏的压迫,使肺脏复张,缓解气短;另一方面,抽取积液进行一般性状检测、生化检测及细胞学检测等,可以明确积液的性质,寻找引起积液的病因。"老李频频点头表示理解。接着,小张又将胸穿操作的大致过程告诉老李,老李一脸迷茫地问:"胸穿有危险吗?"小张说:"这正是我接下来要告诉您的,胸穿是有创伤性的操作,可能会出现一些并发症,不过您不要担心,关于胸穿我们有丰富的经验,一旦出现意外情况,我们都有相应的处理措施"。老李紧张的表情这才舒缓下来。随后,小张把老李爱人叫到医生办公室,对着知情同意书,逐一详细地解释了可能出现的并发症及意外情况。老李爱人心存顾虑地问:"这么多风险啊!做了胸穿一定能确诊吗?有没有其他无创伤的检查和治疗方法?"小张说:"胸穿是明确诊断的最基本检查,现在无创的医学手段无法替代。我们通过胸穿抽取积液化验,明确积液的性质,为进一步诊治奠定基础,有可能很快就能确诊,也有可能需要多次胸穿甚至支气管镜检查等才能确诊"。老李爱人终于表示知情理解,同意胸穿并签字。最终小张顺利完成穿刺,并留取胸腔积液化验。

【问题】

医生小张的沟通方式有什么值得借鉴的地方和不足之处?

【解析】

上述案例中,小张与患者及家属的沟通基本得当。穿刺性检查不能保证确诊疾病,还有一定的风险,患者及家属接受上存在一定困难。另外,诊疗风险的告知还可能导致患者情绪波动。小张首先详细地解释了胸膜腔穿刺术的目的,使得患者及家属第一印象上能很快认识胸膜腔穿刺术的必要性,为最终接受穿刺打下基础。谈及诊疗风险时,患者及家属明显有思想顾虑,小张选择不同的方式,面对患者主要是精神安慰和消除紧张恐惧的心理,点到为止;对家属则实事求是、耐心细致,通过诚恳自信的语言逐一不漏地回答了家属提出的各种问题,最终赢得了患者及家属的配合。

但小张的沟通尚存不足。本案例中患者及家属年龄较大,理解能力可能欠佳,而小张医学专业性又极强,小张一味地对着知情同意书讲解,不免生硬难懂,也难怪患者及家属"一脸迷茫""心存顾虑"。在进行特殊检查的医患沟通时,我们的语言不但要讲求科学性,做到规范表达、实事求是,而且要讲求艺术性,做到言能达意、通俗易懂。言语的方式、内容、场景都应因人而异、因病而异、因时而异、因地而异。我们应当依据患者和家属的年龄、性格及文化背景,分别选择不同的沟通方式。对年轻人及文化程度较高、具备一定健康知识的患者,可提供检查须知手册,供患者自己阅读了解;对年龄较大、文化程度较低、理解能力较差者,讲解内容应简单易懂,可用通俗的语言把问题说明讲透,或利用实物标本进行生动、形象的讲解,让患者及家属一目了然,增加患者及家属的感官认识,便于患者及家属对诊疗过程的理解与支持。

> **知识点**
>
> 1. 对患者进行标本采集,特别是穿刺、活检类特殊检查时,应当首先向患者及家属提出医疗处置方案,并就必要性、有效性、不良反应和可能风险及发生程度、预后、费用、备选方案作出详细告知和说明,在此基础上取得患者及家属的同意,否则则构成侵权行为。
>
> 2. 特殊检查项目必须经过治疗小组或全科讨论决定;患者或家属签署书面知情同意书后,应进行充分的检查前准备工作,并严格按照指南规范操作。
>
> 3. 在沟通时,要耐心细致,切忌大声呵斥、简单粗鲁、敷衍了事,要依据患者和家属的年龄、性格及文化背景,选择不同的沟通方式。最好用通俗的语言进行讲解,便于患者及家属对诊疗过程的理解与支持。

【相关法律法规】

《医疗纠纷预防和处理条例》第二章第十四条:

开展手术、特殊检查、特殊治疗等具有较高医疗风险的诊疗活动,医疗机构应当提前预备应对方案,主动防范突发风险。

第三节　影像科室的医患沟通

一、核医学科的医患沟通

案例一

张先生因"肺部肿块"入住某医院呼吸内科,行支气管镜检查,活检病理回报"慢性炎性病变",但抗感染治疗肿块未见缩小。张先生焦急万分:"还有什么办法能把我的病弄清楚?"主管医生说:"我院新进一台仪器,可以做 PET-CT,安全无创,准确性高,就是费用昂贵。"张先生说:"只要能把我的病诊断清楚,再贵的检查也得做。"主管医生未再继续解释,直接给张先生安排了 PET-CT 检查。第二天结果还未出来,护士就催促张先生续交住院费。张先生甚是诧异:"昨天我的住院费还有 1 万多,一天就花完啦?"护士说:"昨天光 PET-CT 检查就花了 8 000 多元,现在您的住院费余额不到 400 元。"张先生纳闷:"这个检查咋这么贵!"下午 PET-CT 回报:肺部肿块性质待定,请结合临床。张先生非常生气,质问主管医生,"这么贵的检查,你为什么不同我说清楚,害我白花 8 000 多病还是没弄明白!都是血汗钱啊,东拼西凑的,以后还要继续看病,让我到哪儿找钱啊?"张先生越说越激动,最终投诉到医患办。

【问题】

1. 上述案例中,医生的沟通存在什么问题?

2. 如何选择适当的高值收费项目?

【解析】

1. 本案例中 PET-CT 的检查费用近万,属高值费用项目,医生却没有向患者告知具体的收费标准,侵犯了患者的知情权。此外,医生没有充分告知 PET-CT 的简单原理和优缺点,及对疾病诊断的价值;没有告知明确疾病的其他诊疗方案。医生自认为无创检查患者都会同意,却没有考虑患者的经济承受能力,花费了昂贵的检查费用,仍然没有明确诊断,从而引起医患纠纷。

2. 现代医学正在飞速发展,新的仪器设备和医疗技术不断应用于临床,使许多患者受益;但每项检查、

ER-9-3-1
高值收费项目的
医患沟通(视频)

治疗均有其适应证，也都有利弊，有些无创检查无法替代有创检查。因此，医生在选择检查、治疗项目，特别是高值收费项目时，应根据病史、症状和体征及现有的检查结果等综合分析，选择对疾病诊断及治疗具有意义的检查、治疗项目。对非做不可的高值收费项目，必须考虑患者的经济承受能力，告知具体的收费标准，甚至签署《高值收费项目医患知情同意书》。

> 知识点
>
> 1. 高值收费项目属于特殊检查、治疗项目，医生应履行告知义务，签署知情同意书，保障患者的知情权。
>
> 2. 医生在选择高值收费项目时，应严格把握其适应证，同时还应考虑患者的经济承受能力。
>
> 3. 进行高值收费项目的检查、治疗前，应充分告知患者和家属，详细说明检查、治疗的目的和意义，有无替代项目，其优缺点各是什么；并尊重患者和家属的选择权，切忌以命令的口气强迫患者和家属进行检查、治疗。

【相关法律法规】

《医疗卫生服务单位信息公开管理办法》第十二条：

患者在接受高值（千元以上）费用项目等诊疗服务时，医生应当事先告知患者并签署知情同意书。

二、数字减影血管造影检查的医患沟通

数字减影血管造影（digital subtraction angiography，DSA）检查特点：①血管及其病变显示更为清楚；②选择性或超选择性插管，可很好地显示直径在200flm以下的血管及小病变；③可观察血流的动态图像；④实时显示，方便介入处理；⑤具有微创性、可重复性强、定位准确、并发症发生率低、多种技术的联系应用、简便易行等特点。沟通技巧：① DSA 检查的必要性；②无创检查能否替代；③ DSA 检查的简单原理和操作流程；④存在的风险和应对措施。

> 案例二
>
> 王某，男性，67岁，因"发作性胸痛3年"来医院就诊。行相关检查后诊断为"不稳定型心绞痛"，按照医疗常规向患者家属告知病情危重，有随时发生心血管意外的风险。家属问："风险有这么大吗？"医生说："心脏是人体最重要的器官，好比汽车的发动机，心脏的血管好比水管，是供应心脏营养物质和氧气的；动脉粥样斑块就像水管上的水锈，现在水锈太多，把水管堵住了，心脏就没有营养物质和氧气的供应，就像不给你吃喝，你能活吗？"家属问："有什么治疗办法啊？"医生说："最有效的方法就是先检查清楚哪根血管堵了，然后将堵住的血管疏通，因此建议行冠脉造影检查。"家属问医生："造影怎么做？患者痛苦不？"医生说："冠脉造影检查是现代医学风险很小的一种检查方法。我们先从外周血管插一根管子，找到给心脏供血的血管，然后打造影剂，在 X 线下就能看到哪根血管堵了。"家属问医生："除了冠脉造影检查还有其他检查方法吗？"医生说："除了冠脉造影检查，还可以选择冠脉 CT 成像检查，就是给血管打一种显影的药，通过 CT 扫描后，再经过一定的处理，显示冠脉血管的图像，观察冠状动脉堵塞的程度；但因为要对图像进行一定的处理，其结果与血管真正的狭窄程度可能会有出入，如果冠脉 CT 检查发现问题，我们还是建议进一步行冠脉造影检查。"家属听后表示明白，自愿选择行冠脉造影检查并签字。

【问题】

本案例的医患沟通中，我们能得到哪些启示？

【解析】

医患双方对医学知识掌握的不对等，患者及家属对医学知识的不足及"黑洞"，常常致使其抱着侥幸心理，拒绝非常重要的有创性检查，延误其真实疾病的及时诊断，造成不可挽救的后果。另外，是否告知到位也是问题的焦点。通过谈话，要让患者或家属在最短的时间内对深奥的医学专业知识融会贯通，这必须要有一定的技巧。首先，要将复杂深奥的医学术语，变为通

ER-9-3-2
冠状动脉造影医
患沟通（视频）

俗易懂的语言。本案例中医生将"血管"比喻为"水管",将"动脉粥样斑块"比喻为"水管上的水锈",将"放支架"比喻为"修塌方的隧道"等,使家属很容易理解和明白。其次,沟通过程中要注意谈话的语气、语调和语速,尊重患者和亲属,善于聆听、应答,形成良性互动,了解患者心理,适当进行疏导。此外,还要检验告知的结果,也就是要让对方"真正明白"。事实上,医患沟通不够或不畅,是医疗纠纷最常见、最重要的原因。医务人员与患者应该是合作伙伴,而医患之间没有良好的沟通,就无从建立信任,没有信任,一切矛盾由此产生。

> **知识点**
>
> 1. 对于患者理解困难的特殊检查项目,在进行医患沟通时最好用形象比喻的方法进行沟通,便于患者或家属理解。
>
> 2. 沟通时,始终"以患者为中心",首先告诉患者或家属需要做这样的特殊检查的原因,这种检查会带来的益处,有无其他备选检查方案能完全替代,如果不能替代原因是什么。
>
> 3. 在告知检查风险时,医生一定要同时告知规避这些风险的抢救措施,巧妙地告诉患者抢救措施的局限性,以取得患者及家属的理解与配合。

【相关法律法规】

《医疗纠纷预防和处理条例》第二章第十三条:

医务人员在诊疗活动中应当向患者说明病情和医疗措施。需要实施手术,或者开展临床试验等存在一定危险性、可能产生不良后果的特殊检查、特殊治疗的,医务人员应当及时向患者说明医疗风险、替代医疗方案等情况,并取得其书面同意;在患者处于昏迷等无法自主作出决定的状态或者病情不宜向患者说明等情形下,应当向患者的近亲属说明,并取得其书面同意。

三、介入治疗的医患沟通

介入治疗是在数字减影血管造影机、CT、超声和磁共振等影像设备的引导和监视下,利用穿刺针、导管及其他介入器材,通过人体自然孔道或微小的创口将特定的器械导入人体病变部位进行微创治疗的一系列技术的总称。介入治疗的沟通技巧:①疾病的诊断情况;②治疗方案的选择性;③治疗的必要性;④治疗方式的选择依据;⑤可能出现的风险、并发症及应对措施;⑥预后及费用等。

> **案例三**
>
> 患者男性,52岁,因意识不清,呼之不应,肢体抽搐,被120急救车送到当地县医院急诊科。急诊颅脑CT平扫见明显蛛网膜下腔出血,经治疗后病情未见明显好转,遂转往某省级医院。患者既往有高血压病史,否认其他疾病及药物过敏史。主管医生向家属说明目前的初步诊断,推测出血原因可能为患者脑内大血管有问题,也就是说,脑内的大血管可能就像"自行车胎"鼓了个"包",医学上称为动脉瘤,由于"包"的局部管壁很薄弱,随时有可能再破裂,例如,打个喷嚏、用力大便或咳嗽都有可能引起再破裂,危及患者生命。目前最要紧的是尽快明确出血原因,防止恶性结果出现,而最有效的检查方法是做脑血管造影术。脑血管造影属有创性检查,是一种微创小手术,检查本身有一定风险。家属问:"有没有其他无创性检查方法?"医生答道:"其他的无创性检查只能'看',有时甚至看不清楚,容易漏诊;最主要的是其他检查不能'治'。而脑血管造影这种微创手术,不但可以'看'清楚,同时如果发现问题,也可以成为一种治疗手段。"家属遂签字表示同意造影。急诊脑血管造影发现后交通动脉瘤,与术前的推断一致。医生告诉家属:"出血原因已经查明,就是颅内动脉瘤,而且动脉瘤的体积比较大,由于这种动脉瘤自己不会消失,为了预防再出血,必须尽早治疗。"听到这里,家属有些焦急,急忙问道:"有办法治疗吗?"医生说:"治疗方法有两种,第一种是外科手术,第二种是介入手术。外科手术就是通过开刀,肉眼下把动脉瘤夹闭,达到预防再破裂的目的。开刀对患者创伤大,术后需要相当时间恢复,住院时间长;而介入治疗就是通过造影,把一些特殊材料送到动脉瘤里,将其填实,这样动脉瘤的管壁受到了加固,就不容易再破裂出血了。这种方法属于微创治疗,对患者创伤小,痛苦小,现在就可以实

施。如果术中顺利，术后几天就可以出院，但费用比开刀手术贵得多。像患者现在这个瘤子，连麻醉、手术及材料费可能要超过十万元，而开刀可能只需一半的费用。"家属经过商量，希望患者少受罪，选择了介入治疗。术后患者病情逐渐好转，3天痊愈出院。出院后家属表示，虽然费用很高，但是治疗效果我们非常满意。

【问题】

1. 本案例中沟通成功之处是什么？沟通时还应该注意什么问题？

2. 特殊检查过程中需要实施特殊治疗时应如何进行沟通？

【解析】

1. 介入治疗是在医学影像设备的引导下，将特制的导管、导丝引入人体，对体内病变进行诊断和局部治疗。使过去无法治疗、必须手术治疗或内科治疗效果欠佳的疾病得到治疗，加之其微创性，现广泛应用于临床，并被众多患者所接受。因其专业性较强，普通百姓对介入治疗概念比较陌生，所以良好的沟通是关键。因此，在进行介入治疗时，医生首先应严格掌握其适应证，用通俗易懂的语言说明治疗的必要性，以及与替代方案比较的优缺点。其二，应通过人体解剖图谱、实体标本等形式说明治疗的简单原理。本案例中，医生用打比方的方法说明治疗原理，使家属很容易理解。其三，科学、客观地告诉患者家属特殊治疗的效果、可能存在的风险及应对措施等。本案例中，医生没有告诉家属介入治疗的风险，一旦有意外发生，容易产生医患矛盾。其四，应如实告诉患者家属治疗费用，由于介入治疗费用比较昂贵，因此，医生一定要客观、实事求是地告知家属。本案例中，患者出院时，虽然家属对过高的治疗费用有想法，但是，医生在术前已明确告知费用相关问题，并充分交代了费用相对低廉的替代治疗方案，由于告知充分，因此避免了医患矛盾的发生。

2. 在临床工作中，常常会遇到在特殊检查后确诊或发现某些病变，医生从患者角度出发，为了减轻其痛苦，建议进行特殊治疗的情况。不可否认的是，医生的出发点没错，但一定要告诉患者及家属特殊治疗的效果、可能存在的风险、应对措施及与其他替代方案相比的优缺点等，征得其同意后方可实施，切忌将自己的意愿强加于患者及家属，最大可能避免医疗纠纷的发生。

【相关法律法规】

《医疗纠纷预防和处理条例》第二章第十三条：

医务人员在诊疗活动中应当向患者说明病情和医疗措施。需要实施手术，或者开展临床试验等存在一定危险性、可能产生不良后果的特殊检查、特殊治疗的，医务人员应当及时向患者说明医疗风险、替代医疗方案等情况，并取得其书面同意；在患者处于昏迷等无法自主作出决定的状态或者病情不宜向患者说明等情形下，应当向患者的近亲属说明，并取得其书面同意。

案例四

患者张大伯，67岁，以"活动后胸闷、胸痛"入院治疗，经详细询问病情并结合相关检查，主管医生考虑"冠状动脉粥样硬化性心脏病心绞痛"，建议行冠脉造影检查以明确诊断，必要时植入支架。家属得知病情后担心增加老人心理负担，要求医生向患者本人隐瞒病情及具体手术安排，仅告知其行冠脉造影检查。家属签署手术知情同意书，且在授权委托书患者一栏替患者签字，医生默认。张大伯对自己的病情一无所知，在行冠脉造影术中，医师发现患者存在三支血管病变，血管最狭窄处为前降支近段，有90%左右的狭窄，建议行支架植入。手术医生在仅征得家属同意未征得患者本人同意的情况下，于前降支近段植入一枚支架，手术顺利。术后当患者得知自己的心脏血管内被植入一枚支架后，异常焦虑，天天担心自己的支架要脱落，要断裂，感觉自己的心脏多了个异物，异物在心脏里面活动，彻夜不眠，质问主管医生，为什么没经他同意植入了支架，难道没有别的治疗方法吗？主管医生拿出心脏模型及其手术过程光盘，告诉患者其存在三支血管病变，血管前降支近段最狭窄处90%弥漫性狭窄，如果不放支架，随时有生命危险。并向患者介绍了支架放置过程和原理，消除患者担心支架脱落断裂的顾虑。医生接着说，你的儿女主要担心你知道支架这么昂贵，放弃治疗，才不让告诉你，这也体现儿女的一片孝心啊。最后通过主管医生耐心的劝说和详细告知注意事项后，患者终于如释重负。

【问题】

1. 医生是否侵犯了患者的知情权和选择权?

2. 医生在接诊及检查过程中存在哪些疏漏?我们能得到哪些启示?

【解析】

1. 本案例中,医生未将患者病情及治疗方案的选择告知患者本人,使得患者对自己的病情没有初步的了解,没有参与决定权,因此没有尊重患者的知情权。医生未充分向患者和家属告知治疗的替代方案,如除了冠脉支架植入外还可以选择药物保守治疗,没有尊重患者的选择权,造成患者对支架治疗的误解,进而导致心理焦虑和恐慌。

2. 在签署授权委托书时,医生对家属代签患者姓名的事实给予默认,这是不合适的,留下了医疗纠纷隐患。从这一案例,我们应当汲取以下教训:首先,我们在诊疗过程中,应严格遵守规程,与患者家属充分沟通的同时,应该根据不同情况向患者本人简要介绍病情,或者由家属选择合适的方法告知患者,一定要取得患者的同意和配合;其次,要告知患者或家属特殊治疗的备选方案,由其权衡利弊后自行决定选择治疗方案;最后,授权委托书不能流于形式,这对避免医患纠纷的发生具有重要意义。

【相关法律法规】

《医疗事故处理条例》第十一条:

在医疗活动中,医疗机构及其医务人员应当将患者的病情、医疗措施、医疗风险等如实告知患者,及时解答其咨询;但是,应当避免对患者产生不利后果。

案例五

患者,女性,56岁,患自身免疫性肝硬化,因"反复消化道出血"再次入住消化内科。治疗小组分析后认为,患者反复消化道出血,经其他保守治疗效果不佳,建议请科室讨论制订治疗方案。科室讨论认为,综合评估患者情况,适宜介入治疗,即经颈静脉肝内门体静脉分流术(TIPS)治疗,但需与患者及家属充分沟通,告知TIPS治疗风险较大、费用较高,假若患者及家属对TIPS治疗态度坚决,方可实施治疗;假若患者及家属比较犹豫,建议行风险较小、费用较低的其他特殊治疗。主管医生首先告知科室讨论的四种治疗方案和建议治疗方案,患者及家属问:"TIPS治疗风险大吗?"医生拿出人体解剖图谱,讲解TIPS治疗的过程和原理,告知患者及家属最大的风险是出血,但我们有相应的预防措施;另外支架费用比较昂贵。患者及家属听后明确表态,同意行介入治疗,遂签署知情同意书。手术顺利,术后效果良好,但1个月后出现支架堵塞,需再次行TIPS术,因该特殊治疗费用较高,家属很不理解,后经反复沟通后同意再次手术。术后未再出血,支架内部通畅。

【问题】

综合介入中发生无法预知的并发症应如何沟通?

【解析】

1. TIPS是治疗肝硬化失代偿期引起的反复上消化道出血、顽固性腹水的一种治疗方法,也可用于肝移植术前等待期。但手术难度大、术中风险极大、费用高昂,并且植入支架可发生堵塞、有一定"寿命"等特点。因此术前应与患者及家属做充分沟通。

2. 本案例中,该患者诊断肝硬化失代偿期,且反复消化道出血,是TIPS的适应证。医生术前通过人体解剖图谱讲解TIPS治疗的过程和原理、可能的风险及预防措施,同时告知治疗费用昂贵,得到了患者及家属的理解和配合。但TIPS术后出现支架再堵塞、具有一定"寿命"是无法完全避免的,治疗前应充分告知,避免医患纠纷的发生。

【相关法律法规】

《中华人民共和国侵权责任法》第七章第五十五条:

医务人员在诊疗活动中应当向患者说明病情和医疗措施。需要实施手术、特殊检查、特殊治疗的,医务人员应当及时向患者说明医疗风险、替代医疗方案等情况,并取得其书面同意;不宜向患者说明的,应当向患者的近亲属说明,并取得其书面同意。医务人员未尽到前款义务,造成患者损害的,医疗机构应当承担赔偿责任。

案例六

患者张某，男性，32岁，因"阵发性心悸2年余"求诊。自诉发作时特点为突发突止，每次持续时间0.5～2小时不等，接诊医生考虑为阵发性室上性心动过速，建议住院行射频消融术。患者入院后进行相关检查，确诊为异位起搏点引起的阵发性室上性心动过速，准备行射频消融术。患者问："我这个病是怎么得的？"医生说："心脏上有一个司令部，叫窦房结，窦房结发射信号，通过特定的电路也就是传导束传到心房和心室，心房和心室接收到信号后就收缩；你现在的心脏上天生多长了一条电路，特定情况下，多的这条电路与正常的电路发生"短路"，就会使电信号不停地打转转，从而不断向心室发射信号，心脏跳动得非常快，就是您感觉到的心慌。"患者又问："射频消融是什么治疗方法？"医生说："射频消融就是我们先用一个类似万用表的装置找到造成短路的这条电路，然后用高频脉冲将它烧断，这样就不会发生短路了，心慌就得到治疗。"患者问："不做手术行不行？"医生说："不做手术您可能因为突发心脏跳得特别快而引起脑供血不足，有突然摔倒的风险，如果您在某些特定环境下如正过马路或开车，那后果不堪设想。"患者表示完全明白，并在知情同意书上签字。最后手术顺利，患者康复出院。

【问题】

本案例中，给我们的医患沟通启示是什么？

【解析】

1．本案例中，医生首先明确诊断，为下一步制订治疗方案和医患沟通打下良好的基础。其次，医生通过形象比喻的方式说明疾病发生的原因和治疗的简单原理，让患者听起来通俗易懂。

2．本案例中治疗虽然成功，但应该在治疗前告知患者相关替代治疗方案、存在的风险、并发症及可能采取的相应措施等，让患者有思想准备，避免发生医患纠纷。

【相关法律法规】

《医疗纠纷预防和处理条》第二章第十三条：

医务人员在诊疗活动中应当向患者说明病情和医疗措施。需要实施手术或者开展临床试验等存在一定危险性、可能产生不良后果的特殊检查、特殊治疗的，医务人员应当及时向患者说明医疗风险、替代医疗方案等情况，并取得其书面同意；在患者处于昏迷等无法自主作出决定的状态，或者病情不宜向患者说明等情形下，应当向患者的近亲属说明，并取得其书面同意。

四、体质特殊患者检查的医患沟通

体质由先天遗传和后天获得所形成，受先天、年龄、性别、精神状态、生活及饮食条件、地理环境、疾病、体育锻炼、社会等众多因素的影响，因此体质特殊的患者进行检查和治疗时，潜藏着不可预知的不良后果和风险。所以在沟通时应注意：①告知由于体质特殊，特殊检查和治疗时发生不良后果的风险明显增加；②告知医学发展的有限性；③了解特殊体质患者的心理特点；④检查前应做好充分的准备工作，及时有效应对可能出现的意外。

案例七

患者刘女士，不明原因血尿半年余，膀胱镜、CT及MRI检查均没有找到血尿的原因，听说某医院张教授的医术高明，遂慕名到某医院就诊。张教授详细询问病史，查看各种检查后，建议行静脉肾盂造影检查，并告诉此项检查的目的和意义。张教授询问患者有无过敏史，患者说以前用青霉素有过敏情况，是在当地医院发生的。张教授说造影剂有两种，离子型和非离子型两类：离子型可能引起过敏反应，使用前应做碘过敏试验，价格便宜；非离子型基本无过敏反应，使用前一般不用做过敏试验，价格较贵。患者选择不做皮试的。张教授告诉患者："你有过敏史，检查前需先做皮试"，并在病历上注明：患者有过敏史。在检查前，放射科检查技师查看病历和询问病史后告诉患者去做皮试，患者说："此药说明书我看过，不用做皮试。"医生说："医院规定，有过敏史的患者必须做皮试，主要是为了保障你的安全。"患者认为说得有理,遂进行皮试,结果阴性。开通静脉通路,护士在推注造影剂的过程中,患者说心慌得厉害,气上不来。立即停止造影剂推注,测血压 50/30mmHg,立即呼叫医生,按过敏性休克抢救,生命征平稳后送重症医学科继续治疗观察。

【问题】

本案例的医患沟通中我们应吸取的经验教训是什么?

【解析】

本案例中患者属于特殊体质的人,皮试结果阴性,使用后发生严重的过敏反应,在临床上经常能够见到。因此在医疗过程中,一定要详细询问既往史,特殊检查前,详细告知可能发生的风险和可能的严重后果,取得患者或家属的谅解;同时要做好充分的抢救准备工作。本案例中医生因为准备充分,处理及时有效,才没有酿成严重后果。

知识点

特殊体质的人可能存在不能耐受某项检查、药物、治疗等的情况。在进行检查、用药、治疗前,一定要详细询问既往史,做好充分的抢救准备工作;在沟通时,应将可能出现的意外、并发症及严重后果向患者及家属告知,取得患者及家属的谅解;在进行检查、用药、治疗时,应严密监测,及时救治。出现意外情况时,应及时向医院管理部门汇报,并与家属沟通,取得理解和支持。

【相关法律法规】

《医疗纠纷预防和处理条》第二章第十四条:

开展手术、特殊检查、特殊治疗等具有较高医疗风险的诊疗活动,医疗机构应当提前预备应对方案,主动防范突发风险。

(谢贤和)

推荐阅读资料

[1] 王锦帆. 医患沟通学. 北京:人民卫生出版社,2006.

[2] 李亚蕊,冀璐,石文娜,等. 从医疗纠纷的产生原因谈医患沟通的重要性. 山西医药杂志,2014,43(4):438-439.

[3] 那彦群,叶章群,孙颖浩,等. 中国泌尿外科疾病诊断治疗指南. 北京:人民卫生出版社,2013.

[4] 李功迎. 医患行为与医患沟通. 北京:人民卫生出版社,2012.

[5] 彼得·泰特. 医患交流手册. 5版. 潘志刚,刘化弛,译. 上海:复旦大学出版社,2011.

[6] 王才亮,李金平. 医患纠纷. 北京:法律出版社,2011.

[7] 侯胜田,王海星. 国外医患沟通模式对我国和谐医患关系构建的启示. 医学与社会,2014,27(2):51-54.

第十章 特殊状态下的医患沟通

第一节 危重患者的医患沟通

危重患者是指病情严重，随时可能发生生命危险的患者。此时，患者的生命受到威胁，躯体遭受伤残，时刻处于高度应激状态，医生必须通过自己良好的言行，正面影响患者，帮助患者正确认识自己的疾病，接受并适应角色的改变。危重患者在得知病情后会表现出高强度的应激状态，主要表现为三个阶段。①初始阶段：感到强烈的悲痛或愤怒。②否认阶段：不接受现实，否认自己的病情，寻找各种理由、借口或可能性来逃避现实。严重者会对相关事件的记忆受损或对与事件相关的物品或情景注意力下降，用幻想来抵消对现实事件的感知。③高度警觉阶段：反应过度，睡眠障碍，有闯入的和反复的与创伤有关的想法。若在这些阶段中，患者没有得到很好的交流疏通，会发展为"创伤后应激障碍"。

案例一

患者王某，女性，50岁，因"极重度贫血"住院。入院后主管医生在查看了患者的病历并进行了病情询问后说："血红蛋白太低了，先给你安排输血，后面再检查贫血的具体原因，对症治疗，现在你就好好休息。"患者听到要输血立刻紧张地询问医生："要输血呀！我的病是不是很严重啊？"医生怕加重王女士心理负担，安慰道："别太担心，输血后就能缓解了，你先在病房等着。"说完，医生拿着病历走出了病房，准备给患者下医嘱及安排输血相关手续。但在这一过程中医生没有下病危（重）通知书，也没有将病情的危重程度、可能发生的严重后果及应卧床等注意事项告知患者及家属。患者在等待输血期间，想去走廊走走，熟悉一下环境，结果下床后没多久突发晕厥、猝死。患者家属认为医生对病情如此危重的患者未履行告知义务，是医生的失职导致了患者的死亡，医院应当承担责任。

【问题】

1. 你如何评价上述案例中医生的做法？
2. 临床实践中遇到此类情况应如何与患者沟通？

【解析】

本案例中，医生在与危重患者沟通的过程中，时刻关注患者的情绪是非常必要的，但当其情绪波动较大时，应当向患者家属讲述可能发生的情况，如果家属认为不应向患者沟通病情，家属签字后，则可以不向危重患者讲述病情信息；如果患者清醒，则不应为安慰患者而不向其提及可能出现的严重后果。暂时的隐瞒与过度的正面保证只会带给患者短暂的希望，希望破灭后，患者或家属会感到强烈的愤怒，认为是医生不负责任，骗取患者的信任。此时，医生可以先与患者家属沟通，详细讲述患者病情的严重程度，告知注意事项，及时签署病危（重）通知书，并与家属协商是否将真实情况告知患者。

在与危重患者沟通时，态度、语气十分重要。诚恳、友好的态度会让患者觉得可以信任，多采用安慰与鼓励性的话语，表明你在帮他解决问题，给他提供支持，如："我知道目前的状况对你打击很大，不过请相信我和其他医护人员都会尽我们的所能来帮助你。"如果患者沉浸在巨大的悲痛中，可以引导患者抒发情绪来放松自己，如：感到伤心时尽情地哭泣；将他的家人或好友叫来一起陪他等。为了鼓励患者积极配合治疗，我们可以多向患者提供一些相似患者的正面信息，使其对自己的疾病有正确的认识；对患者的疑问要耐心给予解释，尽量少用专业性的语言，确保患者能够清楚明白。

知识点

在与危重患者沟通时需要遵循以下原则：①避免为安慰患者或家属而隐瞒实情或随意承诺一些不确定的后果和治疗结果；②向患者或家属清楚地表明结果具有很大的不确定性；③正确对待患者或家属的情绪表达，给予人性化的关怀；④委托家属代理行使知情同意权必须符合特定要求且手续齐备。

面对一些特殊情况下的危重患者，医务人员需要根据其不同的心理特点进行有效的沟通。①需急诊手术者：患者此时的情况危急，时间就是生命，医务人员此时需要沉着冷静，以简洁清楚的语言向患者及家属说明情况，突出重点，分清主次，缓解患者及其家属的心理压力，使其配合治疗；②发怒的患者：医务人员首先要管理好自己的情绪，保持冷静，有效倾听患者的抱怨，允许患者适当地发泄情绪，了解其发怒的原因，对患者的述说进行应答；③哭泣的患者：患者哭泣时，可以默默地为其倒杯水或是拿些纸巾，陪伴患者，细心聆听患者的哭诉，开导患者坚强面对疾病，积极配合治疗。

【相关法律法规】

《中华人民共和国侵权责任法》第七章第五十五条：

医务人员在诊疗活动中应当向患者说明病情和医疗措施。需要实施手术、特殊检查、特殊治疗的，医务人员应当及时向患者说明医疗风险、替代医疗方案等情况，并取得其书面同意；不宜向患者说明的，应当向患者的近亲属说明，并取得其书面同意。医务人员未尽到前款义务，造成患者损害的，医疗机构应当承担赔偿责任。

《中华人民共和国执业医师法》第三章第二十六条：

医生应当如实向患者或者其家属介绍病情，但应注意避免对患者产生不利后果。

《医疗事故处理条例》第二章第十一条：

在医疗活动中，医疗机构及其医务人员应当将患者的病情、医疗措施、医疗风险等如实告知患者，及时解答其咨询；但是，应当避免对患者产生不利后果。

《医疗纠纷预防和处理条例》第二章第十三条：

医务人员在诊疗活动中应当向患者说明病情和医疗措施。

案例二

患者刘某，女性，80岁，5天前，晨起活动后突然感到胸闷胸痛，2小时后疼痛仍未缓解，家人立刻将其送往医院。入院后经心电图和心肌酶学检查明确为"急性心肌梗死（广泛前壁）"，经过积极溶栓和对症治疗，梗死相关血管再通，病情一度稳定，症状消失，活动自如，饮食恢复。1天前医生查房时，患者在病房哼着小曲，心情很好，医生问道："老太太，今天怎么这么高兴啊？""我在外地的儿女下午都回来看我，我们都半年没见了，这次真是因祸得福啊！""您现在恢复得不错，接下来就是要注意多休息，不要做剧烈活动，再多观察几天，下午就跟儿女们好好享受天伦之乐吧。"下午，儿女们来到了病房，还带来了许多水果、补品。刘某兴奋地与儿女聊了很多，一家人有说有笑。晚餐时，患者因为心情好而胃口大开，吃得较多。次日凌晨2点，患者突然意识丧失伴抽搐，家人立即喊来了值班医生，值班医生判断其为心搏骤停，立即对患者进行了心肺复苏，但最终抢救未成功，患者死亡。面对已经稳定病情的急性心肌梗死患者，出现突然死亡，患者家属表示不能接受，认为是医生护士抢救不得力，甚至怀疑是医生心脏按压导致了患者的死亡。

【问题】

1. 上述案例中，医生的沟通方式有什么问题？

2. 临床实践中如何避免此类事件的发生？

【解析】

对于危重患者，病情的变化具有很大的不确定性。本案例中，首先医生没有将这种不确定性预先充分估计和沟通：①急性心肌梗死早期再灌注治疗能够使血管再通，但是冠状动脉病变仍然存在，在一定时间内（通常2周左右）冠状动脉病变仍然不稳定，随时还有再闭塞（再梗死）的可能；②存在缺血和梗死的心肌在1周内，心肌电不稳定，即使没有再梗死，仍然是心搏骤停

ER-10-1-1
危重患者的医患
沟通（视频）

的高危期；③冠状动脉粥样硬化性心脏病患者，尤其是急性心肌梗死患者，任何体力活动和情绪激动都可能导致再梗死和心搏骤停。其次，在症状稳定后（症状好转不等于病情稳定），医生没有及时告知体力活动和情绪波动可能带来灾难性的危害。再次，一旦发生心搏骤停，应该一边施行复苏抢救一边告知患者家属可能死亡的后果，而不是等抢救无效宣布死亡后再告知家属。

疾病发生、发展和治疗过程中存在许多不确定性，医生是没有办法避免的，只能通过经验的积累及对患者细致的观察，认识到可能会发生的各种不确定事件，坦率地向患者说明医学的局限性及存在的不确定性因素，让其对疾病有正确的认识，对治疗结果有合理的预期。同时在与患者及家属沟通的过程中，要细心为其解释这种不确定性存在的原因，不要让患者感觉是医生推卸责任。其次，要向患者反复强调需要注意的事项，以防止不确定事件的发生，告知发生不确定事件后我们可以进一步采取的救治方案。

> **知识点**
>
> 医学中的不确定性：医学是一门复杂且具有不确定性的学科。主要是因为医学知识本身的局限性及没有人能够掌握所有的医学知识，所以我们在对疾病的判断、病情的变化及预后的认知上都会存在一定的偏差。其次，每个人都是独立的个体，大家的生理条件不同，一样的血压值，有的人可能就会出现各种高血压的症状，而有的人则毫无感觉。同样的不良生活习惯，有的人会因此患上各类疾病，而有的人可能一直保持健康状态。每个人的独特性，使得医学的不确定性更加突出。

> **案例三**
>
> 李女士，30岁，一个月前发现自己左侧乳房有一肿块，去医院检查后，确诊为乳腺癌。李女士没想到自己这么年轻就会得这样的病，整天郁郁寡欢，后在其丈夫王先生的陪同下入院接受手术治疗。手术前，考虑到患者的情绪消沉，主管医生先与患者丈夫进行了术前谈话，告知王先生患者需要做左侧乳房切除手术，并向其说明此种治疗方案是预后最好的也是最有效的，王先生表示同意，并在术前通知书上签了字，但王先生担心年轻的妻子无法接受这样的手术，请求医生不要告诉患者。在病房里，当李女士询问其主管医生手术的具体方案时，医生说："不要太紧张，你现在还处于早期，肿瘤切了问题就不大了，你现在好好休息，做好术前准备。"手术十分顺利，李女士在清醒后发现自己的左侧乳房被切除，情绪低落，痛哭流涕。李女士找到其主管医生并质问道："你们为什么没有跟我说清楚手术方案，凭什么不经过我同意就进行手术！"医生回应："做手术前我们都告诉你丈夫了，是他同意的，我们这有他签的字。我们也是为你着想，你丈夫怕你接受不了，还特意让我们不要告诉你。""他能理解我的感受吗？我还这么年轻，这样的手术对我的伤害有多大他能知道吗？他签的字不能代表我的意见！你们这就是在推卸责任。"最后双方协商无果，李女士将医院及医生告上了法庭。

【问题】

1. 上述案例中，医生在与患者及家属的沟通中存在什么问题？
2. 临床工作中应如何避免此类事情的发生？

【解析】

该案例中医生为了患者有良好的心态接受手术治疗，在家属的要求下，向患者隐瞒了手术方案，这样的行为侵犯了患者的知情权。此时患者的意识是完全清醒的，具有自主决定是否接受治疗方案的完全民事行为能力，医疗行为就必须以本人同意为基本原则。手术前仅要求患者家属签字同意是一个误区；只有在患者没有同意能力时，通常才由近亲属或监护人代为同意。对于本案例来说，在实施诊断治疗之前，应先征求患者本人的意见，是自己倾听病情、选择治疗方案、承担治疗风险，还是交由亲属来完成，如此可以避免此类情况的发生。

在患者因遭受疾病打击而神志不清、情绪不稳定，或因患者年老、文化教育水平低等因素影响其对医疗措施的理解时，或将病情告知患者可能给其心理和生命健康带来重大危害时，才可由患者法定代理人行使知情同意权。作为法定代理人还应向院方提交身份证和证明亲属关系的有关证明，如户籍资料，再由法定代理人履行知情同意的相关权力。对完全有同意能力的患者，医院必须取得患者亲笔签名的书面授权委托书,证明患者自愿委托他人代为行使知情同意权。因病情导致无法进行书面授权的,医务人员应与患者家属充分沟通说明情况并征得同意,还应当将患者情况和与家属沟通情况在病历中记载清楚,随后由患者家属行使知情同意权,并履行相关义务。

> **知识点**
>
> 医生在与危重患者沟通时应遵循以下步骤。
>
> 1. 准备 安排安静的环境、足够的时间,准备好病历资料,管理好自己的情绪。
>
> 2. 做好患者和家属管理 明确坏消息是告诉患者还是家属。本着有利于患者的原则,如果是告诉家属,应选择哪一位家属?可让患者家属推举出"领导者",即"主事的人",聚焦与"主事的人"进行沟通。
>
> 3. 渐进地阶梯式地告知信息 沟通开始首先评估患者的理解程度,已经知道什么?想知道什么?希望了解多少?医生可简洁、诚实地提供基本的信息,并重复要点,不要过早给患者太多的信息,要"小块小块"地给予信息,并进行分类;在进程中反复检查患者的理解和感受。
>
> 4. 显示对患者的敏感 谈话过程中要评估患者对更多信息的需求,根据需求提供更多的信息,鼓励患者尽早表达他们的感受,通过接受、移情和关心等,回应患者的感受和困境。
>
> 5. 计划与支持 确定下一步要发生事情的处理计划,给予切合实际的希望,与患者建立同盟。
>
> 6. 随访与结束 总结并检查核对患者的理解情况及有无其他问题,提供患者能够下一次了解情况的方式和时间,完成书面的沟通签字等程序。

【相关法律法规】

《病历书写基本规范》第一章第十条:

对需取得患者书面同意方可进行的医疗活动,应当由患者本人签署知情同意书。患者不具备完全民事行为能力时,应当由其法定代理人签字;患者因病无法签字时,应当由其授权的人员签字;为抢救患者,在法定代理人或被授权人无法及时签字的情况下,可由医疗机构负责人或者授权的负责人签字。

《民法通则》第二章第一节第十一条:

十八周岁以上的公民是成年人,具有完全民事行为能力,可以独立进行民事活动,是完全民事行为能力人。十六周岁以上不满十八周岁的公民,以自己劳动收入为主要生活来源,视为完全民事行为能力人。

《民法通则》第二章第一节第十三条:

不能辨认自己行为的精神病人是无民事行为能力人,由他的法定代理人代理民事活动。不能完全辨认自己行为的精神病人是限制民事行为能力人,可以进行与他的精神健康状况相适应的民事活动;其他民事活动由他的法定代理人代理,或者征得他的法定代理人的同意。

《民法通则》第二章第一节第十四条:

无民事行为能力人、限制民事行为能力人的监护人是他的法定代理人。

《中华人民共和国侵权责任法》第七章第五十五条:

医务人员在诊疗活动中应当向患者说明病情和医疗措施。需要实施手术、特殊检查、特殊治疗的,医务人员应当及时向患者说明医疗风险、替代医疗方案等情况,并取得其书面同意;不宜向患者说明的,应当向患者的近亲属说明,并取得其书面同意。医务人员未尽到前款义务,造成患者损害的,医疗机构应当承担赔偿责任。

《医疗纠纷预防和处理条例》第二章第十三条:

医务人员在诊疗活动中应当向患者说明病情和医疗措施。需要实施手术,或者开展临床试验等存在一定危险性、可能产生不良后果的特殊检查、特殊治疗的,医务人员应当及时向患者说明医疗风险、替代医疗方案等情况,并取得其书面同意;在患者处于昏迷等无法自主作出决定的状态或者病情不宜向患者说明等情形下,应当向患者的近亲属说明,并取得其书面同意。

第二节 临终患者的医患沟通

临终患者是指医学上已经判定在当前医学技术水平条件下治愈无望、估计在6个月内将要死亡的人。具体包括:①恶性肿瘤晚期患者;②脑卒中并危及生命者;③衰老并伴有多种慢性疾病、极度衰竭且无法挽回行将死亡者；④严重心肺疾病失代偿期病情危重者；⑤多器官功能衰竭病情危重者；⑥其他处于濒死状态者。对于临终患者，多采取保护性医疗制度，即与患者进行沟通时要充分考虑患者的切身感受及心理承受力，避免以生硬的工作方式造成患者情绪波动，导致影响睡眠、饮食或不配合治疗等情况出现。临终患者所承受的精神压力比其身体上的病痛更加沉重，所以，较之普通患者，临终患者更加需要亲人的关怀、精神的安慰、人间的温暖与社会的尊重。在临终关怀实践中，医务人员要遵循人道主义原则，关心、同情和理解患者，尊重患者的权利与尊严。在面对无法治愈的疾病时，患者家属也同样承受着巨大的心理压力。因此，在关注患者情绪变化的同时，医务人员也需要加强与患者家属的沟通交流。

案例一

李某，女性，患扩张型心肌病十年，1个月前因慢性心力衰竭、心房颤动、慢性肾衰竭，入住某医院心内科。经治疗病情无明显改善，已处于难治性心力衰竭、呼吸衰竭、血压降低的临终前阶段。主管床位的医生和患者女儿在病床前进行了沟通谈话，简单地与患者就目前的病情状况进行了沟通；随后，医生将患者女儿喊到门口说："医生们已经尽了最大努力，但因为长期慢性疾病，你母亲目前的病情处于临终前阶段，随时都有死亡可能，我们再次下病危通知书，请你到医生办公室来签字。"患者在病房里隐约听到了医生的谈话，知道自己是没救了。随后，患者拔掉输液针管，拒绝接受治疗，并一直躺在病床上不与任何人交流。家属对其进行了多番劝说都无效，只有喊来管床医生，医生看后表示："我也没有办法，这不在我的工作范围内，你们家属自己解决吧。"次日患者死亡，死者其他家属到医院后认为医生工作方式机械生硬，仅从医生角度考虑问题，造成死者在外地的家属没能及时赶到医院见患者最后一面。

【问题】

1. 医生在与患者李某及家属的沟通中存在什么问题？

2. 临床工作中应如何避免此类悲剧发生？

【解析】

ER-10-2-1
临终患者的医患
沟通（视频）

"保护性医疗制度"是指在特殊情况下为了避免对患者造成不良影响，从而向患者隐瞒部分病情，为其营造良好的恢复条件的一项医疗制度。在诊疗活动中，医务人员必须富有责任心和同情心，在如实向患者交代病情、治疗方案、医疗风险等情况时，均应注意沟通的艺术与技巧，对于急危重患者或"不治之症"患者，在患者及其近亲属要求实施保护性医疗时，可让患者向医院提供本人签字的授权委托书，写明委托人的一般情况、委托代理人在住院期间的代理权限。医生在查房、会诊、示教等过程中，有可能对患者造成不利影响或伤害的病情分析、病例讨论等不得在患者床边或其他亲友在场的情况下进行。在是否告知患者实际病情的这一问题上，对于不同性格、文化背景的患者，需要灵活选择方式方法。性格乐观，对于医学知识有一定了解，希望了解真实病情的患者，可以适当的方式告知；对待病情十分悲观的患者，应先与家属沟通，尊重家属的意见。本案例中，医生在与患者家属沟通病情时，虽然避开了患者，但未确认患者是否会间接听见，只是机械地完成保护性医疗制度，并没有真正地关注患者的心理感受。在患者拒绝治疗后，医生只想着自己在疾病救治方面的职责，未向患者提供适当的人文关怀及全方位关照，最终导致患者放弃治疗，引起患者家属的不满。

临终患者得知病情后一般会经历"否认期—愤怒期—协议期—抑郁期—接受期"等一系列的心理变化，针对不同时期的患者，医生需要采取不一样的态度与沟通技巧。

1. 否认期　患者在得知病情后的最初反应是不相信自己得了绝症或者病情恶化，逃避事实，怀疑医生的诊断。此时，医务人员不要揭穿患者的防卫机制，给予患者适当的空间。

2. 愤怒期　患者已知死亡临近，会气愤命运的不公。有的患者会将这种愤怒情绪发泄出来，表现出情绪焦躁、易激动、难控制，往往会对自己的亲人、医护人员无理取闹，拒绝治疗和检查；有的患者则会将愤怒压抑在心里，导致抑郁。面对愤怒的患者，医务人员要多理解包容，倾听患者的心声，允许患者情绪的发泄，同时取得家属的支持，共同给予患者宽容、理解和关爱。

3. 协议期　愤怒过后，患者不得不承认病情诊断，但此时仍期待医生能够延续自己的生命，表现为内心忐忑不安，时而烦躁，时而安静。此刻患者非常需要医生的指导与帮助，医生要耐心地向患者讲解治疗方案，表现出积极治疗的态度，使患者更好地配合治疗。

4. 抑郁期　患者明白自己已治愈无望,时日无多,会感到悲伤、抑郁。患者此时最需要的是家人与医护人员给予的精神支持,医生需要多陪伴患者,预防患者自杀,并尽量满足患者的合理要求。

5. 接受期　这是临终患者最后的心理反应,患者在心理上已经接受事实,情绪平稳、安宁,并开始安排自己的后事。在此时期,医务人员应多尊重患者,减少外界的干扰,不强迫患者进行沟通交谈。

知识点

临终关怀并不是一种治愈疗法,而是为毫无康复希望的患者提供减轻其疾病症状、延缓疾病发展的姑息治疗及其他综合服务,同时为患者家属提供身心方面的支持。目的是使临终患者减轻病痛,保持身体舒适,给予患者和家属情感和精神上的支持,提高临终患者的末期生活质量。临终关怀的原则包括:①适度治疗;②注重心理;③全方位照护;④遵循人道主义原则。

案例二

患者高某,男性,40 岁,因急性白血病入院。患者半年前开始感觉乏力、食欲缺乏,偶有发热,就医时已出现持续发热,病情恶化,治愈希望渺茫。主管医生与患者妻子李某就病情进行了谈话:“你家属现在的情况很不理想,送来得太晚了,花钱更多且治疗无望,你们家属要做好心理准备。”医生的这番谈话使得李某的精神压力增大,丈夫才这么年轻就得了这样的病,她觉得老天实在是太不公平。同时,住院治疗的费用已让这个本不富裕的家庭负债累累,高某住院后家里就没有了收入来源,李某不知道丈夫若离去,面对沉重的债务、年幼的孩子、年迈的父母,没有工作的自己要如何支撑。接下来的几天,李某一直心事重重,精神恍惚,夜里经常在走廊独自哭泣。医生查房时看到情绪低落的李某,只顾着自己繁忙的工作,并没有太在意。5 天后,李某留下一封遗书,选择结束了自己的生命。事后,患者及家属愤怒地找到院领导,认为是医生不当的沟通方式造成了悲剧的发生,要求医院给予相应补偿,以安抚生者,慰藉死者。

【问题】

1. 上述案例中,医生与家属的沟通方式有什么问题?

2. 临终患者家属的心理行为有何特点?

3. 与临终患者家属的沟通技能有哪些?

【解析】

1. 本案中主管医生未能考虑临终患者家属李某的处境,违背了“全方位照护”的原则。一是医生未能照顾好患者家属的心情,直截了当地告知了李某最坏的结果,使李某精神压力增大,情绪持续低落,倍感绝望;二是医生在看到患者家属情绪低落后,不甚重视,未能主动与李某进行交流,倾听其感受,适时给予意见和建议,纠正消极思想,帮助其以更积极的态度面对现实,防止悲剧的发生。

2. 医生在与临终患者沟通的过程中,家属的沟通是极其重要的一部分,面对即将离世的亲人,家属同样会承受着巨大的悲痛与绝望。案例中,医生应采取“全方位照护”的原则,在照护患者的同时,关注家属的心理变化,及时沟通,排解家属的不良情绪,避免悲剧的发生。

在临终患者家属中普遍存在悲观、绝望、无助、沮丧、怨怒、焦虑、不满等情绪,一旦受到不良因素的刺激,这些心理危机就会立刻爆发,最终激化潜在的医患矛盾。可见,医务人员时刻关注患者家属的心理变化,表达对他们的理解和安慰,帮助患者及家属建立良好的心态,克服疾病带来的负面情绪相当重要。

3. 与临终患者及家属的沟通除了语言上的交流,肢体语言、视觉沟通、触觉沟通也尤为重要。掌握临终关怀的沟通技能不仅有利于患者配合治疗,提高生活质量,同时也能够与患者建立相互信任的关系,减少医患纠纷。

(1)言语沟通:在与临终患者及家属进行言语沟通时,要保持缓慢的语速、平和的语调,以免引起其心理紧张。交流的方式不能一成不变,要根据患者及家属的特点灵活选择,适当地进行开导、鼓励、询问、讨论等。

1)提问:沟通中,医务人员主要通过提问的方式来了解患者及家属的感受与需求。然而,沟通对象通常的表现是沉默,此时需要交替采用开放式提问和封闭式提问。开放式提问是引导其说出自己的想法与感受,封闭式提问是以事实为基础,直接获得特定的信息,了解其对医疗服务的需求等。

2)倾听:耐心地倾听是接受患者及家属所要表达信息,协助其解析潜在的担心与焦虑的关键。一方面,给予足够的时间让其充分表达和倾诉自己的感受;另一方面,在倾听过程中要反馈性地给予回应,适时地重复,对其观点进行重申,以表明医生正在仔细聆听并能够理解,使其感受到医生的尊重。

3)反应:在沟通中,要适时地向患者及家属提出意见和建议,纠正消极的观点,帮助其以更积极的态度面对现实。回应中要注意:不要一味地以"没事""好好休息""别太伤心"等托辞来否认病情的严重性;切忌给予患者及家属绝望的回答,如"这病现在是没得救了";也不需要刻意制造幽默或轻松的氛围,以不恰当的方式减轻患者的悲痛。可以通过接受、移情和关心,回应患者的感受和困境。

(2)非言语沟通:非言语沟通传达的信息往往是真实的,对于不愿表达的临终患者,尤其要注意其非言语符号所传递的信息。在与患者及家属的交流中也要充分利用非言语沟通,使患者感受到温暖与亲切。

1)患者的非言语符号

①体态姿势:面对死亡,大多患者会变得沉默寡言,不愿沟通,但其内在的情绪和需求还是会从他的体态姿势中传递出来,医务人员应多注意患者的身体语言,当发现其有异常表现时,要细心观察,发现问题及时处理。

②目光、眼神和面部表情:在患者丧失自理能力或有语言障碍时,眼神就成为患者表达信息的主要方式。当患者视线向下,表明其情绪忧伤,心情低落;视线左右环顾,则表示患者情绪紧张,心神不定,医护人员需认真观察患者不同的目光眼神以给予其适时适宜的照顾。

2)医务人员的非言语符号:医务人员与临终患者沟通时一个眼神、一个身体姿势的变换都能够对其产生影响,在患者面前表现出坚毅、勇敢、当机立断等非语言行为,能安抚患者恐惧、焦虑的情绪。不同的眼神可以起到不同的作用,如友善的眼神可使人感到轻松;关爱的眼神可使人感到欣慰;鼓励的眼神可使人感到希望等。医务人员要学会善于运用目光的接触来表达对患者的关心、鼓励和支持。触摸也是与临终患者沟通的一种特殊而有效的方法,是构建医患间心理沟通的有效手段,比如在交谈中双手或单手握住患者的双手、轻拍患者的肩膀以表达对患者的理解和关爱。

知识点

临终患者家属的心理变化一般会经历震惊期、愧疚期、失落期和接受期四个阶段。家属在突然得到亲人即将死亡的噩耗后,会感到震惊与不知所措,此时患者家属很难针对相关问题作出决定,需要医务人员耐心的沟通交流;在恢复正常的理性思维后,会反省自己对待患者的态度行为,陷入深深的自责中;当家属确信亲人即将逝去时,心情开始转变为失落和孤独;最终,家属经过逐步恢复,理智地接受事实,以社会能接受的方式表达内心的悲哀和感受。

案例三

患者李某,女性,84岁。因"慢性阻塞性肺疾病急性加重,肺源性心脏病,呼吸衰竭"入院。入院时患者神志清楚,呼吸稍急促,在医生给患者查体和询问病史时,突然剧烈咳嗽,之后患者喘憋、青紫,呼吸逐渐微弱,立即给予吸痰、气管插管等一系列抢救措施,持续抢救2个多小时,最终抢救无效死亡。参与抢救的医生告知患者家属,患者系呼吸衰竭、严重肺部感染,痰堵窒息,导致死亡。家属一时难以接受患者这样的死亡方式,坚决要求医护人员继续抢救,一直持续这种"无效"抢救3小时,上级医生赶到,反复跟患者家属沟通,最终取得家属理解,放弃无效抢救。

【问题】

1.上述案例中,医生的沟通有什么问题?

2.临床实践中应如何处理以上状况?

【解析】

对于临终患者而言,适度的治疗才是最合理的,无效的、过度的医疗行为不仅会加重患者的痛苦,降低患者的生活质量,增加家属的经济负担,也是对医疗资源的浪费。但是从患者及家属的角度考虑,患者对生命的渴望使其希望医生尽一切办法延长其生存时间；患者家属也希望能够尽自己所能为患者提供治疗，即使治疗是无效的，这样能够表达他们对患者的支持，表明自己尽到了责任与义务。这时就需要医生在诊疗过程中时刻与患者家属保持沟通，让其感受到医生是在尽力采取最有效的救治，使家属在身心上都得到最大的安慰。

上述案例中患者刚入院，医生对其情况还没有基本了解，患者还没有接受任何治疗即突发死亡。医生在抢救无望、决定停止抢救时才告知患者家属，使得患者家属对病情变化不理解和不接受，在患者死亡后还坚持要求医生进行过度无效的治疗，并将情绪迁怒于医生。在临终患者的抢救过程中，往往由于医务人员过度关注于患者的抢救，而忽视了与患者家属的进一步沟通，导致事后医患双方认识上产生分歧，诱发医疗纠纷。

因此，遇到这种情况，医生应在保证提供有效和积极抢救措施的情况下，一边抢救一边穿插和家属进行病情沟通，让家属了解患者真实的病情并且清楚医生所采取的每一步治疗措施，明白医生是在全力抢救患者，为挽救患者生命付出了最大的努力。

知识点

沟通应讲究时效与效率，每时每刻都要进行沟通。在诊疗过程中，患者和家属希望获得更多的与自己相关的信息，而且有的告知与沟通是具有非常强的时效性和不可重复性的。因此，针对患者及家属不同的期望和心理活动及在不同时期的情绪反应，疾病治疗的轻、重、缓、急，医生要有效地把握好沟通的时机，注意沟通的时效性与沟通效果，围绕医疗活动的进程，或一次性全部告知，或分层次逐渐深入，或先重点后全面，充分体现医务人员的人文情感和关怀。

第三节　医疗纠纷中的医患沟通

医疗纠纷，狭义是指医患双方对医疗后果及其原因的认定存在分歧从而引发争议的事件；广义是指患方认为在诊疗护理过程中患者的权益（身体权、生命权、健康权、知情权、名誉权、隐私权、处分权等）受到侵害，要求医疗机构、卫生行政部门或司法机关追究责任或赔偿损失的事件。除了由于医疗过错和过失引起的医疗纠纷外，有时医方在医疗活动中并没有任何疏忽和失误，仅仅是由于患者单方面的不满意，也会引起纠纷。当前，医患间的信任问题越来越凸显，当患者对于治疗结果不满意时，其惯性思维就是质疑医生；同时，由于目前我国医学教育缺乏适当的人文培养，重技术轻沟通，在这样的医疗环境下，掌握医疗纠纷的处理方法，学会与纠纷患者沟通的技巧显得尤为重要。

处理医疗纠纷的具体解决方案：

1. 按照医院既定的方法与原则处理　一般医院都有解决医疗纠纷的既定原则与方法，有些患者的问题按照流程即可解决，遇到无法按既定原则解决的问题，就必须汇报科主任，寻求上级领导的帮助与支持。

2. 处理中的沟通时效性　有些医疗纠纷在科室由医务人员就可以立即处理，有些纠纷如果科室解决不了，应该及时向医院管理部门报告，尽快找到具有决定权的人员处理解决。如果久久不能等到回应，患者可能会情绪失控，之前的各种努力都会前功尽弃。

3. 让患者同意提出的解决方案　对提出的任何解决方案都必须诚恳耐心地与患者沟通，并取得患者及家属的认可，否则患者一方的情绪还是无法平静，矛盾无法解决。若患者对所提出的解决方案还是不满意，必须进一步与患者沟通，了解患者的其他需求，在坚持医院原则的基础上作出修正。必须注意的是，医务人员在向患者提出解决方案的同时，要让患者感受到我们为了解决问题所付出的诚意与努力，争取对方的理解。

4. 执行解决方案　当医患双方在解决方案上达成共识后，必须立即执行。若不能当场解决或是存在权限问题，必须先告知患者一方不能立即处理的原因及接下来的过程与手续，帮助患者安排后续的接洽；并且请患者留下联系方式，时刻关注问题的进展，直到事情完全处理结束。

在处理医疗纠纷时需要注意以下事项：

1. 管理好自己的情绪　当患者或家属抱着强烈的负面情绪与医生交谈时，不免会发生一些语言或肢体上的冲突，此时，要学会控制好自己的情绪。同时，慢慢地做些深呼吸帮助自己平静下来。只有与对方平心静气地交流才能减少双方的分歧，共同寻找解决问题的办法。

2.尽快使对方消气　为了能够进行有效的沟通，在管理好自己的情绪后，还需要想办法消减对方的怒气。最有效的办法即在对方的观点中找出一些有道理或真实的部分表示理解与认可，比如："你说的没错，这方面我们是有做得不足的地方。"这样策略性的礼让有可能使矛盾最终得到合理的解决，但在原则问题上绝不能妥协。

3.表达理解与同情　试着站在对方的角度来看问题，理解对方的想法，这样会使交流变得更加容易，而且会让对方觉得你是个明白事理的人，愿意与你沟通。

4.鼓励对方倾诉　诉说同样是一种心情的宣泄，我们可以鼓励对方将其内心的感受与想法都说出来。但是需注意，鼓励的态度要真诚。另外，倾听对方诉说时也要保持专注，并不时给予理解性的反馈信号。当对方感受到尊重与理解后，会改变态度，愿意进行深入的沟通，共同寻找解决矛盾的方法。

5.注意说话技巧，避免责怪对方　人们面对责怪最常见的反应就是情绪性防御，即反击。所以在交流中要注意说话的技巧，避免直接责怪对方。可以多使用第一人称"我"来描述某些负面的感受与想法。比如"我们之间出现这样的分歧我觉得很不安"，这样要比直接说"你让我感到很不安"更易使对方接受，因为前者是把"我"作为责任承担者，后者则是把"你"作为责任者对待。

6.采用探究式的问话　在沟通过程中，对方可能会对医生提出的观点或建议抱有抵触情绪，解决方法就是在对方回答的基础上进行探究性的反问。比如对方说："这种方法绝对没用的！"探究性反问："你觉得我们需要哪些条件才能使这种方法起作用呢？"通过这种探究性反问，可以尽量减少对方语言的破坏性，把双方的谈话带回建设性的沟通轨道上，朝着解决问题的方向前进。

7.谨慎解释医学相关知识，科学引导患者解决问题　由于患者对医学知识、医疗风险意识的缺乏，很容易对医生的治疗行为产生怀疑。这时，我们需要像老师一样，循循善诱、耐心、谨慎、通俗易懂地向患者解释，得到患者的谅解。对患者在沟通过程中非理性的举动加以制止，引导患者采取正确的方式方法处理医疗纠纷。

知识点

医疗纠纷处理的主要途径：①协商，指当事医患双方就争议问题在自愿、互谅的基础上，实事求是，分清责任，达成共识，协议解决纠纷的过程。②调解，指当事医患双方在调解人的介入或主持下，通过谈判和协商，解决纠纷的过程。根据调解人身份的不同分为行政调解和人民调解。③民事诉讼，是法院在双方当事人和其他诉讼参与人的参加下，审理和解决民事案件的活动，以及活动所发生的诉讼关系。

案例一

患者李某，女性，35岁，因"混合痔"住院手术。术后肛门疼痛2月余，多次找到主刀医生赵某复诊，均被告知：疼痛属于术后正常现象，恢复一段时间就好了。但患者疼痛一直未缓解，患者及家属因对手术效果不满，投诉至医务科。调解过程中，患者要求赵某想办法尽快缓解疼痛，赵某说："这个手术不会导致这样的疼痛，你们这个是精神因素造成的，还是去看看精神科吧。"患者家属听到医生的回答，十分气愤，认为医生是在推卸责任："我们就是在你这儿手术的，现在手术失败，你就必须给我们治好了！"赵某不耐烦地说："都跟你说了不是手术导致的，这里这么多患者从来没出现你这种情况，该检查的也都给你检查了，你再赖在这里也解决不了问题。"听到这样的话患者家属与医生争吵了起来："什么叫赖在这里啊！你没给我治好我就应该找你！你这什么态度！"第二天，患者家属聚集众多亲友堵在医生办公室门口，要求医生不仅要治好患者还要赔偿患者的经济损失、精神损失费，甚至有的亲友在医院走廊闹事，举着辱骂医生的标语大喊大叫，严重影响了医院正常的医疗秩序。

【问题】

1.上述案例中，医生赵某的行为有何不妥之处？

2.在临床工作中，遇到上述情况应如何与患者沟通？

【解析】

随着医学科学的进步，现代化的检查仪器介入医疗过程，医生获取诊疗信息的途径从传统的视、触、叩、听转化为更多地依赖高档仪器的检查结果，医患双方情感交流日趋减少。同时，由于现代医学教育缺乏人文关怀的指导，许多医生认为患者对医学知识不了解，没有必要进行交流，患者只要按我说的做就行了；或者由于医患之间的沟通不畅或是交流质量不高，从而导致医生与患者缺乏有效沟通，医患关系冷淡，以致在一定条件下引起医疗纠纷。

本案例中，医生在检查后确认患者的疼痛不是手术原因造成，建议患者转去精神科。从专业角度看，医生赵某的行为是正确的，但从人文的角度看，患者已被疼痛折磨两个多月，身体上和精神上都遭受了重大的打击，在第二次入院后，医生态度不耐烦，没有安慰和关怀，直接推到精神科，这样的行为极易引起患者的不满及误解，这种情况下，医生要站在患者的角度考虑，耐心地向患者解释目前的情况，争取对方的理解。同时，医生面对患者的无理取闹也应通过法律途径维护自己的合法权利。

知识点

由于医疗行业的高度专业性、高风险性和未知性，且患者个体吸收和处理医疗信息的能力有限，这就使得医患双方在医疗诊疗过程中存在着医疗信息掌握程度的不对称，这是医疗行业的重要特征。医患间的信息不对称会导致患者刻意隐瞒病史，多见于医疗保险、交通意外等第三方付费的情况，严重影响医生的诊疗结果，易引发医疗纠纷。同时，患者也有可能对正确的医疗处理、疾病的自然转归和难以避免的并发症及医疗中的意外不理解，全盘否定医生的诊疗。这就需要医患双方能够充分地进行交流沟通，建立互信关系，取得患者的理解与配合，减少信息不对称带来的影响。

【相关法律法规】

《医疗纠纷预防和处理条例》第二章第十七条：

医疗机构应当建立健全医患沟通机制，对患者在诊疗过程中提出的咨询、意见和建议，应当耐心解释、说明，并按照规定进行处理；对患者就诊疗行为提出的疑问，应当及时予以核实、自查，并指定有关人员与患者或者其近亲属沟通，如实说明情况。

《医疗纠纷预防和处理条例》第二章第十八条：

医疗机构应当建立健全投诉接待制度，设置统一的投诉管理部门或者配备专（兼）职人员，在医疗机构显著位置公布医疗纠纷解决途径、程序和联系方式等，方便患者投诉或者咨询。

《医疗纠纷预防和处理条例》第三章第二十三条：

发生医疗纠纷，医疗机构应当告知患者或者其近亲属下列事项：

（一）解决医疗纠纷的合法途径；

（二）有关病历资料、现场实物封存和启封的规定；

（三）有关病历资料查阅、复制的规定。

患者死亡的，还应当告知其近亲属有关尸检的规定。

《医疗纠纷预防和处理条例》第三章第二十九条：

医患双方应当依法维护医疗秩序。任何单位和个人不得实施危害患者和医务人员人身安全、扰乱医疗秩序的行为。医疗纠纷中发生涉嫌违反治安管理行为或者犯罪行为的，医疗机构应当立即向所在地公安机关报案。公安机关应当及时采取措施，依法处置，维护医疗秩序。

《中华人民共和国刑法修正案（九）》第三十一条：

将刑法第二百九十条第一款修改为："聚众扰乱社会秩序，情节严重，致使工作、生产、营业和教学、科研、医疗无法进行，造成严重损失的，对首要分子，处三年以上七年以下有期徒刑；对其他积极参加的，处三年以下有期徒刑、拘役、管制或者剥夺政治权利。"

案例二

患者张某，男性，40岁，两年前被诊断为胆结石，3个月前因"胆囊炎"急性发作入院拟进行手术治疗。术前检查患者身体状况良好，可以施行手术，手术也进行得很顺利，但术后患者却一直昏迷不醒。患者家属多次询问医生情况，医生都未作出任何说明与解释，家属无奈投诉到医务科，院方又安排患者转到脑神经外科做高压氧治疗，但这一过程中医生并没有告知家属患者一直未苏醒的原因。之后患者仍旧没有苏醒的迹象，而且四肢已日渐萎缩。患者家属又找到之前的医生，要求其解释患者为何长期昏迷不醒，医生只答复说："目前情况不明，我们已经在采取措施观察治疗了。"每次都以这是医疗技术问题等借口搪塞患者家属，甚至用拒绝提供继续治疗威胁家属。看到患者情况迟迟没有好转，医生又给不出合理解释，最后家属只好将医院告上法庭。在主管部门的监督下，医院终于对患者手术后长期昏迷的原因作出了结论，即患者手术过程中有两个静脉通道，一个是抗生素，一个是麻醉药，术后因医生的疏忽将抗生素管误以为是麻醉药管拔除，而未能及时拔除真正的麻醉药管，造成患者因麻醉过量引起严重脑损伤而成植物人状态。

【问题】

1. 上述案例中，医生的行为存在哪些问题？
2. 遇到案例中的情况，医生应该怎样做？

【解析】

本案例是由医疗过错引发的医疗纠纷，但由于医生的逃避责任，刻意隐瞒，甚至言语威胁患者家属，给患者家属造成极大的精神伤害和财产损失，使得纠纷不断升级。医生在诊断与治疗过程中真的存在失误时，不应回避，更不应否认，一味地拖延和搪塞无助于事件的解决，医生必须遵守基本的医德规范。正确的处理措施是坦率地向患者承认自己的不当之处，反省自己出现错误的可能原因，给予合理的解释，然后向患者真诚地道歉；同时向患者详细说明已采取的补救措施，获得患者的理解和信任，消减患者及家属的愤怒与怀疑情绪。如果问题严重，可以告知患者医疗机构处理这类事情的程序。

> **知识点**
>
> 向患者道歉的方法：①以积极的方式对待患者的投诉，千万不能说"我不知道我们有什么错""都是你自己的问题，不关我事"等推脱责任的说辞，而应说"非常感谢你让我们发现了工作中存在的问题"；②承认对患者或家属造成的影响，如"我非常理解你此刻的担忧""我非常清楚这件事令你多不满意"；③真诚地向患者或家属道歉，如"发生这样的事情，我感到非常抱歉"；④倾听患者的诉说，如"请继续说下去，告诉我你对整件事的想法"；⑤及时采取补救措施，如"我们一定会尽量把这件事处理好"。

【相关法律法规】

《医疗事故处理条例》第二章第十五条：

发生或者发现医疗过失行为，医疗机构及其医务人员应当立即采取有效措施，避免或者减轻对患者身体健康的损害，防止损害扩大。

《医疗事故处理条例》第六章第五十六条：

医疗机构违反本条例的规定，有下列情形之一的，由卫生行政部门责令改正；情节严重的，对负有责任的主管人员和其他直接责任人员依法给予行政处分或者纪律处分：（一）未如实告知患者病情、医疗措施和医疗风险的。

《中华人民共和国侵权责任法》第七章第五十四条：

患者在诊疗活动中受到损害，医疗机构及其医务人员有过错的，由医疗机构承担赔偿责任。

案例三

患者王某，男性，55岁，因"左眼白内障"就诊。门诊刘医生检查后建议手术，并告诉患者："你这是小手术，我保证手术后视力一定能够提高。"患者听从刘医生的建议进行了手术。术后发现左眼视力不仅没有提高，反而逐渐下降，再次找到刘医生，刘医生说："你这是感染了，我的手术是没有问题的，是你自己后期没注意，现在感染了不关我的事。"患者对这一结果无法接受，到医务科投诉。医院又将患者收治住院，经抗感染治疗后无效，又进行了再次手术，术后视力依然很差。患者家属对治疗和手术结果十分失望和气愤，来到医生办公室找医生理论，这时，一旁的另一个医生说："你的眼不要再看了，花再多钱也看不好了。"随后,患者又到其他医院就诊,检查后被告知患者的眼睛还有治愈希望,但是必须抓紧时间治疗,否则眼球极有可能保不住。患者及其家属非常气愤,认为自己之所以选择手术治疗是因为医生承诺了手术效果,但手术却失败了。在手术失败后医生不但采取的补救措施无效,还告诉患者无法治疗,差点延误治疗时机。患者最终采取了法律途径要求医院赔偿。

【问题】

1. 上述案例中,医生的做法存在哪些问题?

2. 临床实践中遇到涉及他人的医疗纠纷应如何处理?

【解析】

本案例中,医生在患者面前夸大手术效果,没有告知其手术相关风险及可能出现的并发症,侵犯了患者的知情权。术后,患者出现感染,医生没有积极处理并发症,导致了医疗纠纷的发生。纠纷发生后,同科室的其他医生在未与患者经治医生交流探讨、不了解患者病情的情况下,随意发表言论,差点延误患者治疗时机,引起纠纷的进一步升级。

ER-10-3-1
医疗纠纷中的医患沟通(视频)

在医疗活动中若出现诊断不明或病情恶化的情况,医护人员应及时报告、相互讨论、统一认识,并由责任医生和上级医生共同对患者及家属进行解释,消除患者的担忧,增强对医务人员的信任感,争取患者积极配合后续的医疗活动,非当事医生不可在患者面前说一些不负责任的话语,激化矛盾。当发生纠纷后,医生应加强与患者及家属的沟通,注意技巧的运用,耐心倾听患者及家属的意见和要求,关注沟通对象的情绪变化,避免使用刺激情绪的语言或动作,及时为患者提供解决问题的措施,安抚患者及家属的情绪,弥补患者的损失。

【相关法律法规】

《医疗纠纷预防和处理条例》第三章第二十二条:

发生医疗纠纷,医患双方可以通过下列途径解决:

(一)双方自愿协商;

(二)申请人民调解;

(三)申请行政调解;

(四)向人民法院提起诉讼;

(五)法律、法规规定的其他途径。

《医疗纠纷预防和处理条例》第三章第三十条:

医患双方选择协商解决医疗纠纷的,应当在专门场所协商,不得影响正常医疗秩序。医患双方人数较多的,应当推举代表进行协商,每方代表人数不超过5人。

协商解决医疗纠纷应当坚持自愿、合法、平等的原则,尊重当事人的权利,尊重客观事实。医患双方应当文明、理性表达意见和要求,不得有违法行为。

协商确定赔付金额应当以事实为依据,防止畸高或者畸低。对分歧较大或者索赔数额较高的医疗纠纷,鼓励医患双方通过人民调解的途径解决。

医患双方经协商达成一致的,应当签署书面和解协议书。

《医疗纠纷预防和处理条例》第三章第三十一条:

申请医疗纠纷人民调解的,由医患双方共同向医疗纠纷人民调解委员会提出申请;一方申请调解的,医疗纠纷人民调解委员会在征得另一方同意后进行调解。

申请人可以以书面或者口头形式申请调解。书面申请的,申请书应当载明申请人的基本情况、申请调解的争议事项和理由等;口头申请的,医疗纠纷人民调解员应当当场记录申请人的基本情况、申请调解的争议事项和理由等,并经申请人签字确认。

医疗纠纷人民调解委员会获悉医疗机构内发生重大医疗纠纷,可以主动开展工作,引导医患双方申请调解。

当事人已经向人民法院提起诉讼并且已被受理,或者已经申请卫生主管部门调解并且已被受理的,医疗纠纷人民调解委员会不予受理;已经受理的,终止调解。

第四节　司法部门沟通

随着社会法制化进程的加快，人们的法律维权意识普遍增强，通过民事诉讼解决医疗纠纷的情况逐渐增多。然而，医务人员大多缺乏法律知识，司法人员也不了解医院管理和医学知识，这些都不利于医疗纠纷的妥善处理。因此，加强医疗机构与司法部门的沟通是十分迫切及必要的。在医疗纠纷诉讼中，患方通常会委托律师调查事实、搜集证据，此时，当事医生需要按照医院规章流程给予接待。

案例一

周某，男性，8岁，某天玩耍时不慎摔伤后脑，当天16时许被送往某医院神经外科治疗。医院做脑部CT后初步诊断为急性闭合性颅脑损伤，右颞部急性硬膜下血肿，先予以药物治疗。当晚23时做第二次CT，诊断情况好转，无需手术，继续药物治疗。三天后患者突然发热，当班医生和护士没有重视，仅嘱以毛巾擦拭，但一直未退热。后患者病情加重，出现脑梗死，经抢救无效死亡。患者父母认为医院没有积极救治患者，医生的重视程度和责任心低，尤其是患者发热后没有采取有效措施，导致患者脑梗死死亡。患者的不幸完全是医院工作人员极端不负责任造成的，于是委托律师代为调查取证。律师持授权委托书、律师证、调查函、患者死亡证明、委托人户口本和身份证前往该院神经外科，要求调取患者的体温单、医嘱单、入院记录、病重（病危）患者护理记录等病历资料。当班医生耐心听取了律师的要求，初步查看了律师提供的证件、文件后说："患者不幸去世，家属的悲痛我们也感同身受。病历资料由医务处档案管理科负责保管，请您拿好证件，到九楼医务处，找工作人员办理。"并将律师送出门外，向律师指明了医务处的方位。律师成功调取了病历资料之后，向患者家属反映了医院工作人员积极配合的态度，患者家属最终通过司法途径解决了本起纠纷。

【问题】

1. 上述案例中，医生的沟通方式是否妥当？

2. 面对司法部门的调查，医生应当怎样做？

【解析】

本案例中，当班医生和律师的沟通方式堪称典范。律师作为代理人，向医院主张患者家属的合法权利，有其法定依据；当班医生的应对，不疾不徐，有礼有节，一方面适时表达了医务工作者对逝去生命的人文关怀，另一方面又做好了积极引导工作，帮助律师行使其法定权利，有效避免了事态失控。

医务人员在与司法部门、律师沟通时应当遵循的原则：

1. **严格遵守医院规定的司法沟通流程**　当事医生在接待执法人员、律师时，应当首先核实其身份证明并请相关人员到医院医务处/科进行形式审核、签字同意。在正式接待前再次核实来访者个人证件，接待过程中应当态度认真、言语礼貌、措辞严谨。若来访者要求调取、查看患者病案资料等，当事医生应当向其说明医院病案管理规定，其中应注意强调，严格执行病案管理规定主要是出于及时救治病患和保护患者隐私的考虑，必要时可引导其前往医务科进一步沟通。此外，对较复杂的司法争议事件，医院可通过委托代理律师或派专门人员直接同司法部门工作人员、对方律师进行沟通，对涉案的诊疗行为及相关医疗卫生专业知识进行专业化的释明，赢得法律认可。

2. **积极配合司法调查**　当事医生在司法部门或律师调查取证时，应当积极配合对方开展工作，态度诚恳，沉着冷静。在和司法部门或律师进行工作沟通时，应耐心倾听询问，礼貌回答问题，积极做好沟通解释工作。尽量向患者及其代理人展示善意，化解矛盾，促成依法裁决，不应粗暴拒绝，一推了事。司法部门或律师需向其他人员或部门了解情况、收集证据时，当事医生应积极做好引导工作。

3. **回答问题应坚持客观、适度、恰当的原则**　面对司法部门或律师的提问，当事医生应当认真倾听问题，仔细思考回答内容，应坚持实事求是的原则，真实反映客观情况，对涉及主客观病历资料的问题，根据有关规定，适度回答，不掺杂个人观点，不做推测，不妄下结论，不越过司法机关对事实进行责任判定；对自身权限之外的问题或无法作出准确回答的问题，不可想当然地发表个人观点。

4. **证据收集应坚持及时、全面、真实的原则**　医疗纠纷发生后，当事医生应当及时收集能够证明其医疗行为与患者损害结果之间不存在因果联系及其不存在医疗过错的证据,收集的证据应当全面、真实,不可伪造、篡改证据。对于收集的证据应当由医务科等部门妥善保存,以便在司法部门或律师调查取证时能够及时提供对自己有利的证据。

> **知识点**
>
> 当事医生遇公安机关、人民法院、检察院等司法部门工作人员因办理案件需要查阅、复印或者复制病历资料的,应在其出具调查取证的法定证明及执行公务人员的有效身份证明后,按照医院的管理流程予以协助。接待律师前来调查取证时,除按照医院规定的管理流程以外,应认真查验对方是否具备授权委托书、律师证、律师事务所证明及委托人有效的身份证明等相关的法定证明材料,以防其他人员冒名获取及非法使用病案资料。

【相关法律法规】

《医疗机构病历管理规定》第十七条:

医疗机构应当受理患者本人或者其委托代理人,死亡患者法定继承人或者其代理人复制或者查阅病历资料的申请,并依规定提供病历复制或者查阅服务。

《医疗机构病历管理规定》第十八条:

医疗机构应当指定部门或者专(兼)职人员负责受理复制病历资料的申请。受理申请时,应当要求申请人提供有关证明材料,并对申请材料的形式进行审核。

《医疗纠纷预防和处理条例》第二章第十六条:

患者有权查阅、复制其门诊病历、住院志、体温单、医嘱单、化验单(检验报告)、医学影像检查资料、特殊检查同意书、手术同意书、手术及麻醉记录、病理资料、护理记录、医疗费用及国务院卫生主管部门规定的其他属于病历的全部资料。

患者要求复制病历资料的,医疗机构应当提供复制服务,并在复制的病历资料上加盖证明印记。复制病历资料时,应当有患者或者其近亲属在场。医疗机构应患者的要求为其复制病历资料,可以收取工本费,收费标准应当公开。

患者死亡的,其近亲属可以依照本条例的规定,查阅、复制病历资料。

> **案例二**
>
> 李某,女性,35岁,因"萎缩性鼻炎"入院,5天后,医生拟对其行鼻黏膜下硅胶堵塞术。术前,医生告知患者及家属手术有风险,患者及家属商议后决定手术,并在手术同意书上签字。术后效果不佳。患者及家属向医生讨要说法无果后将医院告上法庭。患方委托律师前往医院向负责医生取证,律师出示了律师证、调查函及患方授权律师代为调查的委托书、委托人及代理人的身份证明,对医生说:"我受李某委托查阅、复制其入院期间的病历资料。"负责医生认真查看了证件之后,不耐烦地说:"病历资料在我这里,但不可能随便给你复印,你去找医务科办理复印相关证明手续后,再来我这里复制病历资料。"律师说:"医务科在哪,麻烦你带我去一下。"医生说:"我这么忙,哪有时间带你去,自己去找。"律师带着医务科出具的相关证明回到科室,医生拿来患者病历资料,却发现手术同意书不翼而飞。后查明,手术同意书是在患者与医生争吵时被患者家属趁机偷走。最终法院判决患方胜诉,医方赔偿患方5万元。

【问题】

1. 上述案例中,如何评价医生的做法?

2. 导致医方败诉的主要原因是什么?

【解析】

该案例中,当事医生在律师调查取证时,未能积极主动配合,且态度不够诚恳、友善。手术同意书等病历资料是判定医生是否履行告知义务的重要凭证,也是医生维护自身权益的重要证据,但由于医生病历保存不当,使患者亲属有机可乘,将手术同意书从病历中偷走,使受法律保护的能够免责的证据丢失,未能履行保存病历资料的义务,丧失了其在诉讼中的有利地位,最终导致败诉。

在医疗纠纷发生后,当事医生首先要保存好病历资料,同时收集相关证据,必要时可寻求其他科室或人员协助收集相关书证、物证、视听资料、相关人员证言等证据。在收集证据时注意方式方法,确保证据的真实性、合法性和关联性。证据的真实性指的是证据必须是客观存在、经得住事实和科学查证、检验的事实材料。证据的合法性指的是证据必须是依法收集和依法查证过的事实,并且具有特定的表现形式。证据的关联性指的是证据与特定事实之间存在内在联系,并且能够证明特定事实的全部或部分。在医疗纠纷诉讼案件中收集和提供的证据需同时具备以上三个特征,否则就不能作为证据使用。

病历是处理医疗纠纷、司法办案的重要法律依据,应注意保持其原始性、真实性,规范病历的书写、保管、使用,并检查病历的完整性,查验是否存在丢失、被破坏等现象。将收集的病历等客观证据及时交由医务科保管,并做好现场实物和病历等证据的封存。在司法部门调查取证时,积极配合其开展工作,将证据如实地交给司法部门,不得擅自修改、隐匿、伪造证据,并对提交的证据进行记录。

> **知识点**
>
> 《中华人民共和国民事诉讼法》规定:医疗纠纷诉讼案件中的证据主要包括以下几种:①书证,是指以其内容来证明待证事实有关情况的文字资料;②物证,是指能够以其存在的形式、内在属性、外部特征证明待证事实有关情况的物品或痕迹;③视听资料,是指通过录音、照相、录像、计算机及其他电子方式记录的信息来证明待证事实的有关情况资料;④证人证言,是指证人就其所感知的案件情况向法院所做的陈述;⑤当事人陈述,是指当事人在诉讼案件中就有关案件的事实情况向法院所做的陈述;⑥鉴定结论,是指鉴定人接受委托或聘请,运用自己的专业知识或技能,对案件中某些专业性的问题进行分析、判断后所作出的结论性意见;⑦勘验笔录,是指对勘验活动过程及所发现事实的客观描述,是对与案件有关的场所、人员、物品、尸体等进行观察、检验后进行的记录。

【相关法律法规】

《医疗事故处理条例》第八条:

医疗机构应当按照国务院卫生行政部门规定的要求,书写并妥善保管病历资料。

《中华人民共和国侵权责任法》第七章第五十八条:

患者有损害,因下列情形之一的,推定医疗机构有过错:

(一)违反法律、行政法规、规章及其他有关诊疗规范的规定;

(二)隐匿或者拒绝提供与纠纷有关的病历资料;

(三)伪造、篡改或者销毁病历资料。

《中华人民共和国侵权责任法》第七章第六十一条:

医疗机构及其医务人员应当按照规定填写并妥善保管住院志、医嘱单、检验报告、手术及麻醉记录、病理资料、护理记录、医疗费用等病历资料。患者要求查阅、复制前款规定的病历资料的,医疗机构应当提供。

《医疗纠纷预防和处理条例》第二章第十五条:

医疗机构及其医务人员应当按照国务院卫生主管部门的规定,填写并妥善保管病历资料;任何单位和个人不得篡改、伪造、隐匿、毁灭或者抢夺病历资料。

《医疗纠纷预防和处理条例》第四章第四十七条:

医疗机构及其医务人员有下列情形之一的,由县级以上人民政府卫生主管部门责令改正,给予警告,并处1万元以上5万元以下罚款;情节严重的,对直接负责的主管人员和其他直接责任人员给予或者责令给予降低岗位等级或者撤职的处分,对有关医务人员可以责令暂停1个月以上6个月以下执业活动;构成犯罪的,依法追究刑事责任:

　　……

(四)未按规定填写、保管病历资料,或者未按规定补记抢救病历;

(五)拒绝为患者提供查阅、复制病历资料服务;

(六)未按规定封存、保管、启封病历资料和现场实物。

　　……

案例三

曹某，男性，65岁，某天外出时，发生交通事故。伤者入院时，神志不清，伴有烦躁、呕吐等症状，生命体征平稳，初步诊断为双侧额颞骨骨折，右侧胫骨骨折，轻微脑震荡。患者住院期间，由于患者家属因与肇事司机就赔偿金额未达成协议，患者家属将肇事司机告上法庭。肇事司机委托代理律师向经治医生了解患者病情，医生在查验律师工作证件、患者委托书等相关证件后，热情接待并认真回答了律师的提问，对律师说："我认为，车祸本身对患者造成的伤害并不大，经过有效治疗很快就可以恢复，但经多科室专家会诊后发现，该患者有冠状动脉粥样硬化性心脏病、肺气肿、肾功能不全等基础疾病，治疗起来就比较麻烦了"。律师问："我可以看一下患者病历吗？"医生说："可以"。医生将患者的病历资料递给了律师，律师仔细翻看了病历的全部内容，又问："那患者何时可以出院？"医生说："我估计还要治疗20天左右吧，不过应该没什么大问题"。随后，律师将从该医生处获取的信息进行整理，整理出的材料在与患方诉讼案件中成为了对其有利的证据。

【问题】

1. 上述案例中，医生的言行是否妥当？

2. 在与司法部门进行沟通时，应注意什么？

【解析】

ER-10-4-1
司法部门沟通
（视频）

该案例中，医生配合律师了解患者病情的态度是值得肯定的，但其言行是欠妥的。医生与律师交谈时，用了"我认为""我估计"等个人主观色彩较浓的词语，且其将多科室会诊意见毫无保留地向律师叙述及将患者病历资料交给律师查看的做法是不恰当的。医务人员在参与司法部门沟通时，应注意以下的技巧。

1. 问题要听清，作答应严谨　在该诉讼案件中，医生作为第三方人员，应当本着中立、公正的原则向案件中利益相关方及其代理律师负责任地提供其想要了解的客观情况，且应在相关规定允许的范围内进行客观叙述。患方委托代理律师在进行调查取证时，总会通过各种方式向当事医生获取其认为有利的证据，因此，当事医生应当在对方询问时认真倾听其问话内容，仔细甄别其问题是否具有诱导性、隐蔽性，认真思考后，作出严谨回答，对不确定、不清楚的问题绝不能贸然作答。

2. 证据分主观和客观部分，回答需选择　对方想要获取的资料主要包括两个部分，即客观性病历资料和主观性病历资料。主观性病历资料多反映的是医务人员对患者疾病及诊治情况的主观性意见，不同的医生对同一患者疾病诊断、病情发展等可以得出不同的结论，甚至是截然相反的观点。因此，在代理律师进行调查取证时，当事医生可对涉及患者客观性病历资料进行客观回答和叙述，对涉及患者主观性病历资料内容，可以不做主观推测回答，避免引起不必要的歧义。

3. 客观表述，不添主观色彩　在分清问题的性质，明确是否应当给予回答之后，对可以回答的问题，应坚持实事求是的原则，客观表述实际情况，不添加个人主观色彩，不发表无事实依据的个人观点，不妄加评论，不做猜测。

知识点

客观性病历资料主要是关于患者症状、体征、病史、医嘱、各种检查结果的记录，包括患者进行手术、特殊检查或治疗时向患者说明情况或患者及家属签字的医学文书资料。主观性病历资料主要是医务人员在医疗活动中通过对患者症状、体征、病情发展、治疗过程等进行观察，并结合辅助检查结果进行综合分析、讨论并提出自己的治疗意见等而记录的文书资料，包括上级医生查房记录、病程记录、会诊记录、疑难病例讨论记录、死亡病例讨论记录五类。

案例四

张某，女，25岁，4月10日在乡镇卫生院待产，产前检查一切正常。次日上午出现分娩迹象，进入产房1小时后，产妇及胎儿双亡。事后，死者家属一致认为，是卫生院未能及时采取有效措施才会导致张某及胎儿死亡，院方应该承担一切医疗后果。院方认为张某的死亡是羊水栓塞所致，院方没有医疗责任。死者家属不服，于当晚集结本村村民冲进卫生院，并打伤数名医生和护士，还将死者灵堂设在卫生院门口，场面一度失控。该镇人民调解委员会组成工作小组，前往现场开展纠纷调解工作。由于错过尸检的时限，使得双方矛盾进一步激化，调解小组工作陷入僵局。4月14月，患者家属同该村40余名居民到区委、区政府及市委、市政府上访，要求院方赔偿死者家属100万元。为防止事态进一步扩大，区政府领导、该镇领导等亲临现场指导，认真接待上访群众，听取群众的诉求后，迅速成立以该区司法局为主，其他各相关部门为辅的医疗纠纷调解小组。调解小组一边调查取证，一边安抚死者家属，在不断的努力下，死者家属同意选出4名非亲属的乡邻作为代表与院方进行协商。最终，院方负责人与死者家属达成最终协议，院方五日内赔偿死者家属人民币6万元，丧葬费5000元，共计65000元。

【问题】

人民调解委员会对整个事件的发展起到了什么作用？

【解析】

在本案例中，人民调解委员会及时介入医疗纠纷，稳定医患双方的对立情绪，制止当事人的过激行为，有效控制了混乱局面，避免了矛盾的进一步激化。在整个人民调解委员会的调解过程中，医疗纠纷调解小组在坚守法律底线的同时，以人性化调解为大前提，充分考虑和体谅死者家属的心情，听取死者家属的心声，力求医患双方可以在一个缓和的环境下进行协商。

自2010年以来，各地区先后建立了既不属于任何行政机构，又独立于医患双方关系的第三方专业性调解组织——医疗纠纷人民调解委员会。作为中立第三方，它为医患沟通搭建了平台，同时调解速度及时快速，公平公正，为医患纠纷提供了另一种选择。

【相关法律法规】

《中华人民共和国人民调解法》第四章第十七条：

当事人可以向人民调解委员会申请调解；人民调解委员会也可以主动调解。当事人一方明确拒绝调解的，不得调解。

《中华人民共和国人民调解法》第四章第二十条：

人民调解员根据调解纠纷的需要，在征得当事人的同意后，可以邀请当事人的亲属、邻里、同事等参与调解，也可以邀请具有专门知识、特定经验的人员或者有关社会组织的人员参与调解。

第五节　媒　体　沟　通

在这个信息化的时代，人们通过各种媒体渠道了解大量的最新的国内外新闻，由于医院、医生与老百姓的生活密切相关，并且医学学科具有特殊性，医院成了媒体关注的焦点。医院主动加强与媒体的沟通，向公众传达医院相关信息，可以让百姓了解真实的医院和医生，消除大众对于医疗机构及医务人员的误解。同时，医院的态度直接影响媒体的态度，在医院与媒体建立起顺畅的沟通渠道后，媒体在接到公众关于医院的举报投诉后，会主动与院方联系确认实情，遏制谣言的传播，减少假新闻、"坏"新闻的产生，即使医院的确在工作中存在问题，也能通过与媒体搭建的渠道及时发布权威信息，做好危机公关。

案例一

患者程某，男性，70岁，因患恶性肿瘤合并严重肺心病住院，80天后病故，住院期间患者的各项检查治疗费用高达200多万元。家属在核对账单时发现，医院的治疗方法及收费存在许多不合理的地方，在向医院相关部门投诉无果的情况下，死者家属向媒体曝光了此次事件。

记者首先找到了患者的主治医生李某。李某说："患者当时情况危急，家属要求我们不惜一切代价进行救治，我们采用了许多进口药物，并安排患者住进医疗设备最为先进的心外ICU，真要仔细算起来我们根本没有多收钱反而是少收了。"记者接着询问账单中一天之内输血费收了94次是不是意味着输了94袋血时，李某回答："我不太清楚这个情况，你要问输血科的人。"记者随后找到输血科护士长，护士长表示自己也记不清楚,输多少血都是按照医嘱来执行的。当记者又找到 ICU 病房的丁主任了解收取输血费 94 次究竟是什么情况时,丁主任表示:"94 次是领出来的量,因为这个患者他输血量非常大,有的时候医院血浆非常紧缺,我们为以防万一,先领出了部分备用。"接着,记者找到了输血科主任核实,输血科主任说:"这个情况是不可能的,病房没有保存血液这个条件,我们都要求分次取。"

最终,经过有关政府部门的调查,医院并不存在乱收费的现象,账单上的问题主要是医院计算机系统故障导致。但在采访中,医院各方自相矛盾、推卸责任的说辞,不仅没有解决问题反而引起了公众强烈的不满,使医院遭受了重大损失和极其恶劣的负面影响。

【问题】

1. 上述案例中,医生的做法存在哪些问题?

2. 当医院遇到危机情况,医生应如何与媒体沟通?

【解析】

当医院遭遇危机事件,我们要正确认识到与媒体的沟通并不是威胁,而是一次机会。掌握好与媒体沟通的原则技巧,化被动为主动,是处理好与媒体关系的根本办法。要注意的是接受媒体采访的医生必须了解清楚事件的原委,同时要服从医院的统一安排,如果不是医院指定信息发布人,不得随意向媒体发布信息,若一些无效信号不当传播,反而会给医院带来更多的负面影响。本案例中,医生在面对记者的提问时仅从个人、各自科室角度出发,致使回答漏洞百出,给记者呈现出相互推诿、不负责任的形象,采访中多消息多渠道的状况导致医院不仅彻底失去了提供信息的主动权,而且容易误导社会大众医院存在问题并想加以隐瞒。媒体曝光对于医院已是一次重创,在接受记者采访时的态度则再一次加深了该事件对于医院的损害。以下是在接受媒体采访时需遵循的原则:

1. 重视媒体,摆正态度 媒体是社会舆论的传播者,要想在公众眼中树立良好的医院形象,必须先争取传播者的理解,真诚的姿态更容易使媒体感觉到被尊重,沟通也会更加有效。在与媒体的沟通中切忌大门紧闭,拒绝采访;沉默不语,无可奉告;不顾事实,苍白辩解;同时要牢记,你所代表的,绝不仅仅是你个人或是科室、部门,你所表达的一切,都可能会被媒体解读为医院的态度,因此要有大局意识,不能将责任向其他科室推诿,或是在不够了解事件缘由、经过的情况下发表个人的推测。要热情对待媒体,但发布的信息必须是存在的事实,尽量不涉及个人的观点和态度,以免让媒体产生误读。

2. 注重内部沟通,保持统一口径 遇到突发问题,当事医生一定要及时上报,医院要第一时间组织进行内部商议,由指定新闻发言人对外发布信息,在这之前医生尽量不要单独面对媒体,做到只有一个声音面对媒体,有效避免对外声音的不清晰或自相矛盾。需要注意的是,出于对新闻时效的追求,可能会有记者对医生不断追问甚至逼问,面对这种情况,当事医生一定要从容冷静,如"医院方面正在对事件进行调查了解,稍后就会发布最为权威的信息""您可以与医院宣传部门联系,他们正在全面了解相关信息,会及时向媒体发布"等语句进行应对。如果医生是事件第一当事人或主要责任人,无法避免正面的质疑,那么面对质问,切记要沉着应对,不能生硬拒绝或置之不理,可以"作为当事人,我也正在对这起事件进行了解,并将情况向医院汇报,很快医院方面就会发布最新消息,到时如果医院安排我接受采访,我会全力配合大家"之类的语句进行回应。

3. 掌握与媒体沟通的主动权 危机发生后,面对已经无法改变的事实,要掌握对外报道的主动权,与媒体进行富有成效的沟通,改变媒体和公众对已经发生事实的看法,及时止住谣言,减少危机事件对医院的影响。在接受采访前,一定要积极沟通,先了解媒体最想获取的信息和内容及相应的态度,这样既表现了沟通互动的良好姿态,又能做到知己知彼,争取了思考和应对的时间。在受访的过程中,不能一味地被动回答,避免媒体提出过于刁钻的问题不好回答,要主动引导,全面介绍,把最希望表达的信息完整无误地传递给媒体。

4. 态度积极负责,确保沟通内容真实客观 医生在与媒体沟通的过程中,首先要明确自己的立场,既要维护、展现医院的良好社会形象,又要体现对患者合法利益的关心保护。其次,要保证沟通内容的真实性,不说假话,不做罔顾事实的辩解。公众可以原谅失误,但不能原谅不认错,医生需要及时道歉并说明事件处理的进展,安抚民心。同时,说真话时也要注意技巧,不可不说,也不可多说,有时也可不全说,说话要经过雕琢,避免歧义。在接受记者当面采访时,一定要控制好自己的情绪,语速适中,不能过于激动,也不能显得轻松,不需要刻意微笑,平静大方即可,因为有时面部表情也可能被媒体误读。

知识点

接受记者采访时需要遵循的原则：①采访前了解记者的采访安排，充分做好调研和准备，拟定1～3个重点；②采访过程中占据主动，掌控访问流程；③对待记者要热情冷静，有礼貌，有耐心；④语言简单清晰，回答问题简洁明确，不言其他，不说行话、套话；⑤不说"无可奉告"，不说谎、不猜测、不发表个人观点；⑥听清问题，认真思考，不要盲目作答，以免被误导或发出错误信息。

面对记者的问题牢记"kiss"原则，即"keep it simple and stupid"，一定要简单清楚地说清问题，不要翻来覆去，不要说行话、套话、没有内容的话，保证记者能够准确把握你要表达的真实意思。遇到不清楚的问题不要说"无可奉告"或随意猜测，照实对记者说"这个问题我并不清楚，了解到具体情况后我再回答你"，或者"我认为现在谈论这个问题是不合适的"。

案例二

春节期间，某市高速路上发生一起特大车祸，国内众多媒体十分关注车祸的有关情况，记者们纷纷赶往事故现场及医院了解情况。

当救护车持续送来新伤员的时候，记者们上前拍照记录医生的紧张救援，立马遭到医生的阻拦："你们哪来的，有什么好拍的，让开让开！"为了尽快掌握第一手真实情况，记者试图采访相关责任人，但其回应："谁让你们来采访的，快出去，不要妨碍我们抢救伤员！你们再不离开，我就喊保安动手了！"当记者想了解患者的救治情况时，一位自称"张主任"的人对前来采访的记者大吼并安排另一名医生将记者们带到了医院大厅，记者们询问该名医生："现在这些伤员伤势怎么样？"他回答："我没有义务告诉你们，快点走，不然我喊保安赶你们了！"接下来的几天，多家媒体来到医院了解病员伤情，均受到了阻拦与拒绝。

事后，各家媒体都对该医院阻挠、拒绝记者采访的行为进行了抨击，认为新闻媒体是公民实现知情权的主要渠道之一，记者的采访权是一种社会公共权利，医院的行为是对公民知情权等基本权利的剥夺。在这场事故救援中，虽然该医院迅速采取应对措施，医务人员细心护理伤员、紧张研究医疗方案，伤员都得到了及时有效的救治，但因医院对待媒体的态度存在问题，医院在媒体及公众面前树立了极其不好的形象。

【问题】

1. 在上述案例中，医生的行为存在哪些问题？
2. 面对记者的采访，医生应如何处理？

【解析】

本案例反映的是在社会热点新闻下，记者本是想要了解交通事故的相关情况，后因医生的拒绝采访，而演变为对医院剥夺公民知情权的声讨。医院与媒体应该建立起互利共赢的关系，医院配合媒体的采访，媒体客观真实地记录医院的行为措施，引导公众对医院及医护人员树立正确认识，为医院树立良好的形象。在上述案例中，当医生在忙碌中受到记者采访时，应礼貌地向记者说明现在不方便回应，稍后院方会有负责人与大家沟通。院方在不影响医院救治活动的前提下，应及时派出人员向记者介绍伤员受伤和医治的情况，引导记者拍照录像。

社会新闻是指以社会伦理道德为基础对现代社会解析，反映生活、问题、现象，有深度、有教育、有传播意义的事实新闻报道。医院是与生老病死息息相关的场所，时常会发生公众关注的社会热点新闻，医务人员学会与媒体打交道非常重要。

首先，遇到媒体采访或拍摄，需要求记者持有效证件或单位介绍信与相关负责部门联系，经上级领导同意后方可接受采访；要注意个别记者为了追求新闻效应，不表明记者身份，以患者伤者家属、亲戚、朋友的名义进行询问甚至是套问，需要警惕。对于重大抢救、灾难事故及涉及刑事犯罪的事件，对外发布新闻或通报信息的权限必须高度集中，当事医生必须第一时间向上级领导部门汇报情况，再由医院上报上级卫生主管部门和相关政府部门，经过政府部门对于事件内容及发布时间的审核与授权，医院方可指派专人接受记者采访和发表谈话。当事医生若遇媒体采访，可向其说明医院稍后会就此事件召开新闻发布会，到时会安排媒体记者采访；涉及医疗纠纷的采访，在没有调查清楚事件之前不接受采访，但不能生硬拒绝，要向记者解释清楚，并表示将对事件进行了解，展现出无论责任在谁，医院都将积极负责、绝不推诿的良好态度；由于社会纠纷引发的医疗事件，患者家属邀请记者采访或记者强行要求采访的，医务人员要将患者的救治摆在第一位，同时要向患者家属及记者明确表示若因采访而影响治疗导致的后果由其承担责任。

其次，在采访过程中，医务人员要注意自己的形象，对待记者有礼有节、热情大方，事前准备好采访内容，向媒体传递医院的正面形象，并尽可能让其真正了解医疗行业的特殊、医学科学的现状及医务人员的艰辛等，争取获得理解与支持。面对记者的提问，要针对医学原则和客观事实，作出表述准确、逻辑严谨的回答，可以与记者谈论一些医学常识、发展规律等经得起推敲的信息，但要避免对不了解的情况随意下结论。

知识点

1. 回答敏感问题

(1) 搭桥法："我不知道……我所知道的是……"

(2) 反问法："您是从哪里得到这种说法的？我对此并不清楚。"

2. 重申重点

(1) 桥接法：当记者把问题引向别的方向时，可以通过以下这些话，把采访拉回你想说明的核心问题，如"不少人对这个问题有类似的误解，但真相是……"

(2) 重复法：为确保记者选择恰当的内容，可以适当重复你的要点，集中宣扬你最想表达的信息，如"需要着重强调的是……"。在与记者沟通中，不仅要申明你的要点，同时还要告知记者你所想强调这一点的原因和它在事件中所起的关键作用，从而使得记者自然而然并准确无误地接收到你所想传达的信息。

3. 回答攻击性问题 当面对记者提出一些攻击性问题时，首先要保持冷静，切记不要用言语回击甚至与记者发生冲突；其次，态度要坚定，如果事情是子虚乌有、道听途说的，一定要加以更正，如"这是不可能的，实情是这样的……"。如果记者提出极端假设情况，可以拒绝作出回答："对于不可能存在的假设，我无法回答你。"

案例三

张某是一名刚刚参加工作的医生，看到身边的朋友都开通了微博，自己也追随潮流开始在微博上传播一些医疗知识，为患者答疑解惑，同时经常与网友分享工作中的趣事。由于张某语言生动犀利、活泼幽默，其微博受到了众多患者和网友的关注，粉丝数量一路飙升。一天，张某在微博上有感而发，指出国家基本药物目录"不好使"，多种药物不适用，且未能覆盖一般的常见病、多发病等。微博一出，立马引来大批网友的回复转发，纷纷吐槽基本药物制度，指责国家改革了半天改不到实处。鉴于这条微博在网络上引起的热议，多家媒体也争相采访报道此事，"微博红人痛批国家基本药物制度""知名医生揭露基药黑幕"等标题纷纷见诸报端，一时之间，张某和医院都被推到了风口浪尖。院领导为此事对张某进行了一番批评教育，但在张某看来，自己只是在微博上发表个人的观点，公众享有言论自由的权利，因此依旧在微博上记录工作生活中的各种事情。后来，张某在工作中碰到一例罕见病例，觉得很有交流学习意义，就将其个人信息、病情、用药情况、治疗效果等信息发到了微博上。碰巧该名患者看到了这条微博，认为张某的行为侵犯了其隐私权，将张某告上了法庭。

【问题】

1. 上述案例中，张某的行为存在哪些问题？

2. 医生应如何利用网络媒体进行沟通？

【解析】

微博、微信作为新型的沟通工具，具有发布便捷、传播速度快、信息量大、成本低廉等特点。但由于目前国家对网络监管制度的缺失，网民缺乏对网络信息的鉴别能力，很多人会利用

100501

ER-10-5-1
媒体沟通（视频）

微博、微信制造舆论，造谣生事，传播虚假消息和谣言猜测。医务人员在微博、微信上发表个人观点时，要考虑到自己的言论代表的不仅仅是个人，而是整个医院。同时，对于某一制度或事件的思考一定要全面客观，不要过于偏激，用语要谨慎避免歧义，以防止他人歪曲自己的观点，夸大事实，引起舆论压力，给医院造成负面影响。

本案例中，张医生在微博中的较高人气已使得他的言论具有较大的影响力，此时，张医生虽然只是对基本药物目录发表了个人的看法和意见，暂不论其观点的客观公正，但大量不知实情的网民会完全接受他的观点，甚至难免会有一些人捕风捉影、添油加醋、制造舆论，进而给医院带来负面影响。同时，张医生通过微博，将患者的病情、个人信息公布于众，不论其目的是否为用于学术讨论，都已构成了对患者隐私权的侵犯。

> 知识点
>
> 　　医务人员在微博、微信上讨论患者的病情、治疗方案时，不能发布有可能辨识出患者真实身份的相关信息，特别是不能发布患者的面部照片和足以泄露患者真实身份的特定病情状况的照片，否则无论是否出于学术讨论的目的，都已对患者构成了侵权。若侵权行为未给患者带来严重影响，侵权者需要承担停止侵害、恢复名誉、消除影响、赔礼道歉等民事责任。

【相关法律法规】

《中华人民共和国执业医师法》第三章第二十二条：

医生在执业活动中履行下列义务：

（一）遵守法律、法规，遵守技术操作规范；

（二）树立敬业精神，遵守职业道德，履行医生职责，尽职尽责为患者服务；

（三）关心、爱护、尊重患者，保护患者的隐私；

（四）努力钻研业务，更新知识，提高专业技术水平；

（五）宣传卫生保健知识，对患者进行健康教育。

《中华人民共和国侵权责任法》第七章第六十二条：

医疗机构及其医务人员应当对患者的隐私保密。泄露患者隐私或者未经患者同意公开其病历资料，造成患者损害的，应当承担侵权责任。

《医疗机构病历管理规定》第一章第六条：

医疗机构及其医务人员应当严格保护患者隐私，禁止以非医疗、教学、研究目的泄露患者的病历资料。

（王　珩）

推荐阅读资料

[1] 殷大奎, BENJAMIN C B. 医患沟通. 北京：人民卫生出版社, 2006.

[2] 杨连忠. 医患沟通是解决医疗纠纷的有效途径. 中医药管理杂志, 2010, 18（7）：631-632.

[3] 王锦帆, 尹梅. 医患沟通. 2版. 北京：人民卫生出版社, 2018.

[4] SILVERMAN J, KURTZ S, DRAPER J. 医患沟通技巧. 2版. 北京：化学工业出版社, 2009.

[5] 董关鹏. 医院院长媒体关系手册. 北京：清华大学出版社, 2007.

[6] 陈志华. 医疗纠纷案件律师业务. 北京：法律出版社, 2007.

[7] 姜波, 朱猛, 田锦屏. 与临终患者的护患沟通技巧. 实用全科医学, 2008, 6（6）：552.

[8] 张鹭鹭, 王羽. 医院管理学. 2版. 北京：人民卫生出版社, 2014.

第十一章 医疗实践中的多方沟通

第一节 医师之间的沟通

医院内的沟通不仅包括医患之间的沟通，还包括医疗机构从业人员之间的沟通，如医生与医生、医生与护士、医护与医技之间的沟通。医疗工作的顺利进行依赖于各部门之间的团结协作，其中医务人员之间的沟通是其重要保障，也是预防、减少医疗纠纷不可或缺的重要环节。

医务从业人员之间的沟通应以患者为中心、互相理解、互相尊重、平等合作、共同进步，同时应学习掌握正确的沟通态度和技巧，营造和谐的医疗氛围，从而让患者得到更好的医疗服务。

案例一

今天是王教授教学查房的日子，她带领多位副教授、主治医师、住院医师、实习同学来到 2 号病房 6 床的袁女士面前，袁女士是 3 天前因"不明原因发热"入院的。

首先是住院医师小李汇报病历。紧接着王教授便询问起患者病史，同时皱着眉头，非常不满地问道："这是谁写的病历啊?!"

小李惴惴不安地小声说道："我写的，教授。"

王教授："连病历都写不好，基本功都不扎实！患者近半年关节胀痛伴全身乏力，你当时问了吗？写了吗？作为住院医师，刚开始工作就这么不认真，以后谁敢找你看病？"

小李："教授，对不起，我会改正。"

王教授："另外，为什么用抗生素啊?! 都不动动脑子，就随便下医嘱吗？发热就要用抗生素吗？不懂为什么不问问上级大夫?!"

这一系列的"为什么"把李医生问得脸通红，低头说道："王教授，不好意思，我以后一定注意。"

此时的袁女士也已经一脸不满，转过头去嘀咕道："我说怎么花了这么多钱，但是一点都不见起效，原来是把我当'小白鼠'啦！"

接下来的几天，2 号病房的患者对李医生都半信半疑，小李也对工作产生了消极情绪。但经过积极调整心态，诚恳地与患者沟通，小李最终又重获患者的尊重和信任。

【问题】

1. 提出案例中存在的问题。
2. 作为一名住院医师，应该怎样面对上级医生的批评？

【解析】

本案例中，上级医生的做法欠妥当。上级医师有责任和义务指导下级医师，纠正其在诊疗过程中的不妥，帮助其提高业务水平。在本案例中，上级医生王教授履行了指导下级医师的职责，但没有注意场合、方式，不应在患者在场的情况下指责下级医师。这样一方面容易导致患者对医师不信任，从而引起医患矛盾，同时也容易引起下级医师对上级医师的不满，从而产生抵触心理。

作为一名年轻医生，小李在受到上级医生批评的时候，尊重上级医生的意见和建议，态度诚恳，并积极调整心态，选择正确的态度和方法面对患者的质疑，最终得到了上级医生和患者的认可。

从这一案例中可以看出，正确的沟通方式，不仅能够让医师之间增进了解、共同承担压力和困难，消除不满情绪，而且能够避免引发医患矛盾。

案例二

徐医生："李医生,今天晚上你值夜班吗?"

李医生："嗯,是的。"

徐医生："麻烦你关注一下监护室14床,患者是位59岁的男患者,怀疑肝脏肿瘤伴远处转移,既往糖尿病、高血压病史多年,从昨天开始出现心衰,夜间有病情变化,对症处理吧。"

李医生："哎,好吧,晚上又睡不好了,我这命真不好!"

晚上10:00,护士小伊测完血糖后给李医生打电话："李医生,14床血糖20.5mmol/L,现在每天都用胰岛素,最近几天血糖控制得挺好的,今天不知道为什么这么高。您过来看看吧?"

李医生满腹牢骚地说道："我刚躺下,不早点说呢?让我做仰卧起坐呢?!你是不是从滴着液体那一侧手尖测的?"

护士小伊稍有不悦地说道："这点常识我还是有的,李医生,患者突然血糖这么高,家属也比较着急,您还是过来看看吧。"

李医生直接把电话一挂,嘟嘟囔囔地来到14床旁,头也没抬地问道："你今天晚上吃的什么东西?怎么血糖这么高?"

患者女儿："我爸爸从昨天开始就吃不下东西了,所以今天给他加了这袋液体,说是补充能量的。"

李医生抬头一看是袋卡文(脂肪乳氨基酸葡萄糖注射液),说道："噢,卡文里都没有加胰岛素啊,血糖不高才怪呢。"

患者女儿："啊?!大夫怎么能这样呢?知道我爸爸血糖高,怎么还不加胰岛素呢!真是太不负责任了!"

李医生没有安抚患者及家属,来到护士站对小伊说："现在往剩下的卡文里加10IU胰岛素,然后给患者用上胰岛素泵就行了。"

护士小伊："李医生,那胰岛素泵怎么用,用到什么时候?"

李医生瞟了小伊一眼,说道："你之前没用过啊?这么简单的问题还问我,我都下到医嘱上了,待会给患者抽个血。结果没问题就别再叫我了。"

小伊对李医生很无奈地说道："你是医生,不问你问谁啊?我不叫你,患者出了问题是你的责任还是我的责任啊?!"

3小时后,14床血糖降到了14mmol/L,血酮体也未见异常。

第二天早上徐医生一到病房就被患者家属围住,好一顿质疑责备。

【问题】

1. 上述案例中存在哪些问题?

2. 如何积极有效地与同级医生和患者及其家属进行沟通?

【解析】

本案例中,李医生作为夜班医生,本应积极处理患者夜班期间发生的任何情况,做好与护士、患者及其家属的沟通交流工作。但李医生却以消极的态度应对,而且在发现了徐医生的医疗失误后,没有选择首先与徐医生沟通,而是在患者面前指出徐医生的错误。导致患者及家属对徐医生的不信任,在引发医患矛盾的同时,也会造成同事关系紧张。

作为同级医生,李医生和徐医生的关系是平等的,双方应该互相尊重、相互支持、协作共赢。同时,同级医生间不能随便训斥、指责他人,当发现对方工作中的失误,应该及时告知,积极补救,切忌在患者面前互相拆台。

案例三

王大爷因为腰椎间盘突出入住骨外科,入院后发现血压很高,无法立即手术。

住院医师孟医生查房看过王大爷后,说："王大爷,您现在血压太高,这样手术风险比较大,我们需要先请心内科来会诊,等血压控制好了,咱们再安排手术。"

王大爷："好的,听医生的。我在家吃着降压药,血压控制得也不好。"

孟医生："没事,我们给您请心内科来会诊,人家专业,给您出个方案。"

随后,孟医生将王大爷的管床医生小夏叫到旁边,说道:"小夏,5床王大爷,血压这么高,入院后是不是就要尽快请心内科会诊啊?现在住院都4天了,等会完诊,血压控制下来,1周又过去了。这不仅延长了患者的住院天数,增加了住院费用,患者对我们也会有意见。"

夏医生："嗯,孟老师您说的对,是我工作不到位。我现在就给心内科会诊医生打电话,看能不能先来给王大爷会诊。"

夏医生拨通心内科会诊医师的电话:"您好,请问是心内科彭医生吗?我是骨外科。想麻烦您件事情,我们一位患者血压很高,前几天忘记给他申请会诊了,我们想尽快给患者安排手术,您如果有时间的话,今天能来看看这位患者吗?谢谢彭医生。"

心内科彭医生："噢,我这会在查房,查完房我尽早过去,好吧?"

夏医生："嗯,好的,谢谢彭医生!"

【问题】

1. 提出案例中体现的沟通技巧。

2. 如何积极有效地与下级医生进行沟通?

【解析】

ER-11-1-1
医师之间的沟通
(视频)

在本案例中,孟医生在发现小夏工作中的失误后,客观地指出了问题,而不是一味地责怪。同时在与小夏的沟通中,避开了患者和其他医生,从而避免引起患者不信任小夏。另一方面,小夏在孟医生指出其失误后,诚恳地承认工作不足,并积极解决问题,尽可能减少了患者的损失。

上下级医师的沟通中,上级医师对待下级医师应温和而不失严肃,注重倾听,根据下级医师不同的性格特点,选择合适的沟通方式。在指导下级医师的工作中,应多给予鼓励,提高下级医师工作的积极性。在下级医师的工作出现纰漏时,应该从指导的角度出发,合理地指出问题所在。而下级医师与上级医师一起工作的过程同时也是一个学习的过程,应以谦逊的态度接受上级医师的指导甚至是批评,并加以改正。

知识点

1. 与上级医师沟通的原则

(1)尊重上级医师,当与上级医师的意见有所差异时,下级医师应该选择接受意见,并选择恰当的方法表达自己的建议。

(2)对于工作的实际情况,应以报告、建议、谈话的形式主动向上级医师报告,使上级医师能及时地了解下级医师的想法及意见。

(3)工作态度应积极,主动分担上级医师的压力。若受到批评时,应该谦虚接受批评,并及时改正。

2. 同级医师间沟通的原则

(1)同级医师间的关系是平等的,互相尊重是同级医师建立良好沟通关系的基础。因此应该尊重各自意见和工作,不能随便训斥、指责他人。

(2)同级医师工作的共同目标是维护患者的利益,因此应该相互理解信任、分工协作,为对方的工作提供支持和帮助,更好地为患者服务。

(3)同级医师在不断进取和自我完善的基础上,应相互学习,取长补短,实现共同提高;同时,对待对方工作中的失误,应该及时告知,相互支持,形成良性的协作关系。

3. 与下级医师沟通的原则

(1)平等对待,宽严相济:对待下级医师要谦逊有礼、温和而不失严肃,根据下级医师各自的特点,选择不同的沟通方式。

(2)注重倾听,积极回应:以开放的心态听取下级医师的意见,尝试了解下级医师的立场,积极地给予回应。

(3)经常给予鼓励:对下级医师工作中的成绩,一定要多予以表扬、鼓励,提高下级医师的自信心。

　　（4）以指导为目的进行批评：批评下级医师时要客观，避免情绪化，应同时提出建议，避免打击下级医师工作的积极性。

第二节　与护理人员之间的沟通

　　医疗和护理是医院工作中两个相对独立而又密不可分的系统，虽服务对象都是患者，但工作侧重点不同。因此，和谐的医护关系是取得优良医护质量的重要因素之一。理想的医护沟通模式应该是医护之间能够交流、协作、互补，对于患者的信息能够及时地互相交流，对于工作能够相互配合、支持。

　　医护间的良性沟通不仅能够提高医疗护理质量和工作效率，更好地为患者的健康服务，而且能够增加双方配合的默契程度，减少差错事故的发生，规避医疗行为中的风险。在医疗活动中，医护双方要做到相互尊重、相互信任，坚持协作、谅解、制约、监督的沟通原则，并且掌握在医疗活动中医护间的沟通技巧和方式方法，才能达到医护间有效沟通的效果。

案例一

　　患者张女士，因腹痛、大便次数增多 3 年入院。曾多次行结肠镜、腹部 CT、血液及大便等检查，均未见明显异常，诊断为肠易激综合征。该患者性情敏感多疑，有轻度焦虑、抑郁倾向。她时常缠着责任护士问东问西，责任护士会向她介绍肠易激综合征的简单疾病知识及饮食、生活注意事项。主管医生查房时，患者询问了肠易激综合征的相关健康教育知识，当患者告知有些回答和护士的意见有分歧时，医生显得很不愉快，也很不耐烦，说道："我是医生还是她是医生？一个中专生小护士懂什么，净乱说！"之后，患者不再主动与护士沟通，最终护士得知了医生的话，与医生起了冲突，并报告科主任及护士长。

【问题】

1. 提出案例中存在的问题。

2. 如果你是这位医生，应该怎样与护士进行沟通？

【解析】

　　随着现代医学的发展、医学模式的转变，传统的主导 - 从属型医护关系已逐步被并列 - 互补型关系所取代。而在本案例中，主管医生仍然以"居高临下"的态度面对分歧，认为医生和护士二者之间是以医生为主导，根据患者病情下达医嘱，而护士则起着协助完成工作的作用，因此较少地去考虑护士的观点和想法，不仅没有尊重护士的工作，而且轻视和怀疑护士的专业能力，同时也影响了患者对护士工作的信任，直接破坏了医护之间的合作关系，并且对患者的心理和疾病康复造成了不良影响。

　　医生和护士虽然工作的对象、目的相同，但工作的侧重面和使用的技术手段不尽相同。医生和护士在医院为患者服务时，只有分工不同，没有高低之分。医疗和护理两者相互不能替代，缺一不可。医生的正确诊断与护士的优质护理相配合才能保证取得最佳医疗效果。医护双方要充分认识对方的作用，承认对方的独立性和重要性，相互信任、相互支持、相互配合。医生要理解护理人员的辛勤劳动，尊重护理人员，重视护理人员提供的患者情况，及时修正治疗方案，本着平等互助的态度关爱护士，配合护士。当护理人员在执行医嘱的过程中出现经验不足、操作不熟练等问题时，医生应该给予指导，帮助对方改进。但是要注意方式方法，在交换意见或讨论有关问题时应选择好地点，不应在患者面前互相指责，更不可幸灾乐祸，乘人之危，打击别人。

案例二

　　小李是今年刚毕业参加工作的护士，护理部让她前三个月先在手术室做器械护士。

　　今天第一台手术是髋关节置换术，手术医师是骨外科刘医生。手术开始前，小李主动跟刘医生打招呼："医生您好，我是这台手术的器械护士，这是我跟的第一台骨科手术，请您多指导。"

刘医生玩着手机头也没抬地应了一声。

手术开始后小李一直小心翼翼,担心自己出什么问题,但好在一切进展得很顺利。可是20分钟后,患者一处血管结扎线脱落,创面有些出血,刘医生有点着急,转过头来对小李说:"没看到出血了吗?不知道递个血管钳啊?麻利点!"

小李立即将血管钳递给刘医生,连忙道歉:"不好意思,医生。"

刘医生:"哎,你怎么给我3-0的线啊?你觉得合适吗?"

小李突然间有点手脚忙乱,赶紧将2-0的线递给医生并再次道歉。

刘医生:"你们护士长怎么安排的?什么都不会,就敢让她独立跟手术?这不是添乱吗?"

巡回护士小陶觉得刘医生说话有些不妥,便说道:"医生,小李是今年刚工作的,还不是很熟悉,您多教教她。之前普外科的医生都夸小李学得快呢。"

刘医生:"普外科?他们科的手术跟我们科的手术一个水平吗?再说,你们不提前好好学习,给我们打好下手,还得等着我们台上教你们。"

小陶:"刘医生,虽然您是手术者,但一台手术需要医生、麻醉师、护士齐心协力才能完成,您这样看不起我们,让我们觉得很不受尊重,这样影响我们之间的合作,最终可能会影响患者的治疗。"

刘医生也意识到自己刚刚说话欠妥当,于是便就自己刚才的行为道歉。

【问题】

1. 提出案例中存在的问题。

2. 如果你是这位医生,应该选择怎样的方式解决这一问题?

【解析】

在为患者服务时,医护只有分工不同,没有高低贵贱之分。医护双方应该相互尊重、相互配合,相互指导、共同提高。但在本案例中,刘医生首先对护士小李不够尊重,对其态度冷漠;另外当小李出现失误时,刘医生本应指出问题,并给予指导,帮助小李改进,但刘医生的表现却是责怪和贬低其工作能力,导致与护士间产生矛盾,影响了医护间正常的合作关系。

临床医生对手术室护士的角色期望是手术所需器械物件准备齐全,手术配合娴熟,能够及时发现病情变化。而另一方面,手术室护士对临床医生的期望不仅是手术操作规范,而且要尊重护理职业,关心支持护士工作。当彼此角色不能满足期望时,会导致冲突的发生,影响彼此间的沟通协作。在医护沟通中,医生首先应该转变观点,深刻认识到护理的重要性和必要性,只有这样才能把相互间的沟通、交流与配合变成一种自觉行动。当遇到问题时,医护双方都要克制个人情绪,沉着冷静。当遇到护理人员有处置经验不足、操作技术不熟练等问题时,医生应该在事后心平气和、善意地给对方指出来,并帮助对方改进。

案例三

小李前天受凉后咳嗽、咳痰、头痛。在家服用感冒药治疗效果不佳,便到医院门诊输液治疗。输注青霉素过程中突然出现心慌、寒战、大汗。当时考虑为青霉素过敏,虽然经过积极抢救,但仍没能挽救小李的性命。家属认为医院医生应该对此负全责。

小李妈妈:"我儿子在你们这里就因为一个感冒丧了命,我们来的时候好好的,你们医院哪是救死扶伤,是草菅人命啊!"

门诊王医生给小李开的青霉素,这时她很理直气壮地说道:"我当时问患者了,患者说没有过敏的药物,这点病历上都有记录。再说你这次是青霉素皮试阴性,我当然就开青霉素了。药物过敏有可能是皮试的时候判断错误,再者,药物过敏是非常凶险的,抢救不及时随时可能出现生命危险。所以这个事情肯定跟我没有关系啊。"

输液室马护士长说道:"皮试判断错误是不可能的事,我们对于皮试的判断都是非常谨慎的,并且这个患者我们先后3个经验丰富的护士看过,都觉得没有问题。再者我们是按照医嘱给患者打吊针的,在药物的配制过程中也没有任何问题,并且患者一发现不舒服,我们就立即给予积极有效的处理,所以我们在整个事件中是没有失误的。"

　　急诊室柳医生是小李的抢救医生，说道："患者出现了过敏反应，等送过来的时候已经出现休克了，我们急诊室积极抢救，没有耽误一分一秒。患者最后抢救无效死亡，我们也感到很遗憾，但是我们已经尽力了。"

　　小李妈妈："好好的人来看感冒就没了，你们都说不是你们的责任？"

　　马护士长："您的话不能这么说啊，那酒驾丧命的人还得让大马路负责任吗？我们输液室在整件事情中是没有一点责任的。"

　　李妈妈听到了这样的答复，非常生气："我们不管到哪里肯定要讨个说法。"

　　于是在你一句我一句中，事件失去了和解的机会，只能诉诸法律解决。

【问题】

1. 提出案例中存在的问题。

2. 作为临床医生，应该怎样处理这一问题？

【解析】

ER-11-2-1
与护理人员之间
的沟通（视频）

　　医疗、护理工作是医院工作中两个相对独立而又密不可分的系统。医生与护士是医疗工作的主要力量，因为服务对象相同，工作目标一致，所以医生和护士必须交换意见，反馈有关信息，此时及时沟通就显得尤为重要。

　　在本案例中，面对医疗意外，相关的医护人员并没有积极地解决问题，及时查找问题发生的原因，而是在患者家属面前相互推诿、相互指责。另外，在与患者家属的交流中，医护人员的态度十分强硬，完全没有照顾患者家属的感受。医护人员的这种行为只会导致问题进一步恶化，加剧医院与患方的矛盾，损害医院的利益。

　　在共同为患者服务时，医护人员必须真诚合作、互相配合，只有医生的正确诊断与护士的优质护理相结合，才能取得最佳的医疗效果。同时，在医疗工作中，医护之间应互相监督，这样就可及时发现和预防医疗差错的发生。一旦发生医疗差错，切忌互相推诿，要及时给予纠正，防止事态进一步恶化。

知识点

1. 医护之间的角色期望

（1）医生对护士的角色期望：医生期望护士能具有良好的医学、护理学、人文科学知识；具有娴熟的护理操作技术；理解医生的医嘱，并熟练迅速地执行医嘱；对患者进行科学的护理，及时发现患者病情变化；对医生的工作能提出治疗意见和建议。

（2）护士对医生的角色期望：护士期望医生要精通专业业务，具有高度的责任心；诊断准确，医嘱明确清晰；支持和配合护士工作，认识到护士工作的重要作用；尊重护士的工作，维护其工作尊严；医嘱执行过程中遇到特殊问题能给予帮助，指导护士提高专业水平。

2. 医护间的沟通原则

（1）互相尊重、互相理解：医护双方要充分认识对方的作用，承认对方的独立性和重要性，支持对方工作；护士要尊重医生，主动协助医生，认真执行医嘱；医生要理解护理人员的工作职责，尊重护理工作，重视护理人员提供的患者情况，及时修正治疗方案。

（2）相互配合，真诚合作：医生和护士在医疗服务中，只是分工职责不同，没有高低之分。医生的正确诊断与护士的优质护理相互配合是取得医疗成效的保证，两者相互不能替代，缺一不可。医护双方要相互信任、相互支持、相互配合，共同为医疗安全负责。

（3）互相监督、共同提高：医护之间应该监督对方的医疗行为，以便及时发现和预防医疗差错、事故的发生。当发现医嘱出现错误时，护理人员不能盲目执行医嘱，应及时与医生沟通，协助医生修改、调整医嘱。当护理人员在执行医嘱的过程中出现经验不足、操作不熟练等问题时，医生应该给予指导，帮助对方改进。

第三节 与医技人员之间的沟通

医技关系是医院内部医务工作者之间最主要的关系之一，主要指临床医疗科室与技术辅助科室之间的关系。随着医疗技术的发展和科学技术的进步，医疗辅助诊断仪器设备越来越先进，诊断技术越来越高，医技科室在疾病的诊断、治疗、预防中发挥着越来越大的作用，临床工作对医技科室的依赖也越来越多。因此，良性有效的医技沟通对推进准确诊断、减少漏诊误诊、及时诊治等方面都有着积极的作用。

长期以来，临床科室和辅助科室之间总是欠缺一些长效机制以形成制度化的交流，而且由于知识背景、研究客体的不同，医技之间的良性沟通存在着一定障碍。若想消除与医技人员的沟通障碍，则需要临床医师掌握在医疗活动中与医技人员沟通的技巧和注意事项，建立良性的互动，从而减少误解及矛盾，提高医疗工作的质量和效率。

案例一

王阿姨腹痛并黄疸1个月了，当地县医院建议她来省城医院看看。她和老伴坐了10小时的火车，早上6点就赶到了医院，终于有幸看上了专家门诊。

接诊的杨医生详细询问了患者的病史说："您以前有胆囊结石，当地医院的检查结果我看到了，您先去做个腹部CT吧。"

老两口交完费用，在CT室外等了2小时才被叫到。

负责做CT的技师一看患者的申请单，不解地嘀咕道："胆囊结石平扫最清楚，为什么要做强化呢？"

这句话被老两口听到了，非常不高兴，立即回去找杨医生："你为什么直接给我们开强化CT，人家CT室的人都说没有必要，你让我们多花钱，是不是有什么好处？不好好给我们看病，只知道开检查。"

候诊的患者都来看热闹，杨医生特别尴尬，解释道："根据你的症状，你需要做一个强化CT，平扫CT并不能明确诊断。如果平扫后再强化的话，多花钱、多吸收放射线不说，还浪费时间，今天就出不了结果了。我给CT室打个电话。"

杨医生："请问是CT室吗？我是消化内科门诊，您记得刚刚有个黄疸的患者去做腹部平扫+强化CT吗？因为患者既往有胆囊结石病史，我便在申请单诊断一栏里写胆囊结石，但这次我怀疑是胆总管占位，让您误会了。"

CT室刘技师："噢，不好意思，我不应该嘀咕那句话，造成不必要的麻烦。您让患者过来吧，我待会先给她检查。"

可是老两口并不听从杨医生的解释，无奈，只能给她先开平扫CT。

结果下午4点拿报告时，放射科的医生怀疑王阿姨患有胆管肿瘤，需要强化才能下结论。老两口只能再次去找杨医生开平扫后强化申请单，不仅多花了钱，而且第二天才能做。

【问题】

1. 提出案例中存在的问题。

2. 如果你是这位临床医师，会采取怎样的方法与医技师沟通？

【解析】

1. 临床医师和医技师间由于专业背景、关注角度的差异，在诊疗过程中难免产生分歧，只有通过积极有效的沟通，增进合作，才能消除分歧，共同提高。本案例中，刘技师在对医嘱存在质疑时，应主动将自己的疑惑反馈给临床医师，进行有效的沟通，而不是在患者面前表达对临床医师的质疑，以至于引发患者与临床医师间的矛盾。而杨医生在受到质疑后，积极地与医技师和患者解释其医嘱的必要性，有效地解除了与医技师间的误解。

2. 在临床工作中，医技师和临床医师必须明确自己的责任范围。医师面对的是患者及患者疾病的诊断治疗，医技师面对的则是仪器设备在检测患者某一部位或脏器时的数据和信息，由于各自工作环境不同，研究的客体不同，有时候得出的判断有些差异在所难免。为了更好的沟通，作为医生，在填写申请单时应该完整、清晰、规范地表达信息，以便临床技师能充分了解患者检查的目的及重点关注项目，同时，应该与医技科室充分沟通已经获取的病史资料、体格检查结果、特殊问题、申请检查的目的等,减少分歧的产生。

案例二

范医生每天下午上班的第一件事就是查看今天的化验单,当查到 6 床刘大爷 24 小时尿蛋白为"0"的时候,范医生很困惑,便去病房找到刘大爷:"刘大爷,您昨天留的 24 小时尿,是按照护士给您说的方法留取的,对吧?"

刘大爷:"是啊,我都留过很多次了,都知道该怎么留。怎么了,范医生?"

范医生:"没什么,您昨天 24 小时尿蛋白结果有点疑惑,我再跟化验室沟通一下。"

刘大爷:"好的。"

范医生来到办公室,拨通检验科的电话:"您好,请问是检验科吗?我是泌尿内科范××。我们 6 床刘××的 24 小时尿蛋白结果是 '0' 吗?"

检验科:"稍等,我查一下……您好,刘×× 今天 24 小时尿蛋白是 0。"

范医生:"这位患者是肾病综合征,4 天前 24 小时尿蛋白还是 4.5g,按理说尿蛋白不应该为阴性。我刚才问过患者了,他说留标本过程也没有问题。"

检验科:"这样啊?那我再查查我们检测的标本,一会儿给您回过去。"

10 分钟后,检验科打来电话:"请问范医生在吗?我是检验科。"

范医生:"您好,我是。"

检验科:"实在不好意思,是我们把患者刘×× 的 24 小时尿蛋白标本弄错了,已经给患者重新检测了,一会发到您的电脑上。"

范医生:"好的,谢谢您。"

110301

ER-11-3-1
与医技人员之间
的沟通(视频)

【问题】

1. 本案例中体现了哪些沟通技巧?

2. 作为临床医师,如何有效地与医技师沟通?

【解析】

在医疗工作中,医技师的工作出现一些纰漏是在所难免的。当面对这些差错时,重点在于如何及时地弥补纰漏,将患者的损失降到最低,而不是不负责任地一味指责医技师。在本案例中,范医生在发现化验结果与临床情况不符时,能够主动地与医技师沟通,提出疑问;而医技师对于临床医师提出的疑问也及时采取了应对措施。在两者的相互配合下,将患者的损失降到了最低。

无论是临床医师还是医技师,工作的目的都是为了患者服务,都应紧紧围绕以患者为中心的原则。面对一些与病情不符的检验报告及与历史结果差异大的检验报告,临床医师应该及时与医技师进行沟通,找出问题的根源,得出最准确的诊断结果。

知识点

1. 导致医技沟通障碍的因素

(1)角色差异:无论是临床科室人员还是医技科室人员,往往会因自我价值、定位等产生心理隔阂,造成人际关系的障碍。

(2)客体不同:临床医师面对的是患者及患者疾病的诊断治疗,医技师面对的是仪器设备在检测患者某一部位或脏器时的数据和信息,他们各自工作环境不同,研究的客体不同。

(3)知识面差异:临床科室与医技师的知识面侧重点不同,学科间相互了解不足可导致交流障碍。

2. 解除医技沟通障碍的途径

(1)临床医师方面:临床医师作为检测信息的发出者,表达的信息不完整、不清晰、不规范,一个偏倚的申请单将直接影响到检测方向,这是引起医患纠纷和导致医技关系尖锐化的最关键原因。临床医师在申请各种特殊检查时,需要与医技科室充分沟通已经获取的病史资料、体格检查结果、特殊问题、申请检查的目的等。

（2）医技师方面：医技师应准确认知自己的职责范围，给临床所提供的一切服务仅限于检查结果准确的保证，以及对结果普遍意义的解释；不可试图替代临床医师为某一具体病例作出最终诊断；对于临床医师提出的疑问应及时作出合理的解释；对于患者提出的问题，尽可能不要做过多的解释，对于其病情和处置应由临床医师来详细解答；存疑或可能引起歧义的结果应及时、主动反馈给临床医师，促进医技沟通。

第四节　与其他科室工作人员之间的沟通

治疗疾病是一个非常复杂的过程，通常涉及多个学科，需要不同专科间紧密配合，才能达到较好的治疗效果。许多疾病如恶性肿瘤等，往往伴有全身多脏器的功能障碍，需要外科、内科、放疗科、病理科、介入治疗科、医学影像科等多学科的共同协作治疗。不同专科医师间的交流与配合是十分重要的，不同专科应发展合作关系而不是竞争关系，因此学会换位思考、相互尊重与欣赏，建立彼此的信任非常重要。临床医师应该明确与其他科室工作人员沟通所需技能及注意事项，促进有效、畅通的多学科合作，有效处理专科间冲突，通过理解与服务达到双赢，为患者提供更全面、更专业的服务，最终达到提高医疗质量，减少纠纷的目的。

案例一

毕大爷1周前因腹痛、腹胀就诊，门诊医生建议他行胃镜检查。胃镜下看到一个直径3cm的溃疡，并取了活检。

魏医生："毕大爷，您病理结果出来了，建议重新取活检。"

毕大爷："没有取到吗？是不好的病，是吗？"

魏医生："胃底有个比较大的溃疡，内镜下观察像是个良性病变。但是病理是金标准，既然建议再取一次，咱们就再取一次吧！"

毕大爷："好吧，再取一次放心，那我下周一还来找您吧，魏医生？"

魏医生："没问题，毕大爷。"

1周后，毕大爷又来做胃镜，这次魏医生给毕大爷仔细检查，并且按照标准取了6块活检。

第二天，魏医生特意给病理科打电话："您好，我是胃镜室魏××，请问毕××的胃镜病理结果出来了吗？"

病理科吴医生："您好，我看过这位患者的病理切片了，建议重取一次。"

魏医生："这位患者1周前已经取过一次活检，当时病理也不能明确诊断，这次我在溃疡周边取了6块活检。

吴医生："噢，这样啊。患者这次病理组织中存在一些异型细胞，但因为坏死组织较多，也不好说。当然很多炎症也可以有异型细胞。您的镜下诊断是什么？"

魏医生："患者在胃底有个直径3cm的溃疡，但是溃疡很规则、溃疡底很干净。我还是倾向于良性病变。我想让患者治疗1个月后，再来复查。避免反复检查、增加患者的心理负担。"

吴医生："好的，我们这次看着也是炎症的改变，但是又不太放心报炎症，所以才建议重新取活检，听了您的话，我们就有数了，我的意思也是建议患者短期治疗后复查。"

魏医生："太好了，我跟患者交代好，谢谢您！"

【问题】

本案例中体现了哪些沟通技巧？

【解析】

在临床医师诊断治疗过程中，病理医师是临床医师最好的咨询者和合作对象。而病理医师在作出诊断时则需要参考临床病史，因为相似形态的肿瘤或疾病发生在不同部位、不同年龄、不同病史，就可能作出不同的诊断，有时甚至是良恶性不同的诊断。本案例中，魏医生在对病理诊断产生疑惑时，能够主动与病理科吴医生沟通，使吴医生能够结合临床症状、内镜下表现，作出对患者最有利的诊断。同时也避免了因多次重复活检而造成医患纠纷的隐患，因此，这是一个非常好的沟通案例。

病理科医师虽然不直接面对患者，但他们作出的病理诊断直接关系到患者的治疗和预后。因此临床医师和病理医师的密切合作至关重要。临床医师在送检标本时，应尽量向病理医师提供相应的临床资料，认真填写申请单。患者的年龄、性别、取材部位及病史对病理诊断都具有重要的参考价值，能协助病理医师得出准确的病理结果，缺少这些资料就可能直接导致错误的诊断。当对病理结果有疑问时，临床医师应及时地与病理科医师交流沟通，提高病理诊断的严谨性、科学性和准确性。

案例二

刘大爷心宽体胖，平时身体硬朗得很，多少年都没有去过医院了。7天前，天气变凉，刘大爷不小心感冒了，总以为过几天就没事了，可是2天前，突然出现剧烈腹痛，伴恶心呕吐。家里人紧急将刘大爷送到急诊室。

急诊室分诊护士简单询问了病史，便将患者分到了内科急诊。

急诊室陈医生除了感冒并没有问出其他可导致患者腹痛的病史。查体：双肺弥漫性哮鸣音。作为一名经验丰富的急诊科医生，他立即给患者安排了心电图、心肌酶、血糖、血生化、血酮体、血常规检查。

血糖结果让刘大爷及家属大吃一惊：24.8mmol/L。陈医生跟患者家属交代：患者很可能是糖尿病酮症酸中毒导致的腹痛。同时立即给患者应用胰岛素、补液治疗。

40分钟后的化验结果证实了陈医生的判断，患者为糖尿病酮症酸中毒，病情危重，需要住院治疗。于是陈医生请呼吸科医生来会诊。

陈医生："患者是感冒7天、腹痛2天来的，刚来的时候血糖24.8mmol/L，目前诊断：糖尿病酮症酸中毒。现在已经补液，进行胰岛素、抗感染治疗了。但是肺部感染非常严重，肺里有弥漫性的哮鸣音，血常规示白细胞$19×10^9$/L，中性粒细胞百分比89%，吸氧后的氧饱和度也仅仅在85%左右。我觉得毕竟急诊条件有限，还是应该转到呼吸病房，能得到系统的治疗。"

呼吸科张医生："这个患者肺部是有感染，可是现在是糖尿病酮症酸中毒，血pH 7.1，血钾也非常低，从心电图来看，心脏供血也不好，病情还是非常重的；并且患者这次是腹痛来的，虽然酮症酸中毒也可以腹痛，但不能就此排除其他消化系统疾病。我们处理起这几个问题来经验不足啊！患者能不能转到内分泌科或消化科？"

陈医生："之前我已经请消化科会诊了，根据患者症状、治疗的效果、化验检查结果来看，消化系统急症的可能性不大，到时候可以做个腹部CT排除一下。至于糖尿病酮症酸中毒，就是补液、胰岛素、纠正电解质紊乱，治疗过程中可以请内分泌科会诊。现在患者最棘手的问题是肺部感染，感染控制得不好，酮症酸中毒就不可能纠正，况且现在患者氧饱和这么低，随时可能出现病情加重，甚至出现急性呼吸窘迫综合征。如果患者去内分泌科或消化科，病情很难得到有效的控制，毕竟你们对肺炎的诊断和治疗最专业，所以转到你们科对患者是最有益的。"

张医生："那患者的病情涉及多个系统，转到ICU科是不是更好？"

陈医生："我们之前请过ICU科会诊了，但患者并没有出现多脏器功能的衰竭，并且ICU科花费太大，家属承受不起，拒绝转到ICU。"

张医生："这样的话，我跟患者家属交代一下，他们同意的话，就转到我们科吧！"

【问题】

本案例中体现了哪些沟通技巧？

【解析】

在临床医生诊断治疗过程中，尤其在急诊科，经常遇到很多患者同时患多种疾病，这种情况下，多学科合作是必需的，而较重的系统疾病应该得到最大的重视。在本案例中，急诊科的陈医生邀请多学科的医生对患者进行会诊，综合考虑各科医生的意见，通过协调和沟通，最终为患者确定了对其最有利的医疗科室，使患者受益，是不同专科间医师沟通的很好范例。

在医疗工作中，不同专科间的紧密配合是医疗质量的根本保证。但是由于专业化的分工使得不同科室之间的职责、目标存在差异，若沟通双方过于看重本部门的利益，忽视其他部门，则会存在互相推诿患者的情况，从而导致配合协作无法有效进行。改变这一现象首先要加强不同专科间医师的相互沟通，不同专科间的医师应该互相尊重、相互支持，在其他科室的工作遇到麻烦、需要帮助时，应以医院的利益为先，主动伸出援助之手，保证医疗服务质量，使患者得到最理想的治疗。

案例三

老李5年前因右肾癌行右肾切除术，1个月前因便血入院治疗，腹部CT发现左肾占位，因其同时合并高血压、糖尿病，现在左肾衰竭，处于尿毒症期。

肾内科伏医生是老李的管床医生，1天前，因为消化道出血，请消化内科会诊。消化内科考虑消化道出血为左肾占位病变侵及肠壁，及氮质血症对胃肠黏膜的毒性作用所致，建议明确病因并给予质子泵抑制剂治疗。伏医生遵照消化科的意见向家属交代病情并执行会诊意见。

但因昨晚老李突然出现大量便血，现在处于失血性休克状态，伏医生也邀请ICU科来会诊，评估患者能否转至ICU科行全面治疗。

ICU科焦医生看过患者，老李妻子问道："医生，前几天消化科医生来会诊了，说用上……，怎么不见起效，现在病情反倒加重了呢？"

焦医生有点不屑地说："质子泵抑制剂只对胃食管出血管用，对下消化道出血根本就不起作用，用也是白用，浪费钱。"说毕写完会诊意见便走了。

老李妻子一听便急了，说："这不是糊弄我们吗？"立即嚷着找伏医生。

伏医生了解情况后，解释道："老李现在消化道大出血，考虑是肾肿瘤侵及结肠，造成肠腔血管裸露出血所致，这种情况是没法药物治疗的，患者现在又不适合手术、介入治疗，所以出现大出血是无法预防控制的。消化科医生用这种药物，是考虑到患者现在处于尿毒症期，体内的毒素不能通过肾脏排泄，会通过血液循环到全身各处，导致消化道黏膜糜烂出血。我们都是从患者的角度出发，为患者的利益着想，您放心。"

【问题】

1. 本案例中存在哪些问题？

2. 作为临床医生，如何与其他专科医师进行有效沟通？

【解析】

在医疗工作中，疾病的诊断通常涉及多个学科，需要不同专科间紧密配合，达到较好的治疗效果。不同专科间的医生应该相互信任、相互支持，遇到问题时积极沟通，避免互相指责、推诿责任。本案例中，焦医生在没有完全了解患者病情及治疗状况的情况下，便在患者面前质疑消化科医生的诊疗意见，降低了患者的信任感，埋下了医患纠纷的隐患。

ER-11-4-1
与其他科室工作
人员之间的沟通
（视频）

现代医学科技的迅猛发展和精细化分工使得医师个人难以掌握所有的医学知识，不同专科之间的交叉了解日益减少。不同科室的医师拥有各自的专业背景，对待同一问题的认识、理解程度有所差异，如果仅依据自己的经验对病例作出诊断，便容易产生分歧，很难达成一致。临床医师应该将患者和医院的利益始终放在第一位，主动与其他专科医生交流沟通，学习了解其他专科疾病的特点。不同专科医师间要相互信任，尊重彼此的专业。当出现意见分歧时，不能先入为主地否定他人的意见，应及时地交流和沟通，了解彼此作出判断的依据，根据患者的病情作出全面、准确的诊断。而在交流和沟通时，也应选择合适的地点和沟通方式，切忌在患者面前相互拆台。

知识点

1. 与不同科室工作人员沟通存在的障碍

（1）专业化分工带来了不同科室之间的职责、目标差异，沟通双方有时过于看重本部门，忽视其他部门，从而导致沟通无法有效进行。

（2）不同科室间会存在一定的利益冲突，沟通双方都站在自己的角度考虑问题，缺乏积极的沟通态度。

（3）不同科室的工作人员具有各自的专业背景，沟通时容易产生意见分歧，很难达成一致，存在文人相轻的现象。

（4）缺乏良好的沟通协作机制，沟通双方因不愿意承担责任，出现互相推诿的现象。

2. 与其他科室工作人员的沟通原则

（1）相互信任：尊重各自的专业，将患者和医院的利益始终放在第一位。

（2）相互理解：不能将自己的意志强加于他人，应该换位思考，求同存异。

（3）相互支持：当别人工作遇到麻烦、出现问题时，应主动伸出援助之手，主动承担责任。

（4）相互帮助：其他科室工作人员工作出现纰漏时，应善意提醒并尽量帮助补救，切忌在患者面前相互拆台。

（左秀丽）

第十二章 情景训练

通过模拟的场景,训练住院医师运用所学的接诊、诊疗方案告知、术前谈话、危重患者家属谈话、坏消息告知及医患纠纷沟通技巧进行有效沟通。

第一节 接 诊

【情景一】

场景设定:天气晴好,周一,医院就诊大厅门庭若市,内科诊室熙熙攘攘。55岁的丁女士一脸不安,还略带几分焦急和不满,最近半月她正在被上腹痛所困扰。

人物扮演:王医生、患者丁女士、患者女儿

地点:医院消化内科门诊

情景模拟:

焦急地等待了半个多小时后,呼叫器终于呼叫了丁女士的候诊号码,患者女儿陪同丁女士进入诊室。

丁女士:"医生,您看病也太慢了,我等了半个多小时了,才叫到我的号。"

王医师:"(微笑)您好,请坐。我是王××(指着自己左胸前印有科室、姓名、职称的胸牌)。不好意思让您久等了,每位患者都希望我能认真聆听他们的不适,我也希望能尽最大努力去帮助患者,希望您能理解。请问您哪里不舒服?"

丁女士:"我,肚子痛(顺势按着自己上腹部),痛了半个月了。"

王医生:"怎么引起的?"

丁女士:"之前在街边吃了羊肉串,喝了点啤酒,饭后就全吐了,之后就一直肚子痛,自己从药店买的奥美拉唑,吃了不是很管用。"

王医生:"(点头)还有其他地方不舒服吗? 大便怎么样?"

丁女士:"这段时间大便正常。也没其他不舒服,就是吃饭不好,瘦了五六斤。"

王医生:"您以前得过什么病吗? 胃溃疡或十二指肠溃疡有吗?"

丁女士:"以前身体挺好的,没有过溃疡。"

王医生:"那请您躺下,我给您查一下体(洗手,协助患者躺好,拉上隔离帘,患者女儿在场)。您哪里疼痛就跟我说。"

(仔细检查后)

王医生:"剑突下压痛,那您近期做过什么检查吗?"

丁女士:"没有。"

王医生:"目前来看,您上腹痛的原因,胃炎可能性较大,这次做个胃镜吧?"

丁女士:"哎呀,胃镜就算了吧。您给我开点药就行了,做个胃镜花钱不说,还很难受。"

王医生:"我尊重您的选择,但还是建议您做胃镜检查一下。因为您最近半个月瘦了不少,之前吃了药效果也不好,胃镜检查可以排除肿瘤等其他问题。其实胃镜也没有您想象得那么难受。如果您实在不想做胃镜,也可以做个钡餐,但是钡餐不如胃镜清楚,容易漏诊,并且不能取活检。如果您这两个检查都不想做,就给您拿些药,但是如果效果不好的话,您还得回来做检查。"

丁女士:"噢,这样啊,这样说我就明白了,那就做个胃镜吧,谢谢医生。"

【解析】

在与患者的沟通过程中，非言语沟通和言语沟通同样重要，请患者就座、微笑面对患者、与患者进行目光交流，都能让患者感受到医生对自己的礼貌和尊重。在本案例中，丁女士抱怨等候时间长时，王医生能够管理好自己的情绪，不仅微笑面对，而且主动用友好的态度问候，并表达了歉意，使用了"您好""不好意思让您久等了"等语言，态度非常诚恳，有效地消除了丁女士的不满。另外，丁女士对做相应的检查有所抵触时，王医生选择了耐心沟通，充分解释了做检查的必要性，令丁女士最终接受了医生的建议。

【情景二】

场景设定：除夕夜，再过几分钟，新年的钟声即将敲响，正在急诊心内科值班的住院医师小李想：亲朋好友一定都守在电视机前，等待一起倒计时吧。这时，救护车声响起，越来越近。一位高大的青年男子推着病床急匆匆跑进急诊室："医生呢？医生呢？快来救救我爸爸！"

人物扮演：李医生、护士小王、患者、患者儿子

地点：医院急诊室

情景模拟：

李医生闻声赶来，和护士小王一起将患者推进了急诊室。

李医生："患者是什么情况？（对护士说）吸氧、建立静脉通路、心电监护，做个心电图。"

护士小王："好的，李大夫。"

患者儿子："今天我们兄弟姐妹几个都从外地回家来，老人很高兴，忙活了一天，晚上9点的时候说前胸疼痛，现在痛得越来越厉害。"

李医生："以前有什么病吗？"（同时给患者做简要查体）

患者儿子："糖尿病、冠心病好多年了，平时累了前胸也痛，休息休息就好了，最近1个月，发作比较频繁。这次含化了硝酸甘油也不管用。"

李医生："（看过心电图，对护士说）给患者用×××药，改善心肌供血，检测心肌酶。（对患者家属说）目前心电图提示有心肌缺血损害，老人为急性冠脉综合征，可能是急性心肌梗死或不稳定型心绞痛，需要通过检测心肌酶来鉴别，但是心肌酶通常在发病3~4小时才会升高，现在检测可能是假阴性，如果目前治疗症状得不到好转的话，2小时后还需要复查。"

患者儿子："（焦急万分）大夫，我们相信你，你说怎么办就怎么办。"

李医生："好的，你们放心吧。但是急性心肌梗死随时会发生恶性心律失常、肺水肿、栓塞，甚至心脏破裂、猝死，希望你们有心理准备，这是一张病危通知单，没有异议的话请签个字。你们放心，我们会尽力抢救的。如果你们有什么想法可以跟我们沟通。"

患者儿子："我们知道心肌梗死这个病很危重，请您尽力抢救，我们一定全力配合。"

李医生："请放心吧。如果老人确实是心肌梗死，又没有手术禁忌的话，我们建议急诊行冠状动脉介入术。心肌梗死是由于给心脏供血的血管被血栓堵塞了，急诊冠脉介入手术就是尽快明确是哪根血管狭窄或堵塞，必要时需在血管内放支架。但是如果病变很严重，不适合冠脉支架植入的话，需要外科手术行冠脉搭桥。到时候，做冠脉介入的医生都会把适应证、并发症、危险性及可替代的方法跟你们详细解释的。"

（焦急等待40分钟后）

李医生："患者的心肌酶结果出来了，明显高于正常值，目前诊断为急性心肌梗死。（面向护士）加用××××药物。介入科王医生会跟你们谈一下介入治疗的有关问题。"

李医生与家属充分沟通后，家属同意行急诊冠脉介入术。

【解析】

急诊患者大多是危重患者，要求医生能够迅速准确判断，立即采取抢救治疗措施。与此同时，家属面对这种状况，情绪往往容易激动，这就要求医生在全力抢救的同时，要与家属进行直接有效的沟通，取得家属的信任和配合。

在本案例中，接诊的李医生迅速对病情作出了判断，给予患者恰当的处理。同时，李医生及时向患者家属解释了患者的病情，详细交代了治疗方案及可能出现的病情变化，取得了家属的理解和配合，为进一步治疗奠定了良好的基础。

【情景三】

场景设定：王老太太哮喘 30 余年了，最近几天受凉后，憋喘症状持续加重，今天上午刚刚由急诊室转到呼吸科病房住院系统治疗。

人物扮演：刘医生、护士小王、患者王老太太、患者儿子

地点：医院呼吸科病房

情景模拟：

小王护士来到医生办公室，找到王大爷的主管医师小刘："刘医生，16 床来了个 70 岁的老太太，是哮喘加重的患者，您过去看看吧。"

小刘："嗯，知道了，一会过去。"

小刘大夫慢慢悠悠地哼着小调到了 16 床前，头也没抬地问道："谁是患者啊？为什么住院啊？现在哪里不舒服啊？之前怎么治疗的？"

王老太太见到医生本就有点紧张，接着又被一连串的问题问懵了，索性按照自己的节奏回答道："哎呀，大夫，你说我本来好好的，就是那天降温的时候感冒了，哎呀，你说咋这么倒霉呢。我现在浑身都难受，没有一块地儿舒服，你说这可咋办啊！"

小刘一听，心想这老太太不说病情，扯这么多没用的干什么。于是很不耐烦地说道："行了，别说那么多了，你说的这些都没用。我问你哪里不舒服呢，你说这些干什么，浪费时间。"

王老太太一看医生一脸不悦，有点紧张，说道："我就是因为哮喘来住院的，在我们下面医院治不了，让我来大医院的。"

小刘："我知道你是哮喘，哎呀，你这老太太，真是没法跟你交流啊，我问啥你答啥不行吗？你这样，问到明年也问不出个现病史来。"

被小刘医生埋怨后，王老太太越发紧张，更加不知道该怎么向医生描述自己的不适了，支支吾吾的却也说不出什么实质性的内容。

小刘医生更加不耐烦了，抱怨道："你这老太太，自己哪里不舒服不知道吗？真是让人头疼啊，这样怎么治病啊！！"

刚才一直杵在一边的王老太太的儿子这会儿有点儿不满了，说道："医生，她一个老太太，耳朵脑子都不好了，你得耐心地慢慢问她，她紧张后就更不知道该说什么了。"

小刘听到患者家属"教育"了自己一番，更加恼火了，气不打一处来，说道："你们真是没法交流。"随后转头就走了。

【解析】

在问诊的过程中，医生应该恰当地使用开放式的提问，鼓励患者更完整地讲述病情，适当地使用鼓励性的语言，并且注意控制提问的语速、语调和音量。

在本案例中，老人表达能力有限，小刘医生不仅没有换位思考，安抚患者的情绪，引导患者准确地表达病情，还用冷漠的态度提出一连串问题，使得患者更加无从回答。小刘医生不恰当的沟通方式很容易影响到医疗效果，而且降低了患者及其家属对医生的信任度。

ER-12-1-1
接诊（视频）

知识点

（一）接诊沟通中的主要阻碍

1. 医生方面　只想尽快听到患者的病史和主诉中的重要信息，因此无法耐心倾听患者的阐述；接诊态度存在一定问题，对患者的问题反应冷漠；由于过于繁忙，不在意患者对接收信息的理解是否正确。

2. 患者方面　有些患者由于表达能力或知识的限制，无法准确地表达病情；有些患者由于对隐私等问题有所顾忌，故意隐瞒真实的病情；有些患者由于受情绪的影响，故意夸大或削弱某些信息。

3. 其他因素　医疗资源有限，接诊患者量过大等因素，导致医生用于每个患者身上的时间十分有限，从而妨碍了正常的接诊沟通。

（二）接诊过程中的沟通技巧

1. 选择患者能够理解的词语和词句，而不是医学专业语言。

2. 首先陈述重要事宜,并且要给予重复强化。

3. 语言应该简洁明了,避免模糊介绍或使用暗示性的用语。

4. 恰当使用开放式的提问,鼓励患者更完整地讲述病情。

5. 恰当使用封闭式的提问,以缩小讨论范围,并将患者的注意力集中到主要问题上。

6. 注意倾听方法的运用,给予患者提问的机会。

7. 询问患者理解了多少,并对其理解给予判定。

8. 适当地使用鼓励性语言,注意控制语速、语调和音量。

(三) 常用语言

1. 您好! 请坐,请问哪里不舒服?

2. 您怎么不好?

3. 您这次来主要想解决什么问题?

4. 目前您感觉最不好的是什么?

5. 您是第一次来我们医院看病吗?

6. 您是复诊患者吧,上次用药/治疗后好些了吗?

7. 不要急,慢慢说。

8. 请您放松,不要紧张,让我为您做个检查。

9. 我为您开了些检查和检验单,请您按要求进行,有什么不清楚的尽可以问。

10. 不要难过,您的病经过治疗是可以缓解/治好的。

第二节 诊疗方案的告知

【情景一】

场景设定:28 岁的王帅是一家外企的销售部经理,这几天公司正在为一个大客户的单子忙得不可开交。作为中坚力量,王帅已经 20 多个小时没有合眼了,匆匆吃了几口早餐,就又坐到电脑旁开始工作。但是没多久,感到一阵恶心,一向大大咧咧的王帅并没有在意。到了午饭时间,王帅右下腹开始剧烈疼痛,难以忍受,同事赶紧将其送入医院。

人物扮演:医生、患者王帅、患者妻子

地点:医院急诊室

情景模拟:

在急诊室中,接诊的李医生在询问病情之后,给王帅进行了仔细的查体。

李医生:"就你目前的症状和查体来看,急性阑尾炎的可能性比较大,但是需要血常规、尿常规、腹部超声、淀粉酶来进一步明确。"

王帅:"好的,大夫,您尽快给我用上药,止住痛,我好回去上班。"

李医生:"先补补液,应用止痛药会遮盖病情,明确诊断后咱们才能对因处理。"

半个小时后,王帅的检查结果示白细胞 20×10^9/L,中性粒细胞百分比 89%,淀粉酶(−)。腹部超声符合急性化脓性阑尾炎超声改变。

患者妻子:"医生,他得的什么病啊?"

李医生:"根据患者转移性右下腹痛、发热、腹部体征、各项检查来看,考虑为急性化脓性阑尾炎。建议你尽快住院,尽早手术切除阑尾。"

王帅:"住院、手术? 医生有这么严重吗? 我还有好多工作要做呢。"

李医生:"急性阑尾炎大部分是由于阑尾管腔堵塞,里面细菌大量繁殖,导致阑尾水肿、积脓、血运受阻,如果不及时处理的话,很可能会发生阑尾穿孔,如果里面的坏死物质、细菌、粪便进入腹腔内,炎症扩散,会出现弥漫性的腹膜炎,甚至是感染性休克。到时候还是需要急诊手术,但到那时手术要困难得多,并且术后并发症比较多,还可能会有生命危险。"

王帅："医生，可不可以先给我用上消炎针，等我忙完这一阵再来动手术？"

李医生："急性阑尾炎一旦确诊就要尽快手术，主要是为了避免之前提到的并发症。过了 72 小时，阑尾周围就形成炎症肿块了，粘连严重，手术过程中出血、损伤周围脏器的可能性大。阑尾手术是个相对简单的手术，一般情况下，几天就可以出院。你要是这次非常不想动手术，只能先用抗生素，首先效果可能不理想，症状迁延不愈还会形成慢性阑尾炎。炎症反复发作，使周围组织粘连，会增加手术难度。你得慎重考虑一下。"

患者妻子对王帅说道："医生的意思你都听明白了吗？最好是现在就手术，耽搁的话会出现问题的。我们就现在住院手术吧！"

王帅："可是我现在很忙，医生，您说的两种方案的利弊我都听明白了，但是由于近几天我实在太忙。我就先用抗生素治疗吧。"

李医生："好吧，今天在医院留观，先给你用上抗生素，看看效果怎么样。如果肚子痛得越来越厉害，体温继续升高，还是得早动手术。不过，您需要在这份知情同意书签字，表明您暂时不同意手术的意愿。"

【解析】

在制订诊疗方案的过程中，必须尊重患者的选择，医生需要核实患者对诊疗方案的理解及对诊疗方案的倾向性，最终确定诊疗方案。在本案例中，当患者王帅与李医生对诊疗方案产生分歧时，李医生首先向患者充分地解释了病情和诊断，并客观地解释了所有可能的诊疗方案及每个诊疗方案的利弊。在患者坚持自己的倾向时，李医生在核实患者对诊疗方案已充分理解的基础上，最终尊重患者的选择，制订了相应的诊疗方案。

【情景二】

场景设定：小明 10 岁，8 个月前诊断为甲状腺功能亢进，反复服用抗甲状腺药物多次，均出现了并发症，且效果不佳。

人物扮演：张医生、小明爸爸、小明妈妈

地点：医院内分泌科医生办公室

情景模拟：

为了更好地向小明的父母告知病情，张医生将小明的父母请到了医生办公室。

张医生："你们好，我需要跟你们交代一下孩子的病情。"

小明爸爸："好的，张医生，您说吧。"

张医生："孩子患甲状腺功能亢进 8 个月，症状也比较明显。之前反复多次应用抗甲状腺药物，都出现白细胞下降，甚至出现粒细胞减少。前一次停了药，并且用了 1 个月的升白细胞药后，白细胞才慢慢恢复正常。这次又出现肝功能轻度受损。目前小明已经不再适合药物治疗了。"

小明妈妈："是啊，3 次停药都是因为白细胞降得太低了，并且这段时间感觉症状没太大改善。"

张医生："这正是我要跟您谈的。一般出现药物治疗效果不好或严重并发症后，通常会选择 ^{131}I 治疗或手术治疗。但孩子年龄比较小，上述两种方法都存在一些问题，我们需要跟您充分沟通，制订接下来的治疗方案。"

小明爸爸："张医生，您说就行，只要对孩子好，怎么都行。"

张医生："药物治疗效果不好时，我们通常会选择 ^{131}I 治疗，^{131}I 是碘的一种同位素，能释放 β 射线，服用之后，它几乎全部被甲状腺摄取，通过放射线破坏甲状腺组织，减少甲状腺素的分泌。通常 25 岁以上的患者才考虑 ^{131}I 治疗，因为它毕竟是一种放射性物质，有增加癌症、白血病、基因突变的可能性，这项技术仅开展了几十年，远期并发症并不明确。孩子还小，将来的路还很长。再者，应用 ^{131}I 治疗后，50% 的患者会出现甲状腺功能减退，并且以每年 1% 的概率增加，所以将来孩子几乎百分之百会出现甲减，需服用甲状腺素片。再者很多患者 ^{131}I 治疗效果并不理想。"

小明爸爸："那目前来看，^{131}I 治疗后发生癌症的患者多吗？"

张医生："从这几十年的经验来看，影响并不大，所以现在 ^{131}I 治疗并没有严格的年龄限制。"

小明妈妈："那张医生，手术治疗是怎么做的？"

张医生："手术就是把一部分甲状腺切除，甲状腺组织少了，产生的甲状腺素就少了，甲亢就得到控制了。它不存在放射线诱发癌症等问题，但手术毕竟是有创性操作，也存在很多风险。术中通常是气管插管全身麻醉,麻醉本身是有风险的。术中术后患者可能会出现出血、水肿、损伤神经或甲状旁腺,从而出现呼吸困难、窒息、声音嘶哑、喝水呛咳、低钙血症、甲状腺危象等情况;并且术中切除的组织过少,甲亢会复发,切除的过多,就造成永久性甲减,需要终身服用甲状腺素。还有一点,手术后脖子上会有疤,影响美观,长大后可能会比较介意。"

小明爸爸:"您说的这两种办法的利弊我都听明白了,但是乍这么一说我也很难作出选择。"

张医生:"那您先跟家里人商量一下吧,不过,要尽快给我们答复,我们好安排下一步治疗方案。

2小时之后,小明家人决定行手术治疗。

【解析】

在制订诊疗方案时,医生可提供两种及以上的治疗方案供患者及家属选择,并向患者及家属充分说明各种方案的利弊,确保其完全理解。另外,在确定诊疗方案时,医生必须尊重患者及家属的选择。在本案例中,张医生根据小明的状况制订了两种治疗方案供小明家人选择。在详细解释了两种治疗方案的利弊之后,张医生把方案的决定权交给了小明家人,并且给予了小明家人充分的考虑时间。

【情景三】

场景设定:王大爷今年70岁了,3天前遛弯时不小心摔倒了,右股骨骨折,于是住院行手术治疗。手术非常顺利,术后王大爷被安排在骨科监护室治疗观察。

人物扮演:董医生、护士小刘、王大爷、王大爷儿子

地点:骨科病房

情景模拟:

术后2小时,王大爷出现小腹疼痛不适。护士小刘便找到主管医生董医生。

护士小刘:"董医生,2床王大爷说小腹疼痛,你去看看吧?"

董医生:"查体发现王大爷膀胱非常充盈,但是术后尿量仅有50ml(考虑其为排尿困难,于是决定给他插入尿管导尿)。小刘,给我拿个导尿包来,我给2床导个尿。"

王大爷间断导尿共引流出2 500ml尿液,随即腹痛症状也消失了。

董医生:"小刘,患者术后得卧床,就给留置导尿吧。"

1周后,王大爷尿道疼痛,随后出现睾丸红肿糜烂,骨科给予抗生素治疗难以控制病情,无奈转至泌尿外科治疗。王大爷儿子遂找到董医生。

王大爷儿子:"董医生,你要对此负责并赔付医药费用。"

董医生(觉得很委屈):"当时患者出现排尿困难,膀胱明显充盈,是必须导尿的。"

王大爷儿子:"当时老人在监护室,我们对病情都不了解。你应该随时跟我们交流我父亲的病情啊。排尿困难和导尿这个事情你压根就没有跟我们说过啊。"

董医生:"留置导尿导致泌尿系感染的可能性是非常大的,并且随着留置导尿时间的延长,感染概率也会相应增加,并且老人抵抗力差,出现这种情况是很难避免的。"

王大爷儿子:"我父亲出了监护室后自己排尿就没有问题了,那时候为什么不给他拔掉尿管?还有,导尿很容易并发感染,那在导尿的同时为什么没有积极预防呢?"

董医生此时已经词穷,因为在长达1周的导尿过程中,董医生的确没有给王大爷下达会阴护理、膀胱冲洗等医嘱。

最终这件事情以董医生赔付医药费结束。

【解析】

在本案例中,董医生在采取医疗措施时,没有及时地与患者及其家属沟通,将诊疗方案告知患者及其家属,最终导致了医疗纠纷的发生。

本案例违反了患者知情同意权法规条款。《侵权责任法》第七章第五十五条规定:"医务人员在诊疗活动中应当向患者说明病情和医疗措施。需要实施手术、特殊检查、特殊治疗的,医务人员应当及时向患者说明医疗风险、替代医疗方案等情况,并取得其书面同意;不宜向患者说明的,应当向患者的近亲属说明,并取得其书面同意。医务人员未尽到前款义务,造成患者损害的,医疗机构应当承担赔偿责任。"

120201

ER-12-2-1
治疗方案的告知
(视频)

知识点

（一）诊疗方案的沟通内容

1. 病史、体格检查、辅助检查等情况。

2. 初步诊断、确定诊断，以及诊断依据和鉴别诊断。

3. 计划实施的治疗方案，可提供两种及以上治疗方案，告知患者利弊以供其选择。

4. 初期预后判断等。

（二）诊疗方案的沟通技巧

1. 主动向患者提问 在告知诊疗方案前，首先要了解清楚患者先前所掌握的信息，以及想要了解的信息；在告知诊疗方案后，要确保患者理解并同意遵从诊疗方案，同时直接询问患者是否需要其他信息，从而防止遗漏。

2. 分阶段解释问题 医生应该将信息分阶段地传达给患者；在推进的同时，检查患者是否能够理解；在判定患者理解程度的基础上，确定下一步的信息。

3. 学会倾听 给患者提出问题的机会，医生可以在掌握更多信息后，选择恰当的时间再对患者的问题进行解释。

4. 尊重患者的意愿 诊疗方案的确定必须建立在双方同意的基础上，医生需要核实患者对诊疗方案的理解及对诊疗方案的倾向性，共同协商后确定诊疗方案。

（三）常用语言

1. 我们目前考虑您患有……

2. 现在我们有几种治疗方案，分别是……

3. 这种方案的优点是……，缺点是……

4. 相对于前面一种方案，这种方案的优点是……

5. 根据您目前的病情，我们觉得这种方案更适合您。

6. 这几种方案的利弊，您都明白了吗？

7. 接下来几天我们会为您安排几项检查。

8. 您可以和家人再商量一下，再做决定。

9. 如果你们对治疗方案有什么想法，请及时与我们沟通。

10. 您还需要哪些信息需要我解答？

第三节 术前谈话

【情景一】

场景设定：60岁的王女士，既往身体健康，5小时前因"急性阑尾炎"急诊入院。定于明天行阑尾切除术。术前主刀医生王医生与患者儿子谈话。

人物扮演：王医生、患者老伴、患者儿子

地点：普外科医生办公室

情景模拟：

王医生将患者老伴及儿子请到了医生办公室。

王医生："你好，我是你母亲的手术医生，我姓王。我想和你谈谈你母亲的病情。目前患者的临床症状、体征、实验室检查及腹部超声都支持急性阑尾炎的诊断。现在距发病10小时，72小时内的急性阑尾炎都有手术指征，目前为止，你母亲暂且没有手术禁忌。"

患者儿子："是的，大夫，我们这次入院就是为了把阑尾切掉，免得以后再复发。阑尾炎手术是一个很简单的手术，是吧？"

王医生："阑尾切除手术并不复杂，现在有传统开腹手术和腹腔镜两种方法。开腹手术就是在右下腹开一个长6cm左右的斜行切口，找到阑尾，将其切除。这种办法的费用相对较低，但是创伤大，术后恢复慢，

并发症多一些。有时候,由于切口的限制,难以找到病变阑尾。后一种方法不需要开刀,在腹部打2个孔,通过腹腔镜来操作。相对而言,手术费用贵几千块钱,但手术创伤小,术后恢复快,术后并发症也相对少一些。你们考虑选择哪种手术方式?"

患者老伴:"医生,就用腹腔镜吧,她能少受些苦。费用大概是多少?"

王医生:"手术顺利,术后恢复好的话,住院花费在××元左右。但是,任何一件事情都存在正反两个方面,手术也存在风险。如果出现并发症,花费也会相应增加。术前必须将可能发生的情况跟你们讲明,但是最终治疗方案还是由你们决定。"

患者儿子:"我们听医生的,好好配合。"

王医生:"目前患者阑尾肿胀得非常严重,体温、血象都很高,虽然我们已经应用了抗生素,但很可能我们还没有上台,患者就出现阑尾穿孔、瘘管或门静脉炎,造成急性腹膜炎、黄疸、高热,甚至是感染性休克。"

患者老伴:"医生,这种情况的概率多大?"

王医生:"我现在跟你谈的这些风险,都有可能发生,但发生的概率比较小。可是对于每个患者,只存在两种情况:要么发生,要么不发生。"

患者儿子:"噢,这个我明白,医生。"

王医生:"再者,手术需要麻醉,麻醉药物本身存在过敏等风险,麻醉医生术前还会再跟你们谈话。"

患者儿子:"医生,需要全麻吗?"

王医生:"阑尾切除术我们大多选用全麻。另外术中可能出现呼吸心搏骤停、心律失常、循环衰竭。另外,由于阑尾发育的变异较大,阑尾位置存在很大的个体差异,虽然超声显示右下腹阑尾炎,但术中也可能发现阑尾并不在右下腹,腹痛是其他原因引起的,比如结肠癌。再者,很多患者阑尾慢性炎症,阑尾周围已经形成炎症包块,手术难度相应增大很多,手术失败、术中出血、穿孔的危险比较大。手术我们用圈套器将阑尾套切下来,不可避免会出血,绝大部分患者出血很快就可以止住,但也有少量患者出血很凶猛,内镜下出血难以控制,到时候只能开腹止血。术后也可能会由于结扎松脱导致出血,患者可能发生失血性休克,需要紧急开腹止血。"

患者儿子:"医生,只要做完手术,是不是就安全了,以后这个地方就不再痛了?"

王医生:"对,对于大部分患者是这样的,但是术后也存在很多风险。刀口感染比较常见,皮肤出现红肿、胀痛,体温升高。如果发生的话需要每天消毒换药,应用抗生素,穿刺抽脓或切开引流。另外患者认为阑尾切掉了,以后右下腹就不会痛了。事实上很多患者会由于感觉异常、肠粘连、阑尾残端炎而引起腹痛。一般术后1天,没特殊情况,鼓励患者下床活动,主要是预防肠粘连,如果肠粘连了,患者会经常腹痛,严重的话会发生肠梗阻。还有一种情况较少见,如粪瘘,结扎部位松脱、炎症水肿坏死或其他病变导致肠内粪便漏到腹腔、盆腔内,引起腹盆腔、切口感染。"

患者儿子:"医生,您说的这些并发症概率是不是都很小?"

王医生:"对,发生的可能性很小,但都有可能发生。术前我们要跟家属充分沟通。这些情况发生后,我们都有应对措施,会积极处理。"

患者老伴:"医生,那阑尾手术大概多长时间?"

王医生:"一般情况1~2小时,但是如果术中发现其他问题就很难说了。手术中,患者的直系亲属要在手术室外等候,我们随时可能会与你们沟通病情。"

患者老伴:"对,到时候我在。"

王医生:"上面我跟你们讲的手术前、术中、术后的并发症,及术后注意事项,你们都明白了吗?如果同意手术的话,就在手术同意书上签字。"

患者儿子:"好的,医生,那我母亲就拜托你们了。"

王医生:"放心吧,我们会尽全力的。"

【解析】

在术前谈话时,医生要实事求是地说明病情、手术疗效与风险,并且应该着重对术中、术后可能出现的危险与并发症进行全面的说明,使家属在术前就有充分的认识和思想准备。

在本案例中,王医生客观、耐心地说明了患者目前的病情、每种诊疗方案的利弊,并且详细解释了术前、术中、术后可能出现的问题,使家属对手术有了充分的认识,取得了家属的信任。

【情景二】

场景设定：王阿姨，45岁，不明原因的胸腔积液，需要行胸腔穿刺，进一步明确诊断。

人物扮演：林医生、患者王阿姨、王阿姨老伴

地点：呼吸内科医生办公室

情景模拟：

在进行胸腔穿刺前，林医生将王阿姨及老伴请到了医生办公室。

林医生："王阿姨您好，您是因为胸闷入院，入院后胸部平片发现有中量的胸腔积液，胸腔积液常见于感染性疾病、结核、肿瘤，但是目前的检查都不支持这三种情况。所以我们需要给您做个胸腔穿刺，抽点胸腔积液化验一下，进一步明确病变性质。"

王阿姨老伴："入院后化验了那么多结果都没有发现问题吗？"

林医生："有几项有些异常，但都不足以作出诊断，所以需要做个胸腔穿刺。"

患者王阿姨："林医生，这个麻烦吗？有什么风险吗？"

林医生："胸腔穿刺并不复杂，但因为个体差异，手术过程中和术后可能会出现一些并发症。我们提前需要跟您说清楚。首先，胸腔穿刺需要局部麻醉，少数患者对麻药过敏，会出现寒战、血压下降，甚至休克等情况。再者由于患者紧张，迷走神经受刺激，可能会出现胸闷、心悸、呼吸困难甚至心搏骤停等情况，我们称之为胸膜反应。此外，术中如果剧烈咳嗽或穿刺过深，可能损伤肺脏，造成气胸、皮下气肿。还有一些患者是包裹性胸腔积液，可能出现穿刺失败，需要在超声引导下穿刺。再者，如果这次抽出的胸腔积液不能明确诊断的话，可能还需要再次穿刺抽液。有时穿刺过程中，会出现出血及感染。最后，有少数患者在穿刺过程中会发生不可预知的心血管意外，如出现心搏骤停，这种情况常见于有心血管基础疾病的患者，发生率很低。"

患者王阿姨："林大夫，做这个穿刺可能会出现这么多问题啊？"

林大夫："任何操作都存在风险。不过，王阿姨，您不用太担心。上面提到的这些并发症发生的概率都很小，并且一旦出现，我们都有应对措施，您放心。"

王阿姨老伴："做吧，不做怎么能明确诊断呢。"

林大夫："您要是同意的话，家属在胸腔穿刺知情同意书上签个字吧。"

王阿姨老伴："好的，谢谢医生。"

【解析】

手术前，医生需要将手术的必要性和危险性告知患者及其家属。当患者及其家属对手术表现出紧张、恐惧时，医生应该利用沟通技巧对患者进行针对性的解释和开导，消除患者及其家属的顾虑。

在本案例中，林大夫首先向患者交代了病情及做胸腔穿刺的目的，当发现王阿姨对胸腔穿刺有较多顾虑时，详细解释了可能出现的风险，并用上面提到的"这些并发症发生的概率都很小，并且一旦出现，我们都有应对措施，您放心"等话语安抚患者，缓解了林阿姨及其家属的紧张情绪，使治疗可以顺利进行。

【情景三】

场景设定：半天前，刘大爷突然出现右上腹及肩背部绞痛。120送到医院后，考虑为胆囊结石。

人物扮演：姜医生、刘大爷、刘大爷女儿

地点：急诊外科医生办公室

情景模拟：

姜医生："刘大爷，您这个病诊断很明确了，就是胆囊结石引起的胆绞痛。你这种情况需要做手术切除胆囊。"

刘大爷："这么严重吗？医生。不能保守治疗吗？"

姜医生："保守治疗很危险，必须得立即动手术。"

刘大爷儿子："姜医生，手术怎么做啊？算是大手术吗？"

姜医生："这算什么大手术啊！这个手术都做了多少年了，非常成熟了，风险很小。你们放心就是了。"

刘大爷儿子："医生，我们听说有不用开刀的微创手术，这个胆囊结石能做微创手术吗？"

姜医生："能做，微创手术创伤小，术后恢复快，比起以前开腹手术，优越得多。要不就给患者做腹腔镜吧。"

刘大爷："那医生，微创手术是不是费用高啊？"

　　姜医生:"是的,但是你少受罪啊,那也值得啊,是吧? 还是做腹腔镜吧。并且这个术后并发症少,相对手术风险就更小了。手术后接着就可以活动了。非常好。"

　　刘大爷儿子:"姜医生,做了手术是不是就好了,以后不会复发了?"

　　姜医生:"嗯,是啊,做了手术把胆囊切了就不会再长结石了。你们放心就是了。我们做过很多例患者了,术后效果都很好。"

　　刘大爷儿子:"那这样我们就放心了,那就拜托你了,姜医生。"

　　姜医生:"别这么客气。这是手术知情同意书,在这里签个字吧。这些并发症发生的可能性都不大,你们感兴趣的话可以看看。"

　　刘大爷:"不看了,越看越害怕。这么个小手术应该没啥问题,我们相信你们。"

　　姜医生:"你们放心吧,手术不会出什么问题的。"

【解析】

　　在术前谈话中,医生应该向患者及其家属详细地解释不同手术方案的利弊及其风险,切忌过度自大,将"小手术一个""应该没什么问题"等错误信息传递给患者及其家属。而且在手术方案的选择上,医生应该准备多种方案供患者选择,并尊重患者及其家属的意见,不能主导患者的意志。在本案例中姜医生过度乐观,没能向患者家属客观、详细解释病情的严重程度,而且没有交代术中、术后应该注意的问题,极易成为医疗纠纷的隐患。

ER-12-3-1
术前谈话(视频)

知识点

（一）术前谈话的内容和目的

1. 术前谈话的内容　术前谈话是外科医生在执行手术操作之前向患者及家属或相关人等告知患者的病情、将要实施的医疗措施、手术风险和预后情况等,并对其咨询的问题予以解答,履行告知义务,以便得到患者及其家属的理解,对将要进行的手术治疗达成统一意见。术前谈话的内容一般包括患者疾病的诊断情况、手术治疗的必要性、可选治疗方案及其利弊、术中和术后可能出现的不良反应、并发症及意外情况、拟采取的预防术中和术后并发症及意外情况的有效措施、手术治疗的预后和经费估计等方面。

2. 术前谈话的目的　①使患者及其家属了解到疾病诊断和治疗方案的科学合理性;②使患者及其家属理解手术治疗的必要性和风险性,做好充分的心理准备;③消除患者及其家属对手术风险的恐惧心理,了解手术中抵御风险的相应措施和能力;④赢得患者及其家属对医疗服务和医疗水平的信任。

（二）术前谈话需要注意以下事项

1. 客观全面地阐述病情　谈话内容避免主观片面,要客观地说明病情、手术疗效与风险,并且要全面到位,不夸大存在的问题,也不缩小潜在的危险,让患者及其家属对手术有充分的认识,并且对手术的不良后果有足够的思想准备。这不仅是对患者知情权的尊重,而且可以减少医疗纠纷的隐患。

2. 语言应通俗易懂　由于患者文化背景有所差异,理解能力参差不齐,在进行术前谈话时,应该尽可能用大众化的语言,避免使用太多专业术语,做到通俗易懂。在谈话时,也可借助画图、图片、多媒体演示等形式,更直观、形象地阐述病情。

3. 尊重患者,增强信任　在术前谈话中,医生应该尊重患者及其家属的自主选择权,向他们说明手术方案的利弊及科学依据,使患者及其家属在真正知情的基础上自主选择有利的、最佳的手术方案。与此同时,医生应该鼓励患者,同时耐心解答一些术前疑惑,为其消除顾虑,增强信任感。

4. 对患者表达出自己的同理心　由于对医学知识的缺乏和对自身安全的考虑,患者及家属在术前容易产生焦虑、恐惧,医生应该具有同理心,从患者及其家属的角度出发,替他们出谋划策,拉近与患者之间的距离,逐步引导患者选择最佳治疗方案。

（三）常用语言

1. 我们暂定明天上午给您做手术。

2. 目前有以下几种手术方式,我给您详细介绍一下。

3. 手术可能出现以下几种风险。

4. 请患者和家属放心，我们会认真准备手术。

5. 我们会根据术中的具体情况，选择最适合您的手术方式。

6. 术中可能会出现一些不可预知的意外情况，我们会及时与你们沟通。

7. 您术前应该做以下几项准备。

8. 术后您应该注意以下几种情况。

9. 您现在的担心我们能理解，但请尽量放轻松，不用太紧张。

10. 根据我们的经验，这种风险发生的概率很低。

第四节　危重患者家属谈话

【情景一】

场景设定：神经内科的肖医生在查房。6 号房间的王老太太今年 89 岁，既往患有高血压病、冠状动脉粥样硬化性心脏病、糖尿病、陈旧性心肌梗死。1 天前上厕所时突然晕倒在地，目前仍未清醒。

人物扮演：肖医生、患者儿子、患者女儿

地点：神经内科病房

情景模拟：

查房过后，肖医生与王老太太的家属进行了更详细的交谈。

肖医生："我要和你们谈谈老人的病情和下一步治疗方案。"

患者儿子："我是患者的儿子，（顺势指着旁边的中年妇女）这是我妹妹。医生，我母亲是什么病，怎么突然昏迷不醒了呢？"

肖医生："目前看来，脑血管病的可能性大一些。现在老人病情很重，没有自主呼吸，血压也靠药物维持，很多检查都没法做，目前不能明确诊断。"

患者女儿："医生，您看我母亲现在病情怎么样？"

肖医生："目前老人病情危重。高血压、糖尿病 30 多年了，全身的血管弥漫性病变。心脏血管发生病变会导致心肌梗死，肾血管发生病变会导致肾功能受损，同样脑血管受损，会导致脑出血或脑梗死；并且老人平时血压 220/130mmHg 左右，药物控制不理想，这次发病是由情绪激动引起的，我们考虑脑出血的可能性大。"

患者儿子："医生，脑出血是不是很严重啊？"

肖医生："血肿压迫脑组织，导致脑水肿、颅内压升高，很容易形成脑疝，一旦形成脑疝，特别是累及脑干，会直接影响呼吸心跳中枢，患者很快就不行了。另外，颅脑病变的患者很多会发生消化道溃疡，导致消化道出血，出血量大的话，会导致休克，加重心脏、大脑、肾脏的损害。再者老人长期卧床应用呼吸机，呼吸机相关肺炎、坠积性肺炎很快就会出现，老人会出现高热、氧饱和持续下降，就是我们所说的呼吸衰竭。再加上老人本身肾功能也不好，非常容易酸碱失衡、电解质紊乱，内环境紊乱会影响身体各个系统的代谢、功能，最主要的是心脏功能。有可能会诱发心律失常、心肌梗死、心力衰竭或心搏骤停。"

患者儿子："那医生，您看我妈病情还有好转的可能性吗？"

肖医生："目前病情很重，像这种情况，大部分患者是在走下坡路，今天出现肺部并发症，明天心功能又不好了，改天肾功能损害也加重了。"

患者女儿："那医生，咱们目前有什么办法？"

肖医生："目前监测各项生命体征，控制患者的血压血糖、降低颅内压，防止再出血。患者今天发病第 2 天，但估计近期内病情明显好转的可能性比较小，需要插个胃管，通过鼻饲提供足够的营养，也能避免肠衰竭。老人病情很重，预后不好，花费也很大。现在我想了解你们家属的意见，是要求积极治疗，还是维持生命体征。如果出现呼吸循环急症，我们用不用药物、心外按压、电除颤？"

患者儿子："好的，我们明白了。有创伤的抢救方法不用了，医生，只用药物维持着吧。"

患者女儿："是啊，医生，我们家属商量好了，不想再让老人受罪了。"

肖医生："好的，老人出现病情变化我们会及时跟你们沟通。你们家属有什么要求，可以跟我们提出来。现在，请家属在病危通知单上签字吧，表示我们已经将老人病情危重及可能发生的情况向你们家属讲明。"

【解析】

危重患者的家属拥有知情权，医务人员应该客观告知家属相关疾病信息及患者的病情状况、诊疗方案的利弊及预后效果。在本案例中，肖医生将患者病情的严重程度、并发症和预后向患者家属做了详细的解释，使患者家属对患者病情的危险性及治疗效果有正确客观的了解，做好心理准备。

【情景二】

场景设定：王师傅早上骑摩托车上班过十字路口时，突然被从右面疾驰而来的大卡车撞倒在地，造成四肢严重的开放性骨折。辗转了几家医院，事发后 10 小时终于在当地市级医院给予清创、骨折复位、内固定，但术后患者一直高热 40℃，精神萎靡，白细胞 22.8×10⁹/L，给予抗生素治疗，仍高热不退，家人没有办法，只能冒着风险将患者转入上级医院。

人物扮演：耿医生、患者儿子、患者女儿、患者弟弟

地点：骨外科重症监护室

情景模拟：

耿医生在了解了患者的状况之后，向患者家属交代了患者的病情。

耿医生："你们家属都在是吗？我给你们介绍一下患者的病情。"

患者儿子："我们兄弟姐妹 3 个都在，还有我叔叔、姑姑也在。"

耿医生："患者现在高热不退、四肢剧烈疼痛，从血常规、血沉及片子来看，考虑是化脓性骨髓炎。当时车祸造成开放性骨折，四肢的骨头断面、肌肉神经等软组织都暴露在外，严重污染，造成骨髓及软组织的感染。包扎、转运的过程中，外露的骨头和软组织被还纳，也可能加重了细菌在体内的污染。"

患者弟弟："车祸现场惨不忍睹，一地的血，人都痛晕了。"

耿医生："是啊，可以想象出当时的场面。"

患者儿子："伤得太重了，去了当地医院做了手术，后来就一直高热 40℃。我们当地医院考虑全身感染，但是不管怎么消炎就是不见好转，没有办法就转过来了。"

耿医生："当地医院的诊断和治疗是没有问题的。既然转到了我们医院，有一线希望，我们都会尽全力抢救。但是患者的病情太重了，我们得把患者的病情跟家属交代好。"

患者弟弟："医生，我们都清楚我大哥的病情很重。"

耿医生："急性化脓性骨髓炎，顾名思义就是骨髓化脓，病情极为凶险。如果把我们的骨头比作黄瓜，骨髓就相当于黄瓜瓤，瓤坏了，整个黄瓜也会慢慢坏掉。同样的道理，骨髓化脓，脓液积聚，从而引起骨髓腔内压升高，导致四肢剧烈疼痛，进而炎症逐渐向外扩散，破坏骨质、肌肉神经等软组织，最后可经皮肤破溃形成瘘管。此外细菌、毒素可以随着血液循环，到达全身各处，波及肺、肝、肾、胃肠等脏器，从而形成肺脓肿、肝脓肿、肾脓肿，加重感染症状，引起相关脏器功能的衰竭。现在患者长期制动，极有可能发生下肢血管栓塞，血栓里面含有大量的细菌，脱落后可堵塞血管，引起相应部位的缺血、坏死和感染。"

患者女儿："那该怎么办呢？医生？"

耿医生："目前主要是抗生素治疗，必要的时候，需要行骨开窗减压引流术。此外患者高热、又不能进食，需要补充足量的营养物质。这样一来花费就比较高，并且患者病情危重，随时可能出现生命危险，到时候可能钱花了不少，但是人救不回来。"

患者儿子哽咽道："人的命比钱重要，我们家里会竭尽全力救我爸爸。麻烦您尽力抢救。"

耿医生拍了拍患者儿子的肩膀，说道："你们放心，我们也会尽全力抢救患者。在治疗过程中，你们有什么想法，多和我们沟通。"

患者儿子："好的，医生，谢谢！"

【解析】

在治疗危重患者时，医务人员应随时与家属进行沟通，向患者家属讲明疾病的变化和治疗方案，并征得家属的同意。同时医务人员应该设身处地地为患者及其家属着想，表达出自己的同情和关心，给予患者家属鼓励和信心。

在本案例中，耿医生向患者家属详细解释了患者病情及诊疗方案，使患者家属充分了解到病情的严重程度及治疗的预期效果。在患者家属作出决定之后，耿医生不仅尊重患者家属的意见，而且安慰和鼓励患

者家属,建立了良好的沟通关系。

【情景三】

场景设定:筱筱今年 22 岁,2 年前被诊断为系统性红斑狼疮,最近半年,病情控制不佳,现在出现肾衰竭、低蛋白血症、全身水肿,且目前心功能不全,心率持续在 120 次 /min 以上,血压较低。3 天前,筱筱由下级医院转来风湿科治疗。

人物扮演:彭医生、筱筱、筱筱爸爸、筱筱妈妈

地点:风湿科

情景模拟:

筱筱住在 4 号房间靠近门口的 20 床,她闭着眼睛无力地躺在病床上,整个世界已与她不相干,只剩下一件事情就是努力地呼吸着。

今天是彭医生查房,当他走到筱筱床前的时候,这位对生活充满希望的小女孩拼命地睁开眼睛,恳求道:"医生,救救我吧!"

筱筱妈妈望着病床上的女儿,泪水像断了线的珠子般涌出。

彭医生并没有接筱筱的话,只是叹了口长气。随后转向其父母,说道:"你女儿现在病情非常危重,人随时可能就没了,你们得抓紧时间做好准备。"

筱筱爸爸:"医生,难道没有别的办法了吗?孩子太年轻了啊!"

彭医生:"哎呀,你说我们有办法能不告诉你们吗?医生又不是神仙,包治百病。她病情太重了,再花多少钱也没意义,人是拉不回来啦!"

听到这话后,泪水从筱筱的眼角流出,打湿了枕头。筱筱妈妈突然控制不住自己,哇的一声哭了出来。

彭医生:"你们不要这样,你们必须得接受这个现实啊。她现在全身多个系统严重受损,就像机器一样,坏了一个零件可以修,坏多了就修不好了。我看你们还是趁她现在有口气,早点回家吧。"

筱筱妈妈:"医生,你救救我女儿吧。她身体素质挺好的,每次都能扛过去。"

彭医生:"哎呀,你现在说那些都是些没用的。不管怎么着,她现在都到这种程度了,你们还奢求她能好转,这不是痴人说梦吗?哎,没法跟你们说啦。你们还是今天出院吧,回家给她准备准备。"说罢,便去了另外一病房。

只剩下了绝望笼罩着这一家人……

【解析】

面对危重患者的家属,医生应该设身处地为患者家属着想。对过度悲伤的家属,应给予安慰和支持,并且作为医生,应该尽一切可能挽救患者的生命,尊重患者及其家属的意见。在本案例中,彭医生并没有积极地寻求治疗的可能性,而是以消极的态度面对患者家属,并没有考虑患者家属的感受,对患者及家属极其绝望的心情不但没有安抚,还无情地加重了他们的悲伤。

ER-12-4-1
危重患者家属谈话(视频)

知识点

(一)危重患者家属心理特点

1. 当家属看到患者病情加重、危及生命时,家属往往心情极度悲痛,有的甚至表现出绝望的心态。

2. 伴随患者病情的加重,家属容易产生严重的焦虑心理。对抢救治疗方案的可行性、对医疗费用负担的担忧,都是导致家属焦虑的常见因素。

3. 因意外伤害而危及生命的患者家属,特别是中、青年患者,由于突然变故导致巨大悲痛,会产生一定的激动、急躁心理;在此基础上,某些家属对抢救工作缺乏理解,以致对医护人员的抢救治疗工作产生不满心理。

4. 慢性消耗性疾病患者家属经历长期照顾,感受患者的痛苦,希望能摆脱痛苦的折磨,当患者生命将要结束,固然悲伤,但以认可的心理接受事实。

(二)与危重症患者家属的沟通技巧

1. 尊重患者的知情权,客观告知家属相关疾病信息　由于危重疾病起病急、预后不佳,医务人员

应将危重患者病情的严重程度、不良后果、并发症和预后告知患者家属，使患者家属对患者病情的危险性、治疗效果和预后有正确客观的了解，做好心理准备，以免对治疗产生过高期望。

2. 与患者家属及时沟通，取得患者家属的信任 危重患者病情复杂、多变，治疗方法随着病情变化需要不断进行调整，在医护人员进行抢救工作的同时，医务人员应随时与家属进行沟通，向患者家属讲明疾病的变化和治疗方案的调整，并征得家属的同意。使患者家属认可抢救工作的及时性、有效性，取得家属的信任。避免因患者家属对医护人员工作不了解产生不满情绪，因此必须建立良好的医患关系及与患者家属的关系。

3. 表达出对患者家属的同情和关心，避免家属进一步受刺激 医护人员应富有同情心，设身处地为患者家属着想。对过度悲伤的家属，应将其安置在抢救房间以外的环境，使家属避免受到进一步的刺激。

4. 做好死亡患者家属的心理护理 当抢救无效，宣布患者临床死亡时，是家属悲哀的高峰期，医护人员应给予理解，必要时提供适当的场地让他们发泄悲痛，使他们不致过度压抑悲痛，帮助他们尽快度过悲伤期。

（三）常用语言

1. 您方便吗，我想和您交代一下患者的病情。

2. 目前患者存在……问题。

3. 患者现在病情非常复杂，接下来可能会出现以下情况……

4. 你们需要做好充分的心理准备。

5. 目前我们需要为患者做××治疗，接下来会采取以下几种措施，但很难保证患者病情会出现好转。

6. 如果您明白了的话，请在病危（重）通知单上签字吧。

7. 我们非常理解你们现在的心情。

8. 无论家属做怎样的选择，我们都能理解。

9. 如果您有什么想法请及时与我们沟通。

10. 您放心，如果有一线希望，我们都会积极抢救。

第五节 坏消息告知

【情景一】

场景设定：24岁的小刘就读于一所重点大学生命科学学院，她品学兼优，今年6月份就要去美国攻读博士学位。为了能多陪陪相依为命的妈妈，她很早就订了今天回家的机票。在机场高速上，一条小狗横穿马路，导致整个大巴侧翻入路沟。急救车赶到的时候，她已经昏迷不醒。听到噩耗后，相依为命的妈妈订了最早的一班飞机赶到。

地点：医院急诊室

人物扮演：陈医生、患者妈妈

情景模拟：

小刘的妈妈痛不欲生地冲到女儿床旁，泣不成声。主治医生陈医生闻讯赶到了诊室。

陈医生很悲伤地说："您好，我是急诊科医生陈××，您女儿因为车祸导致颅脑严重损伤。当患者送达医院时，处于昏迷状态，心率46次/min，血压50/38mmHg，呼吸也不是很好。双下肢还有多处创伤。现在已出现呼吸循环衰竭。"

患者妈妈转过头来对着陈医生说："医生，求求您救救我女儿吧！"

陈医生："患者一到诊室，我们就紧急给患者用上了升压药，并进行简单的清创止血。大概半个小时后，患者血压有所回升，但是很快就没有了自主呼吸，紧急给予气管插管，用上呼吸机辅助通气，氧饱和度维持于80%～90%。由于患者病情危重无法进行相关检查，我们只能根据患者症状、体格检查来判断病情，考虑是脑疝形成。再者，患者生命体征不稳定，不能耐受转运、麻醉、手术及术后恢复。50分钟前，患者血压、心率迅速出现下降,经过心外按压、药物复苏,并无好转。现在是心肺复苏机持续按压,但患者仍然没有心跳、血压。心肺复苏30分钟无效的话,患者抢救成功的可能性就非常低了。现在已经50分钟了,复苏成功已经没有可能。"

患者妈妈听后,一时接受不了这个事实,要求道:"医生,求求您,不要放弃,继续抢救行吗?"

陈医生:"我们知道您一时接受不了这个现实,孩子非常年轻,我们能理解您现在的心情,我们大家都尽力了,不得不接受这个现实,请您接受这个现实吧。"

在陈医生和护士的陪伴安慰下,患者妈妈终于同意撤掉呼吸机,接受孩子死亡的残酷现实。

【解析】

当不幸发生时,医生应该选择合适的语气、措辞向患者家属交代病情,并且表达出自己的关心,将同情和安慰传递给患者家属。在本案例中,陈医生在患者家属面前表现了自己人性化的一面,非常悲痛地向患者家属说明了患者病情及抢救过程,并且运用同情的话语安慰患者家属,给予患者家属支持和陪伴,令患者家属最终接受了现实。

【情景二】

场景设定:王大爷因为胸闷、胸痛、咳嗽、咯血2个月来就诊。梁医生详细了解患者病情后,建议患者住院并行支气管镜检查。支气管镜检查结束后,在外焦急等待的家属向梁医生了解检查情况。

人物扮演:梁医生、患者女儿、患者儿子

地点:医院支气管镜室谈话间

情景模拟:

梁医生将患者家属请到了支气管镜室的谈话间,请几位家属坐下。

患者儿子:"梁医生,您看我父亲没什么大问题吧?"

梁医生:"检查很顺利。支气管镜下发现左主支气管有个肿物,把管腔堵了一半,所以患者会有咳嗽、咯血的表现,并且这个肿物很硬,表面破溃出血。"

患者女儿:"那是什么,医生?严重吗?"

梁医生:"镜下表现结合患者的临床表现来看,恶性肿瘤的可能性比较大。"

患者儿子:"那该怎么办啊?"

梁医生:"不要太担心,这只是镜下表现,有时炎症肿块也可以有类似的表现,病理才是金标准,后天就能出来结果了。"

2天后,病理结果出来了

患者儿子:"梁医生,病理结果出来了吗?"

梁医生:"我们刚刚收到病理报告,结果不是很好,是小细胞低分化肺癌,并且结合老人昨天做的肺部CT来看,肿瘤已经纵隔、肺内转移。我们会请相关科室会诊,评估还能不能手术或放、化疗。"

患者儿子:"那梁医生,您有经验,像我父亲这种情况手术的可能性大吗?"

梁医生:"CT上看,肺内多发肿瘤手术的可能性不大。"

患者儿子:"那我父亲还有多长时间?"

梁医生:"不要太悲观,手术不行的话,我们还有放疗化疗,有些患者的效果也不错,并且肿瘤患者的生存期跟个人的身体素质、心态有很大关系,你全家要多给患者传达正能量,给他战胜癌症的信心和勇气。"

患者女儿:"我们明白,医生,希望您多费费心。"

梁医生:"您放心吧,我们会尽全力的。"

【解析】

当告知坏消息时,医生应根据实际情况给予患者及其家属切合实际的希望,一方面要客观地向患者及其家属说明病情的严重性,同时也要说明可能让患者感到希望的地方。在本案例中,梁医生在客观交代病情的同时,积极地提供可选的治疗方案,并且使用鼓励的话语,有效缓解了患者家属的压力。

【情景三】

场景设定:小夏平时酷爱运动,慢跑几千米不在话下。可是最近1周感到全身乏力、极易疲劳。校医院血常规检查示白细胞计数 $24 \times 10^9/L$，异形白细胞 50%。校医建议他去附属医院血液科系统检查一下。附属医院的血液科是全国重点专科，专业实力非常强。接诊医生看到小夏的血常规化验单，遂建议小夏做个骨髓穿刺明确诊断。第二天，小夏来到检验科拿骨穿报告。

人物扮演：小夏、检验科付医生

地点：检验科

情景模拟：

小夏："医生您好，我前天在这里做的骨髓穿刺，今天来拿结果。夏××。"

付医生找到小夏的报告单后，皱起了眉头。

小夏感觉情况不好，便立即问道："医生，我的化验结果没事吧？"

付医生立马回应道："没事？是大事啊！你的骨穿结果是白血病啊！"

小夏有点不敢相信自己刚刚听到的那三个字，所以又重复了一遍："白血病？"

付医生："嗯，难不成还有假？知道白血病吧，老百姓称为血癌。"

小夏："那医生，是不是治不好了？"

付医生深深地叹了口气："哎，白血病分很多种类型，你得的这型的确不好治啊！你还是抓紧时间住院治疗吧，抓住最后的时间，尽量控制病情啊！"

小夏："医生，我听说骨髓移植可以治愈白血病？"

付医生："要是能治愈的话，怎么还有那么多人死于白血病啊？是能治愈不错，但是成功率不高，并且花费很高。很多人最后倾家荡产，人财两空啊！"

白血病……血癌……最后的时间……对于一个 20 多岁每天都在憧憬未来的年轻人来说，打击不言而喻。

【解析】

在告知坏消息时，医生应该充分考虑到患者的心理承受能力，选择恰当、人性化的方式方法。对于心理承受能力比较差的患者，可与患者家属配合，研究商讨传达信息的程度和方法，并且密切观察患者的心理变化。

120501

ER-12-5-1
坏消息告知（视频）

在本案例中，付医生传达坏消息的方式太过直接，不仅没有安慰和鼓励患者，还将病情与治疗效果描述得过于悲观。这种不恰当的沟通方式会给患者造成过大的心理压力，不利于患者的治疗和康复。

> 知识点
>
> （一）坏消息的告知原则
>
> 1. 区分病情轻重，给予切合实际的希望　若患者疾病的恶性程度较轻或诊断为早期，可以如实告知，并将有望改善或康复的信息传达给患者；若患者疾病恶性程度高或诊断为晚期，应有计划地告知，并准备充分的资料和谈话策略。
>
> 2. 循序渐进地告知　从心理学角度来看，短暂多次的弱信号刺激比快速的强信号刺激更易被接受。因此，逐渐地把坏消息告知患者更利于患者接受病情。医护人员可先给予危险信号提示，让患者及家属有一定心理准备后，阶段式地让患者及家属接受坏消息。
>
> 3. 了解患者的心理接受能力　对于性格外向、心理承受能力较强的患者，可如实告知疾病的严重程度；对于性格内向、心理承受能力较差的患者，可与患者家属配合，研究商讨对患者传达坏信息的程度和方法，并且密切观察患者的心理动态。
>
> （二）告知坏消息的注意事项
>
> 1. 选择安静、舒适的环境进行谈话，安排充足的时间将诊断或预后告诉患者。
>
> 2. 语言要简洁、诚实，但避免过于直接地告诉患者真实诊断。要了解患者已经知道什么，正在想什么，并询问患者还想知道什么。
>
> 3. 与患者进行谈话时，要不断给予停顿，让患者有足够的时间思考、提问。
>
> 4. 鼓励患者表达真实的感受，不要压抑感情的流露。
>
> 5. 对患者应有同情心，讲话时应将同情和安慰传递给患者。

6. 在24小时内应安排第二次谈话,医务人员此次谈话应比首次谈话更诚实,若患者有过激的情感表达,应表示出理解和忍让。

（三）常用语言

1. 您好,我想和您谈一谈您的病情。

2. 请告诉我,您对自己现在病情了解多少?

3. 检验结果要是都出来了,您要知道全部详细的内容吗?

4. 您还愿请谁来参加我们的会谈?

5. 很抱歉,检查结果不是我们期待得那样乐观。

6. 很多患者可以存活很久,并过着正常人的生活。

7. 任何人听到这样的消息都会有这样的感觉。

8. 这个不好的消息让我也很难过,但是我们还是要面对······

9. 看来您并没有预期这样的情况。

10. 我们有很多这样的患者,经过治疗效果比较理想,希望您能配合我们。

第六节 医患纠纷

【情景一】

场景设定:患者王大爷,78岁,长期一个人居住在国内,反复咳嗽40年,1天前因咳嗽加重伴憋喘2天由邻居送到医院。入院诊断为慢性阻塞性肺疾病急性加重期。虽然经过积极抢救,但患者仍在入院第1天夜间死亡。第2天,从国外赶来的子女一时无法接受父亲已经死亡的事实,认为患者为非正常死亡,要求医院赔偿。

人物扮演:法规处处长、ICU科主任、主管医师葛医生、夜班医师刘医生、患者儿子、患者女儿

地点:医院ICU科谈话间

情景模拟:

法规处处长将患者家属和ICU的相关医生召集到ICU科的谈话间,对病例进行讨论。

法规处处长:"患者来我院治疗期间,病情加重,抢救无效死亡,因家属对患者死亡有异议,我们召开病例讨论。"

ICU科主任:"现在分别请主管医师葛医生、当晚值班医师刘医生汇报一下患者病情。"

患者儿子:"对,你们别试图掩盖,我爸爸好好的,怎么来了医院才1天,就没了?"

葛医生:"老人慢性支气管炎病史40年,5天前受凉感冒后出现症状加重。由120送入我院急诊,12月25号下午1点转入我科。患者当时主要表现为呼吸困难,大量痰液排不出来,听诊肺内弥漫性哮鸣音。我们紧急给予氧气吸入、解痉、吸痰、抗生素等治疗,但患者氧饱和度一直维持于87%左右,动脉血气示二氧化碳大量潴留,呼吸性酸中毒合并代谢性酸中毒。下午5点,患者复查血气,指标较前明显好转。"

患者女儿:"那既然好转了,老人怎么半夜就不行了呢?"

刘医生:"当晚我值夜班。葛医生特别给我交代老人的病情很重,所以我每隔二十来分钟就会去看看老人,晚上10:00之前都挺好的。晚上10:10,护士跟我说老人的血氧饱和度往下降,当时在很短时间内就降到了50%,因为没有家属,我们请示医院行政值班后,给予紧急气管插管,后血氧饱和度升到了80%左右。血气分析氧分压和二氧化碳潴留都稍有好转。但是晚11:25患者突然出现室颤,立即给予心外按压、电复律都没能成功转复,紧接着出现血压下降,我们给予药物治疗,继续心外按压,但仍然没有把老人救过来。我们心情也非常沉重。"

患者儿子:"我们没有家属在场,你们抢救肯定不尽力。你们有没有得到我们家属的同意,就把我父亲移到太平间?"

ICU科主任:"不管患者有没有家属,我们都会尽力抢救,并且每步抢救都是有记录的,现在病历已经封存,随时可以查看。病房里有很多患者,老人宣布临床死亡之后,我们只能将其转至太平间,这样也利于尸

体的保存。为此给你们家属造成的不便，我们感到非常抱歉。我们理解你们此时的心情，但我们保证抢救过程都是按照医疗原则进行的，希望你们能换位思考一下，能对我们多些理解。如果你们对死亡原因有异议，可以进行尸体解剖。"

患者儿子听后，未再咄咄逼人地问下去，并且拒绝尸解。

【解析】

由于患者对医学知识、医疗风险缺乏认识，当治疗没有达到预期效果时，患方往往会认为医方存在过错。对此，医务人员在处理医疗纠纷时，语言要谨慎，并且选择通俗易懂的医学知识给予解释。当患方情绪不稳时，应该沉着冷静，积极面对。

在本案例中，ICU 的三位医生面对患者家属的咄咄逼人，积极与患者家属沟通，以平和的心态为患者家属认真解释患者的病情变化和治疗过程，用合理的解释取得了患者家属的理解。

【情景二】

场景设定：65 岁的王老太太，3 天前与孩子生气后，突然出现胸闷，诊断为心肌梗死，患者家属拒绝冠脉介入治疗和冠脉搭桥，要求保守治疗。住院后，主治医师小王便对王老太太及家属强调道："老太太，你现在病情非常重，第 1 周一定要绝对卧床休息，不能下地活动，连大小便都要在床上解决，并且要保持大便的通畅。"老太太连忙应道："嗯，我都听医生的。"可是治疗 2 天后，王老太太症状较前明显缓解，便放松了警惕，非要下床解大便，期间出现了急性心搏骤停，未能抢救过来。家属要求医院负责。

人物扮演：主治医师王医生、护士长、患者儿子

地点：心内科医生办公室

情景模拟：

患者儿子情绪激动地进入了医生办公室，要找主管医生理论。

患者儿子："我妈妈这几天都好好的，怎么突然间就不行了？"

王医生："王老太太出现这种情况，我们也感到非常痛心。这次是由于解大便用力或活动后出现的病情加剧，所以入院当天我们就交代过你们，1 周之内要绝对卧床休息，你们也表示理解和接受。我们的病程和护理都有记录。"

患者儿子："病情加剧就说明治疗效果不好呗，在这里治了这么多天都白治了。"

王医生："因为你们拒绝冠脉介入治疗和冠脉搭桥，要求保守治疗，我们给予抗血小板、降脂、减少心肌代谢及营养心肌的药物，老人症状缓解了，说明治疗是有效的。但是心肌梗死是非常凶险的，随时可能出现病情加剧，特别是在发病 1~2 周之内。"

患者儿子："可是我妈妈这次起来上厕所，你们护士医生怎么没有及时制止，我们住院不就是为了能 24 小时在你们眼皮子底下吗？你们这不是渎职吗？"

护士长："我们对没能及时发现和制止感到非常遗憾，老人病很重，我们是一级护理，巡视间隔要短些，但并不是要 24 小时都看着患者。况且，我们已经反复交代过患者、家属及老人的陪护，不能下床活动，病危通知书您也是签过字的。"

患者儿子："我妈妈是在你们病房去世的，你们得负责吧？"

王医生："患者生了病，来医院请医生治疗。每位患者我们都会尽力救治，但出了问题就要求医生负责，这是不合理的。如果您执意认为我们有过失的话，我们只能借助法律来解决了。"

【解析】

在处理医患纠纷的过程中，医务人员的行为举止要文明，以关心和同情的角度去体谅患方的心情，耐心疏导，要用安慰、劝说的语言，稳定患方的情绪。但在反复劝解无效等情况下，医院应及时寻求法律的帮助。

在本案例中，面对患者家属的无理取闹，王医生和护士长都用诚恳的态度进行劝说，并对患者的去世表达了遗憾和关心。同时，在患者家属一味地提出不合理要求时，王医生及时借助法律帮助，维护了医院的利益。

【情景三】

场景设定：患者周女士，30 岁，停经 40 天，阴道流血 2 天。由于平时工作太忙，只能周末来医院就诊。等她 9 点挂上号时，前面已经有 40 多个患者在候诊。

人物扮演：邹医生、周女士

地点：妇产科门诊

情景模拟：

2小时后，终于排到周女士了，她进入了诊室。

邹医生："你哪里不舒服啊？"

周女士："医生，我已经34天没来月经了，并且这两天阴道有少量流血。我月经一直都很规律，28天来一次，这次不知道是怎么回事。"

邹医生："30岁了？有孩子吗？"

周女士："有，孩子4岁了，当时是剖宫产。"

邹医生："噢，去做个妇科B超。"

半个小时后，周女士拿着超声检查结果再次来到邹医生门诊。

邹医生："B超看着没有问题，宫内外均未见妊娠迹象，就是有少量宫腔积液，这个很正常，不用管它。这次流血有可能是自然流产，不用太在意。"

周女士："那需要吃药吗，医生？"

邹医生："不用，这是小问题，过几天就好了，不用担心。"

听到医生的话后，周女士终于放下了悬着的那颗心。

可是1个多月后，周女士出现间断性阴道不规则流血，并且伴有腹痛。于是再次来到医院就诊，这次妇科超声提示瘢痕处妊娠可能，胎盘植入不除外。接诊医生告诉她需要紧急入院。

周女士住院后诊断为：13⁺周妊娠，瘢痕子宫，并给予双侧子宫动脉介入栓塞、超声监视下瘢痕处妊娠取胎术、经腹瘢痕妊娠病灶清除术、子宫成形术。术后病理报告：(子宫)部分子宫壁、胎盘组织及大量纤维素样坏死组织，可见胎盘绒毛向肌层内侵入，符合胎盘植入。

出院后周女士以"延误诊断"向医院法规处投诉首次接诊的邹医生，并要求赔偿。因为当时邹医生并没有仔细查体、询问周女士病情，也没有交代患者不适随诊，以致患者未及时终止妊娠，最终以邹医生赔付周女士结束。

【解析】

在首诊的过程中，医生应该详问病史，完善检查，应有充分依据后再做诊断。而且在诊断过后，应该主动告知患者定期复查等事项。

在本案例中，患者看病时间短，医生与患者沟通不充分，过分依赖超声诊断，没能仔细了解病情，而且检查不全面，导致了第一次的诊断错误。而且在误诊后，医生又没有要求患者复查，导致了最后纠纷的发生。

本案例中，邹医生违反《医疗事故处理条例》条款第十一条：在医疗活动中，医疗机构及其医务人员应当将患者的病情、医疗措施、医疗风险等如实告知患者，及时解答其咨询；但是，应当避免对患者产生不利后果。

ER-12-6-1
医患纠纷(视频)

知识点

(一) 医患纠纷的常见原因

1. 缺乏服务观念和沟通技巧　医护人员对患者缺乏人文关怀和尊重，对患者病情及心理动态了解不足，沟通不当，语言简单态度生硬，内容表述不清。

2. 诊疗技术不规范　没有及时履行告知义务或知情同意告知不当；夸大疗效或对不良预后估计不足，违反技术规程、病情观察不及时、记录不完善等。

3. 缺少法制观念　缺乏对潜在风险的评估和防范，缺乏依法执业、依法维权的意识。

4. 患者主观意识问题　患者依法维权意识增强，但欠缺对疾病相关知识的了解，或者对治疗结果的期望值过高。某些患者为达到个人目的而就医，如请假、保险等，一旦遭到拒绝，便引发纠纷。

5. 其他因素　如医院布局、流程不合理，患者对医疗费用迅速增长有所不满，医患双方缺乏理解和信任等。

（二）医疗纠纷中与患者及其家属的沟通技巧

1. 态度诚恳，取得信任　在处理医患纠纷的过程中，医务人员的行为举止要文明，以关心和同情的角度去体谅患方的心情，耐心疏导。要用安慰、劝说的语言，稳定患方的情绪，缩短与患者或其家属的距离，使患方感受到医方的诚意，增加其对医务人员的信任。

2. 良好心态，冷静面对　发生医患纠纷时，患方往往情绪激动或有过激行为，接待的医务人员要保持正面的心态，冷静应对，避免患者产生敌意。如果患方的情绪和行为过于激动，应及时采取安全保护措施，避免与患方发生正面的言语和肢体冲突。在患者情绪比较稳定后，再与患者进行商谈，按照程序处理纠纷。

3. 合理解释，化解矛盾　医务人员在处理医疗纠纷的过程中，不能回避矛盾，而应正视问题所在，积极解决。对于医方过错与患方不良后果之间的因果关系、责任承担、解决纠纷途径等问题，医务人员应该认真严谨地作出解释，并且尽量选择简单、通俗易懂的语言，以达到帮助患者解决问题，满足患者合理要求的最终目的。

（左秀丽）